ANTJE KLEIN & SEBASTIAN BENTHE

W0063453

ICH BIN DANN MAL
EINKAUFEN
Der Schlankführer durch
den Supermarkt

Mit Fotos von Udo Bojahr

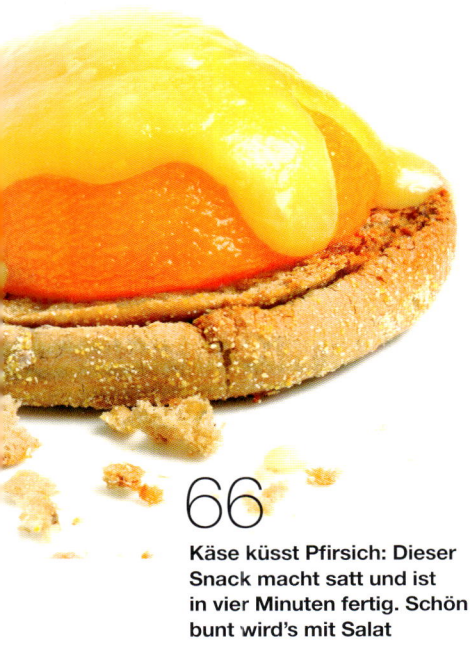
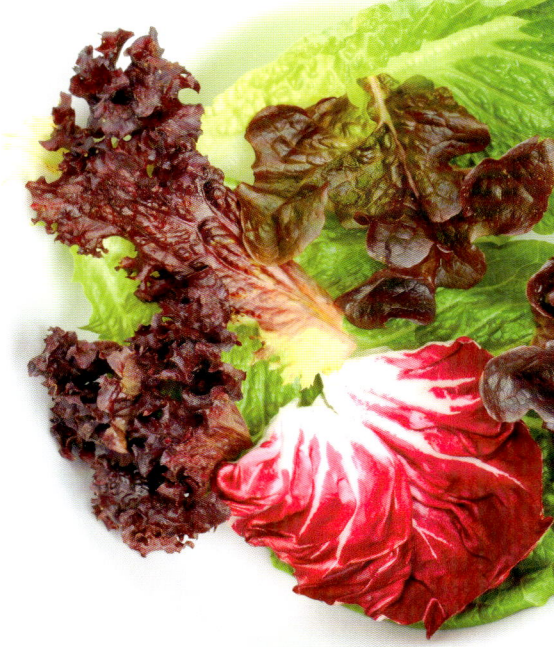

66

Käse küsst Pfirsich: Dieser
Snack macht satt und ist
in vier Minuten fertig. Schön
bunt wird's mit Salat

Inhalt

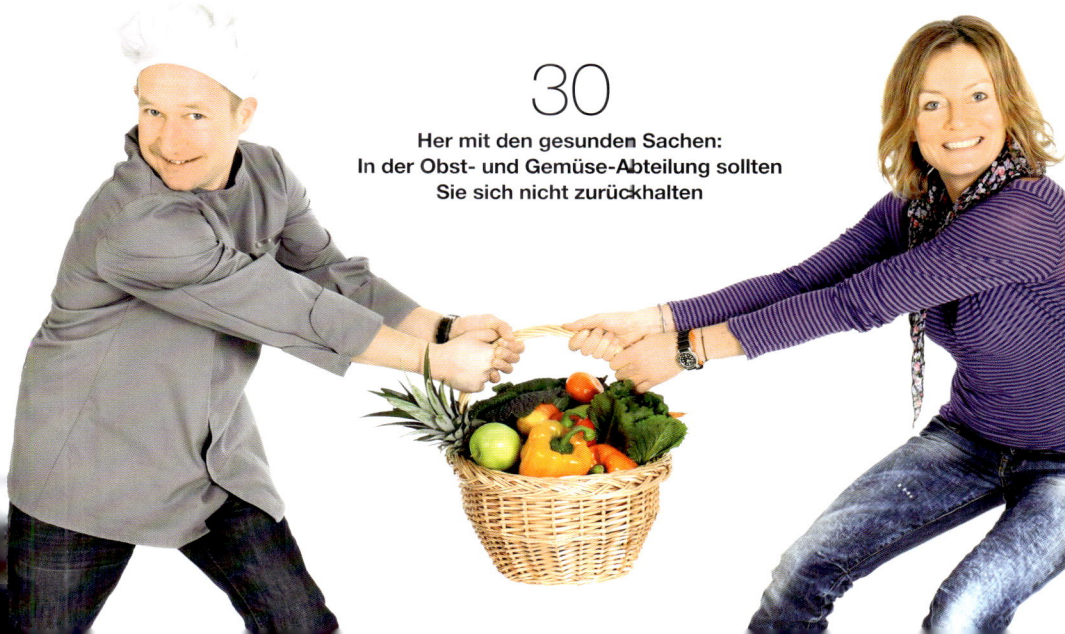

30

Her mit den gesunden Sachen: In der Obst- und Gemüse-Abteilung sollten Sie sich nicht zurückhalten

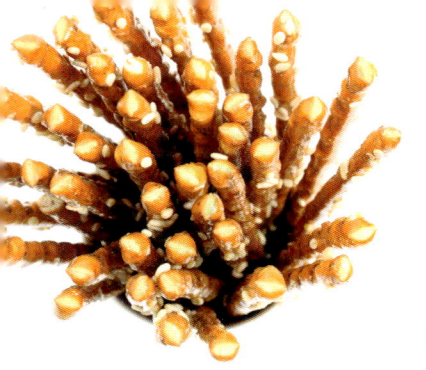

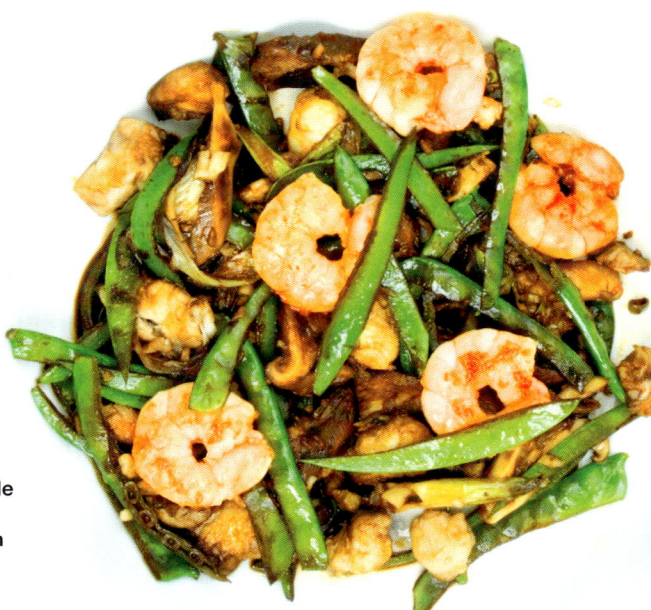

146

**Urlaubsflair im Alltag: Edle
Zutaten inspirieren
im Supermarkt zu neuen
Ideen**

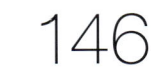

116

**Süchtig nach Fertigpizza? Nicht schlimm. Denn
die lässt sich mit Frischem aufpimpen**

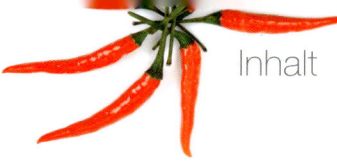

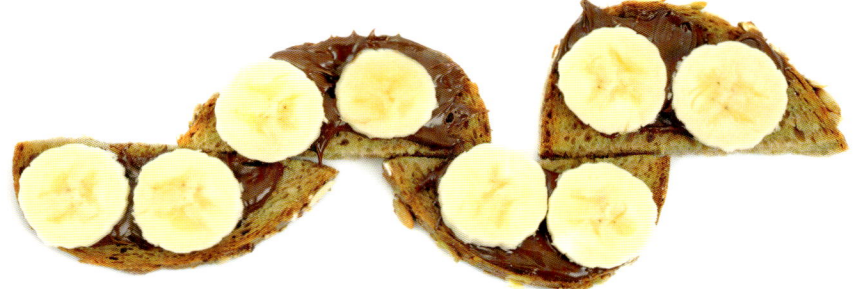

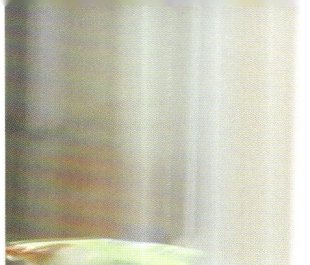
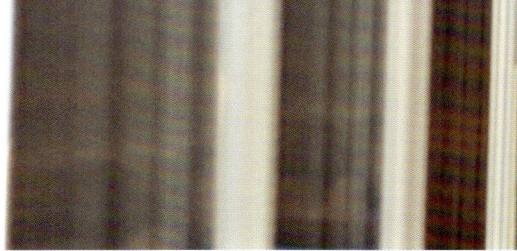

Liebe Leserinnen und Leser,

L ust auf gesundes Essen – das Motto meiner Ich-bin-dann-mal-schlank-Methode verbindet mich nicht nur mit Tausenden von Lesern und Besuchern meiner Bühnenvorträge, sondern auch mit meinen Kollegen. Nach dem großen Erfolg meiner Bestsellerreihe „Ich bin dann mal schlank" ist aus der One-Man-Show Patric Heizmann ein Expertenteam geworden. So können wir noch viel mehr aus verschiedenen Bereichen anbieten, die zu einer schlanken und gesunden Lebersweise beitragen.

Unser Fitness-Koch Sebastian Benthe, der die Heizmann-Rezepte liefert, kennt sich mit allem bestens aus, was in den Kochtopf kommt. Die Ernährungswissenschaftlerin Antje Klein liefert den fachlichen Hintergrund für die Methode. Gemeinsam haben sich die beiden für diesen Ratgeber auf den Weg durch den Supermarkt gemacht, um Sie mit einer Fülle von Tipps, Wissenswertem und neuen Anregungen zu versorgen. Gesunde Ernährung beginnt schließlich beim Einkaufen.

Und das will gelernt sein. Lebensmittelhersteller wissen sehr genau, was ankommt, und scheuen vor kaum einem Trick zurück, der unser Essen haltbarer, schöner und billiger in der Herstellung macht. Das Ergebnis: Wir essen Erdbeer-Aromen statt echter Früchte, dioxinverseuchtes Fleisch, künstlichen Käse, Konservierungsmittel und Geschmacksverstärker, ohne dass wir es ahnen. Falsche Gesund-Versprechen, wertlose Siegel, unverständliche und kaum lesbare Zutatenlisten – im Supermarkt sind Taktik und Know-how gefragt. Damit können Sie echte Leckerbissen und kulinarische Highlights finden, die perfekt zur Ich-bin-dann-mal-schlank-Methode passen.

Dieses Wissen geben Antje Klein und Sebastian Benthe Ihnen mit auf den Weg, wenn Sie das nächste Mal sagen: Ich bin dann mal einkaufen. Viel Spaß dabei!

Ihr *Patric Heizmann*

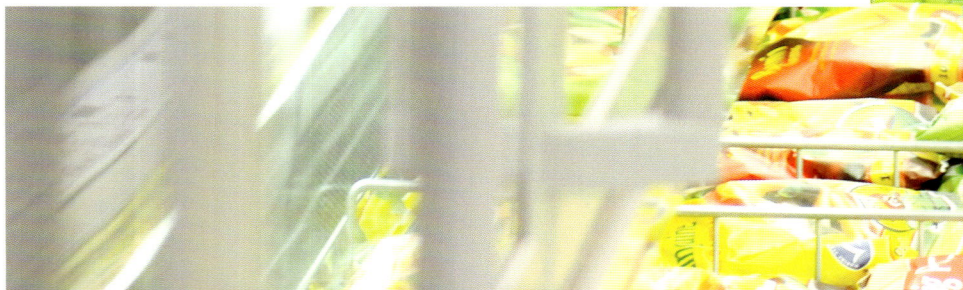

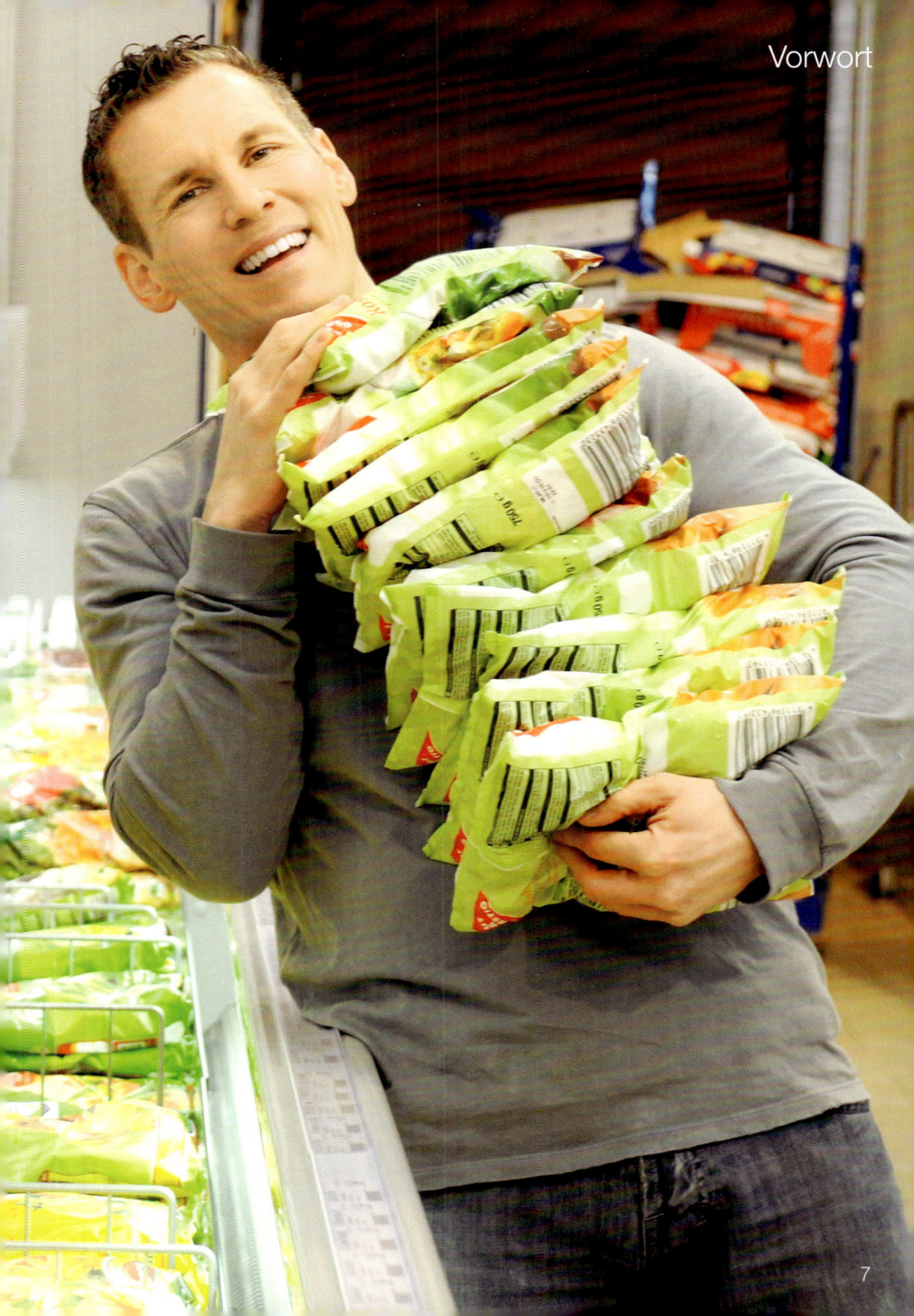

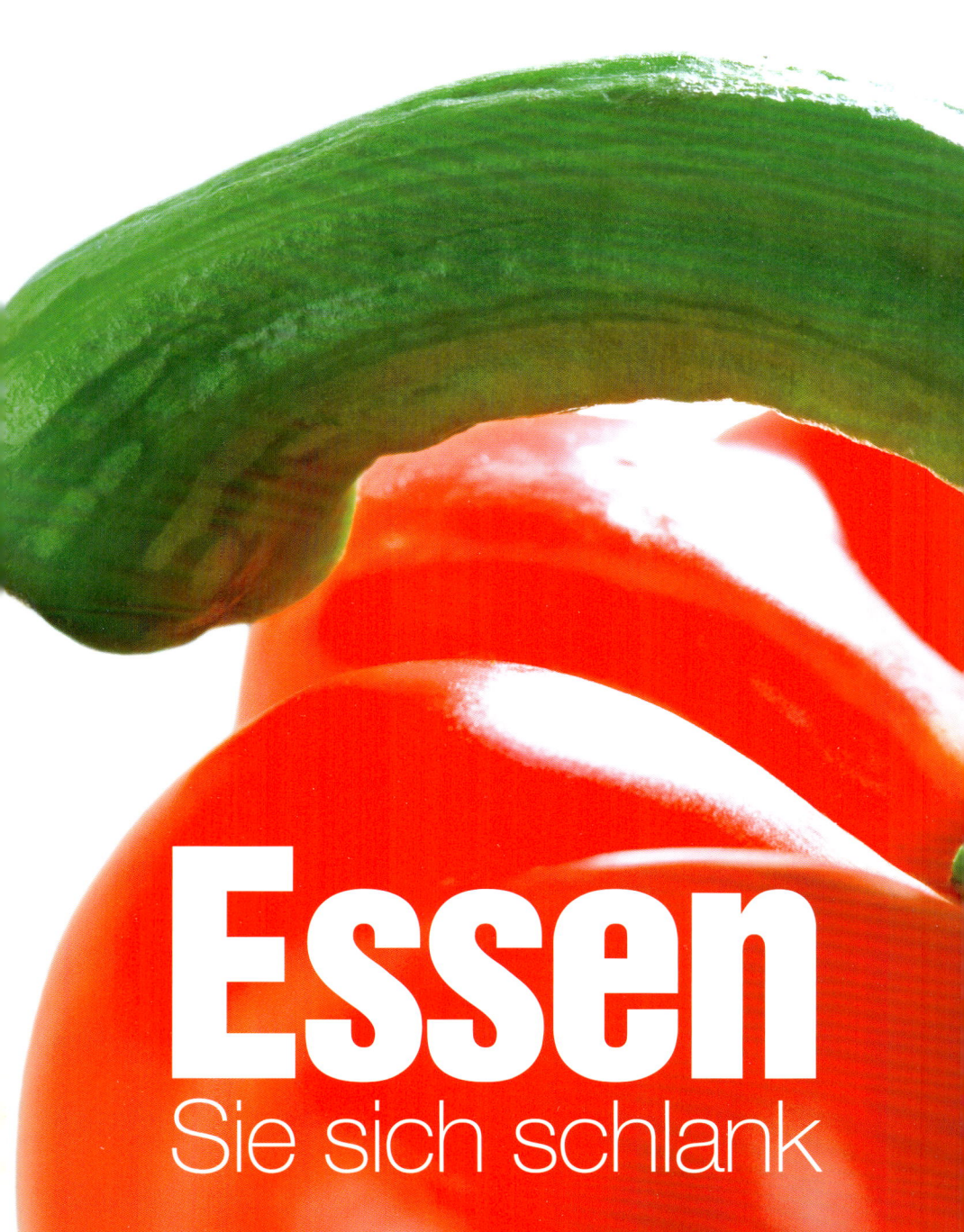

Essen
Sie sich schlank

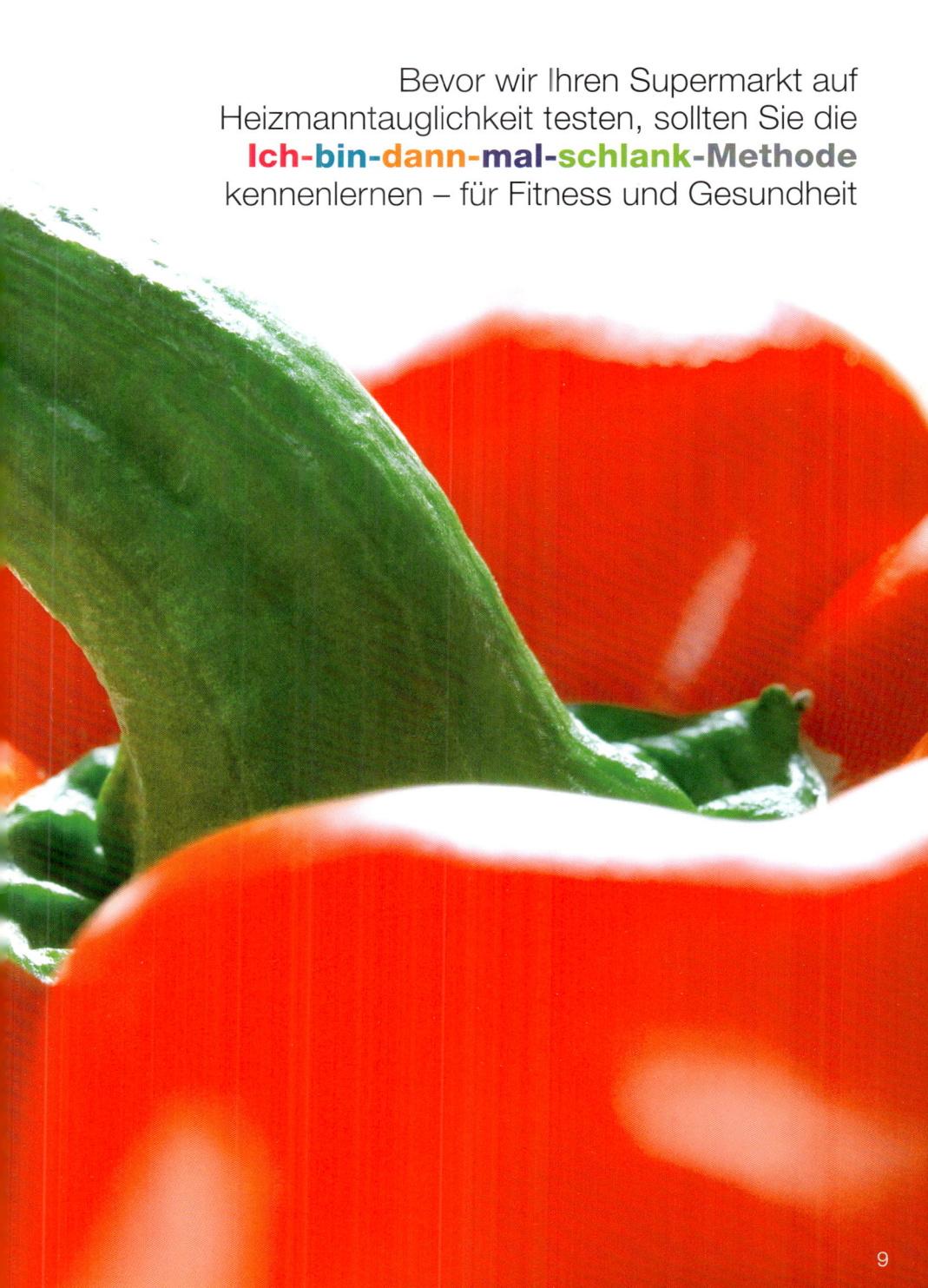

Bevor wir Ihren Supermarkt auf
Heizmanntauglichkeit testen, sollten Sie die
Ich-bin-dann-mal-schlank-Methode
kennenlernen – für Fitness und Gesundheit

Haben Sie schon einmal versucht, ein paar Pfunde oder mehr loszuwerden? Wahrscheinlich gab es viele Silvesterabende, an denen Sie sich selbst und anderen versprochen haben, im neuen Jahr gesünder zu leben. Besser zu essen, mehr rauszugehen und Mitglied im Sportverein zu werden, damit ein paar Körperzonen wieder knackiger aussehen. Sie haben selbst fest daran geglaubt. Doch dann zogen ein paar Tage ins Land. Der Hunger kam und mit ihm kehrte die Schokoladentafe aus der Verbannung zurück. Kohlsuppen-Rezepte rutschten tiefer und tiefer in die Schublade. Regen verhinderte das Rausgehen. Und die Aufnahmegebühren im Fitnessclub waren doch eher abschreckend als motivationsfördernd. Also haben Sie das Problem vertagt. Auf später – wann immer das sein könnte.

Kohlenhydrate verbrennen schnell, doch Fett schmilzt

Trotzdem haben Sie die Hoffnung nicht ganz aufgegeben, denn sonst würden Sie ja gar nicht erst in Büchern wie diesem blättern. Vielleicht gibt es Ihnen neuen Schwung, wenn Sie die Ich-bin-dann-mal-schlank-Methode kennenlernen, ausprobieren und bald feststellen, dass das Dranbleiben damit gar nicht so schwierig ist wie bei Ihren früheren erfolglosen Versuchen. Bevor Sie sich aufmachen, um den Supermarkt zu stürmen, sollten Sie dieses Kapitel deshalb genau lesen. Wenn Ihnen die Heizmann-Prinzipien schon aus seinen Büchern bekannt sind, Sie vielleicht bereits danach leben, aber noch neue Anregungen für den Alltag suchen, können Sie dieses Kapitel überspringen und gleich ins zweite Kapitel einsteigen.

Ansonsten lesen Sie sich hier kurz ein. Los geht's: Die Ich-bin-dann-mal-schlank-Methode nach Patric Heizmann – was ist das eigentlich? Beginnen wir mit dem Essen. Das Ernährungs-Prinzip ist einfach, aber effektiv: Sie dürfen (fast) alles essen, müssen dabei aber auf den richtigen Zeitpunkt achten. Das funktioniert, weil der Körper verschiedene Nährstoffe in unterschiedlichem Tempo verarbeitet. Unser Organismus verbrennt alles, was wir essen, wie ein Ofen: Die schnellen Kohlenhydrate fackelt er im Nu ab wie ein Feuer Papier. Fette schmelzen in den Flammen nur langsam, glühen vor sich hin wie Briketts und verschwinden bloß dann, ohne sich einzulagern, wenn kein Papier zusätzlich verbrannt wird. Deshalb werden die Kohlenhydrate in unserem Organismus verarbeitet wie Papier im Ofen. Aus diesem Grund möglichst die Kohlenhydrate von den Fetten getrennt essen und abends ganz weglassen. So verbrennt der Körper über Nacht effektiv Fett, ohne dass Sie hungrig ins Bett gehen müssen.

Die Lebensmittel werden in fünf Gruppen eingeteilt

Klappen Sie einfach die Ernährungsuhr vorne im Umschlag auf. Auf ihr können Sie ablesen, wie dieses Prinzip im Alltag umgesetzt wird und was zu welcher Tageszeit das Beste für die schlanke Linie ist. Grundsätzlich teilen wir Lebensmittel in fünf Gruppen ein (rechts): Die erste besteht aus Gemüse, Obst und Ölen. Sie

Hier finden Sie die **bekanntesten Lebensmittel,** eingeteilt in die einzelnen Gruppen

Gruppe 1: Gemüse-Obst-Öl
Gemüse: Artischocke, Aubergine, Avocado, Bambussprossen, Blumenkohl, Brokkoli, Gurke, Knoblauch, Kohl (alle Sorten), Kohlrabi, Kürbis, Lauch/Porree, Paprika, Pilze, Radieschen, Rettich, Rhabarber, Rosenkohl, Rotkraut, Rüben, Salat (alle Sorten), Sauerkraut, Spargel, Spinat, Tomate, Wirsing, Zucchini, Zwiebel **Obst:** Ananas, Apfel, Aprikose, Beeren (alle Arten), Birne, Grapefruit, Kirsche, Kiwi, Mandarine, Melone, Mirabelle, Orange/Apfelsine, Pfirsich, Pflaume, Weintraube, Zitrone **Öle/Gewürze:** Lein-, Oliven-, Raps- und Walnussöl/alle Gewürze (mäßig Salz)

Gruppe 2: Eiweiß
Milchprodukte (mager, natur): Dickmilch, Frischkäse (bis 20 Prozent Fett i. Tr.), Hüttenkäse, Joghurt, Kefir, Milch, Molke, Protein-/Eiweiß-Shake, Quark (bis 20 Prozent Fett i. Tr.), Käse (bis 20 Prozent Fett i. Tr.): Camembert, Harzer Käse, Mozzarella, Schnittkäse von Kuh, Schaf, Ziege **Fisch:** Dorsch, Flunder, Heilbutt, Hering, Lachs, Makrele, Rotbarsch, Sardelle, Sardine, Schellfisch, Scholle, Seelachs, Thunfisch **Fleisch (mager):** Aufschnitt (Lightprodukte), Geflügel (ohne Haut), Lamm, Rind- und Kalbfleisch (Filet, Lende/Roastbeef), Schweinefleisch (Schnitzel, Filet, Kotelett, Schinken), Wild **Hülsenfrüchte:** Bohne, Erbse, Linse, Kidneybohne, Sojabohne **Nüsse/Sojaprodukte**

Gruppe 3: gute Kohlenhydrate
Getreide: Haferflocken, Hirse, Pumpernickel, Vollkornbrot und -brötchen, Vollkornknäckebrot, Vollkornmüsli (ungesüßt), Vollkornnudeln, Vollkorntoast **Zum Backen:** Vollkornmehl und -schrot (mindestens Typ 1050) **Kartoffeln** mit kurzer Garzeit **Vollkorn-/Naturreis**

Gruppe 4: schlechte Kohlenhydrate
Getränke: Cola, Kaffee und Tee (gesüßt), Limonaden, Milch-Fruchtgetränke, Obstsäfte (alle), Saftschorlen, Smoothies **Getreide/Mais:** Baguette, Cornflakes, Frühstücks-Cerealien auf Maisbasis beziehungsweise mit Zucker, Gebäck (süßes und pikantes), Kekse, Kuchen, Mehl unter Typ 1050, Müsli (gesüßt), Nudeln, Reis (poliert), Salzstangen, Toast, Torte, Weißbrot und -brötchen **Kartoffelprodukte:** Bratkartoffeln, Kartoffelbrei, Kartoffelchips, Pommes frites **Süßes:** Eis Fruchtjoghurts, Fruchtquark, Fertigdesserts, Gelees, Marmeladen, Süßigkeiten bzw. Schokoladenprodukte, Süß- und Zuckeraustauschstoffe, Trockenobst, Zuckerarten (alle)

Gruppe 5: Getränke
Gemüsesäfte, Tee (ungesüßt), Wasser (still und halbstill)

ist mit der Farbe Dunkelgrün unterlegt. Eiweißprodukte (hellgrün) bilden Gruppe zwei. Diese ersten beiden Gruppen können – mit kleinen Ausnahmen (Obst beispielsweise gehört zum Vormittag oder Mittag) – rund um die Uhr gegessen werden.

Gute Kohlenhydrate liefert die Gruppe drei – vor allem mit Vollkornprodukten (gelb). Davon gibt's morgens viel, mittags etwas weniger und abends möglichst gar nichts mehr. Achten Sie auf den gelben Kreis, der wird im Laufe des Tages schmaler. Die schlechten Kohlenhydrate (rot) bilden Gruppe vier, deren Mitglieder nach dem Mittagessen zum letzten Mal auf dem Speiseplan stehen. Sie sehen auf der Uhr, dass der rote Bereich abends auf Null geschrumpft ist. Gruppe fünf (Getränke) werden abhängig vom Zuckergehalt auf den Tag verteilt (dazu später mehr).

Schon beim Einkaufen sollten Sie Ihren Essensplan nach der Uhr ungefähr im Kopf haben. Das erleichtert Entscheidungen

und verhindert, dass Sie zu viel Schlechtes kaufen oder Dinge in den Warenkorb legen, die Sie gar nicht brauchen.

Ein Frühstück muss sein: Am besten mit Vollkorn

Ihr Tag beginnt mit Brot, Brötchen, Müsli oder für alle, die morgens nicht gerne kauen, mit einer schnellen Tasse Milch, etwas Quark oder Joghurt – auf das, was Sie mögen, brauchen Sie in der Regel nicht zu verzichten. Am Morgen sind Kohlenhydrate willkommen, es sollten aber überwiegend die guten sein, also die Vollkornvarianten bei Brot, Brötchen oder Müsli. Auf der Ernährungs-Uhr finden Sie diese Dinge oben rechts im Bereich „morgens".

Sie gehören zu den Morgenmuffeln, die sich schwer damit tun, zum Frühstück etwas herunterzukriegen? Versuchen Sie es trotzdem. Denn selbst, wenn Sie nur einen Eiweiß-Shake trinken, ist bereits eine

Sie lieben ein Spiegelei am Morgen? Eine gute Wahl – Eiweiß ist gesund und macht satt

Das klappt auch im Restaurant

Diese Form von Trennkost lässt sich übrigens auch in Lokalen umsetzen. Verzichten Sie gleich auf Beilagen wie Nudeln, Reis oder Kartoffeln und bestellen stattdessen Salat. Genießen Sie abends Fleisch mit viel Gemüse. Wie wäre es also mit Antipasti, Chili con Carne oder einem Grillteller mit Zaziki – Sie werden bald merken, dass das gar nicht so schwierig ist, wie es Ihnen am Anfang erscheint.

gute Basis für den Tag gelegt. Andernfalls kommt mit hoher Wahrscheinlichkeit am späten Vormittag zuerst der kleine Appetit und dann der große Hunger, der Sie zum nächsten Bäcker oder zum schnellen Griff in den Süßigkeitenteller treibt. Eiweißprodukte wie Käse oder Eier, frisches Obst oder gut sättigende Nüsse – wie Walnüsse – passen zum Frühstück. Sie eignen sich auch als gesunder Vormittagssnack.

Auch süßes Obst gehört in die erste Hälfte des Tages

Vielleicht erscheint es Ihnen ungewohnt, dass ausgerechnet Obst am Morgen auf dem Plan steht. Das liegt daran, dass Orangen, Birnen, Äpfel und Co. zwar wichtige Vitaminlieferanten sind, aber dennoch viel Zucker in Form von Fruchtzucker enthalten. Da der zum Abend hin reduziert wird, gehört Obst in die erste Tageshälfte – und auf jeden Fall in den Einkaufswagen.

In dem kleinen roten Innenkreis der Uhr erkennen Sie zwei Dinge, die Sie normalerweise nicht mit gesunder Ernährung in Verbindung bringen: Zucker und Schokolade. Sie stehen symbolisch für die Gruppe der schlechten Kohlenhydrate, in die auch Weißmehlprodukte gehören. All das, was – leider, leider – besonders gut schmeckt. Weil es den meisten Menschen zu schwer fällt, ganz darauf zu verzichten, sollten Sie sich mit diesem Anspruch nicht überfordern. Es gilt stattdessen: Naschereien sind erlaubt, müssen aber morgens, am Vormittag oder spätestens nach dem Mittagessen stattfinden. Was und wie viel Sie am besten einkaufen, um einerseits das Bedürfnis nach Süßem zu befriedigen, sich aber andererseits damit nicht den Tag zu vermasseln, erfahren Sie auf Seite 128.

Mittags frische Trennkost statt fades Fertiggericht

Mittags haben Sie relativ große Freiheit. Da Sie viel Gemüse im Haus haben werden, wenn Sie nach der Ich-bin-dann-mal-schlank-Methode einkaufen und essen, bietet es sich an, das in immer neuen Kombinationen auf den Tisch zu bringen. Um satt zu werden, verbinden Sie es mit Fleisch oder anderen Eiweißprodukten, trennen dieses Schlankgericht aber von kohlenhydrathaltigen Beilagen wie Kartoffeln, Nudeln, Weißbrot oder Reis.

Zum Beispiel: Mit dem herzhaften Salat gibt's nur ein Steak und keine Nudeln. Ihr Gemüse überbacken Sie für einen Auflauf

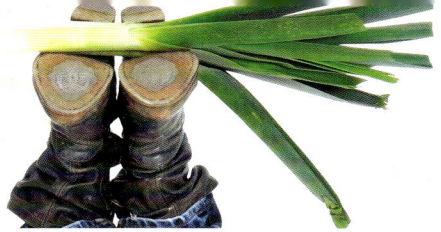

Aller Anfang ist leicht –
Kniebeugen im Wohnzimmer

Nein, Sie müssen keinen Kopfstand machen, um Ihre Muskeln zu trainieren. Starten Sie mit diesem kurzen, knackigen Workout

✦ Der **Brustformer** ist die wirkungsvollste Übung, denn Liegestütze erfordern Arbeit von fast allen Muskeln. Probieren Sie es mal aus. Wie viele schaffen Sie? Wenn die Kraft für einen Liegestütz nicht reicht, beginnen Sie erst einmal, indem Sie sich nicht auf den Zehen, sondern auf den Knien abstützen. Das ist leichter.

Drücken Sie sich hoch und runter, bis Sie nicht mehr können. Kurze Pause, ein zweiter Durchgang. Auch diesmal versuchen Sie, das Optimum aus sich herauszuholen. Notieren Sie die Ergebnisse – wahrscheinlich haben Sie in der zweiten Runde weniger geschafft. Das macht nichts. Ihre Notizen sind nur für spätere Vergleiche gedacht. Wiederholen Sie diese Übung zwei oder drei Tage später und versuchen Sie dabei, sich selbst zu toppen. Von nun an machen Sie das Ganze zweimal pro Woche. Solange Sie sich regelmäßig steigern, werden Ihre Muskeln schnell wachsen.

✦ Auch **Beinformer** sind ein prima Start. Stellen Sie sich gerade vor einen Stuhl und gehen Sie so tief in die Knie, dass der Po die Sitzfläche leicht berührt. Dann drücken Sie sich mit Kraft (nicht mit Schwung) wieder hoch. Auch bei dieser Kniebeuge gilt: In zwei Runden absolvieren Sie jeweils so viele, wie Sie schaffen.

Die Faustregel für das richtige Maß an Anstrengung, das Sie von sich selbst verlangen sollten, ist ganz einfach: Wenn's weh tut, noch fünf.

Und wenn Sie gar nicht genug bekommen können: Mehr Übungen für Ihr Muskeltraining finden Sie unter **www.ich-bin-dann-mal-schlank.de.**

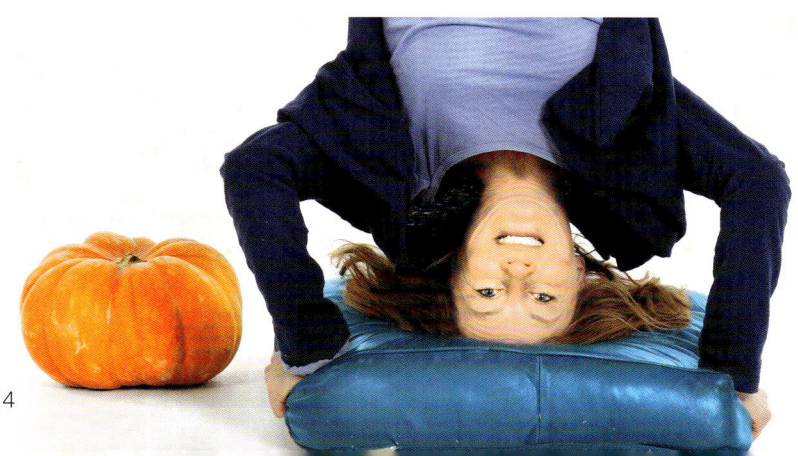

mit Käse, verzichten aber auf Reis. Auch Fisch lässt sich mit Gemüse kombinieren, ohne dass Kartoffeln dazukommen. Sie sind ein Nudel-Fan und möchten die nicht vom Speiseplan streichen? Dann passt ein Nudel-Gemüse-Gericht oder Spaghetti und Tomatensoße mit Salat. Wer sich etwas Gutes tun will, wählt bei Nudeln oder Reis jeweils die Vollkornvariante.

Wichtig: Lassen Sie Fertiggerichte gleich im Laden, bei denen Fette und Kohlenhydrate so „zusammenkleben", dass man sie kaum trennen kann: Pizza gehört dazu. Ebenso Spaghetti Bolognese, Burger (Fleisch auf Weißbrot) und natürlich die heißgeliebte Currywurst mit Pommes. Klar, es fällt schwer, auf diese Dinge zu verzichten. Doch wenn Sie die langfristig nicht mehr kaufen und sie gar nicht erst in Ihre Küche gelangen, ist es nur eine Frage der Zeit, bis Sie sich umgestellt haben.

Eiweiß am Abend: Ohne Naschen durch die Nacht

Die Umstellung am Abend fällt den meisten Menschen am schwersten – klar, das liegt vor allem daran, dass sie es gewohnt sind, abends das klassische Butterbrot zu essen. Es ist schnell gemacht, kommt kalt auf den Tisch und genießt – sofern es Vollkorn enthält – einen guten Ruf als gesundes Essen. Aber leider ist Brot am Abend kein Schlankmacher. „Papier" – gleichgültig, ob aus der Gruppe der guten oder der schlechten Kohlenhydrate – gibt es als Fettverbrennungsbremse nun nach 17 Uhr nicht mehr. Oder nur noch in ganz kleinen Mengen. Ein Blick auf die Uhr bestätigt das: Der rote Bereich ist gar nicht

mehr da; der gelbe wird von Stunde zu Stunde schmaler.

Dabei ist es vor allem am Abend wichtig, dass Sie satt werden. Sicher kennen Sie das Zum-Kühlschrank-Schleichen um Mitternacht, das Naschen vorm Fernseher, wenn zu später Stunde der kleine Appetit kommt – und kaum hat man sich einmal was gegönnt, ist der Damm gebrochen. Nach dem Motto „Jetzt kommt's auch nicht mehr drauf an" wird aus dem Stückchen Schokolade flugs die ganze Tafel, aus der Handvoll Chips die komplette Familientüte.

Bauen Sie Muskeln auf und gleichzeitig Fett ab

Der beste Schutz vor solchen Attacken ist eine eiweißreiche Abendmahlzeit. Ob Hühnereier, Gemüsesuppe, Joghurt (ohne Zucker), Quark, Dickmilch, Käse (ohne Brot), Fisch oder Fleisch zu Salat und Gemüse – aus den „grünen" Gruppen eins und zwei ist abends alles erlaubt.

Und – da war doch noch was: Auch Bewegung gehört zum Ich-bin-dann-mal-schlank-Programm. Sie wissen ja selbst, dass das Abnehmen ohne Sport viel schwieriger ist. Wir empfehlen wie Patric Heizmann, den Schwerpunkt auf Muskeltraining zu setzen. Denn damit verbrennen Sie am effektivsten Fett, ohne dass Sie viel Zeit investieren müssen. Unsere Muskulatur arbeitet rund um die Uhr in Sachen Energieverbrauch und bleibt auch dann noch aktiv, wenn wir schon schlafen.

Das ist beim Ausdauertraining anders. Ob Joggen, Walken, Tanzen oder Schwimmen – alles, was Sie in Schwung bringt, tut gut, hält Herz und Kreislauf gesund

und ergänzt mein Programm optimal. Es macht jedoch nicht so schnell schlank wie Muskelaufbautraining. Denn beim Laufen oder anderen Ausdauersportarten verbrennen Sie nur Fett, während Sie sporteln und schwitzen. Sobald Sie auf dem Sofa sitzen, macht auch die Fettverbrennung Pause. Der Aufwand steht somit nicht im idealen Verhältnis zum Ergebnis.

Perfekte Tage als Einstieg in ein gesünderes Leben

Wenn Sie es schaffen, einen Tag lang nach der Ernährungs-Uhr zu essen und ein bisschen Sport zu treiben, haben Sie Ihr erstes Ziel erreicht: Ihnen ist ein perfekter Tag gelungen. Das ist der richtige Einstieg in das Programm.

Warum nur ein Tag? Ganz einfach. Es geht darum, psychologische Hürden zu überwinden, die entscheidend für Ihren Erfolg sind. Wer sich am Anfang zu viel vornimmt, scheitert schnell. Sicherlich haben Sie das schon erlebt. Frühmorgens ist

Einsteiger-Eintopf

Sehr gute Sattmacher sind Hülsenfrüchte. Erbsen, Bohnen und Linsen enthalten hochwertige Ballaststoffe und Eiweiß, das auf angenehme Weise sättigt, ohne zu stopfen. Vor allem für Einsteiger sind sie – zum Beispiel als leckerer Eintopf – deshalb gut geeignet.

die Welt noch in Ordnung und die guten Vorsätze ganz fest: Heute esse ich weniger. Heute verzichte ich auf die Naschis abends vorm Fernseher, auf das Eis erst recht. Theoretisch klingt das einfach, doch praktisch scheitert man im Nu. Sobald die Lust auf Schokolade kommt und man nur eine Kleinigkeit genascht hat, wird ein Gefühl überwältigend: „Ich habe versagt." Das macht Frust, und der verlangt nach Trost – in Form von noch mehr.

Das gleiche kleine Drama spielt sich am nächsten Tag wieder ab. Und am übernächsten auch. Obwohl Sie jeden Morgen beschließen, diesmal strenger zu sich selbst zu sein. Wenn Sie aber nur das bescheidene Ziel haben, mal einen perfekten Probetag durchzustehen, fällt der Verzicht leichter. „Morgen darf ich ja wieder." Ein beruhigender Satz. Wer möchte, kann jederzeit zurück zu den alten Gewohnheiten, ohne sich als Diät-Versager zu fühlen.

Häufig stellt sich nach kurzer Zeit die Erkenntnis ein: So übel war dieser gesunde Tag ja gar nicht. Ich mache noch mal einen. Wenn Sie sich in der ersten Woche Ihrer Lebensumstellung einen perfekten Tag vornehmen, in der zweiten zwei, in der dritten drei und so weiter – dann haben Sie es in sieben oder acht Wochen (kalkulieren Sie ruhig „Wiederholungswochen" mit ein, wenn es mal nicht so gut läuft) geschafft, rundum gesünder zu leben.

Erfahrungsgemäß beflügeln erste Erfolge auf der Waage schneller zu mehr. Es spricht nichts dagegen, auch schon in Woche zwei beispielsweise vier perfekte Tage zu absolvieren. Ob Sie schnell oder langsam starten – das ist langfristig nicht so wichtig. Hauptsache, Sie bleiben dran.

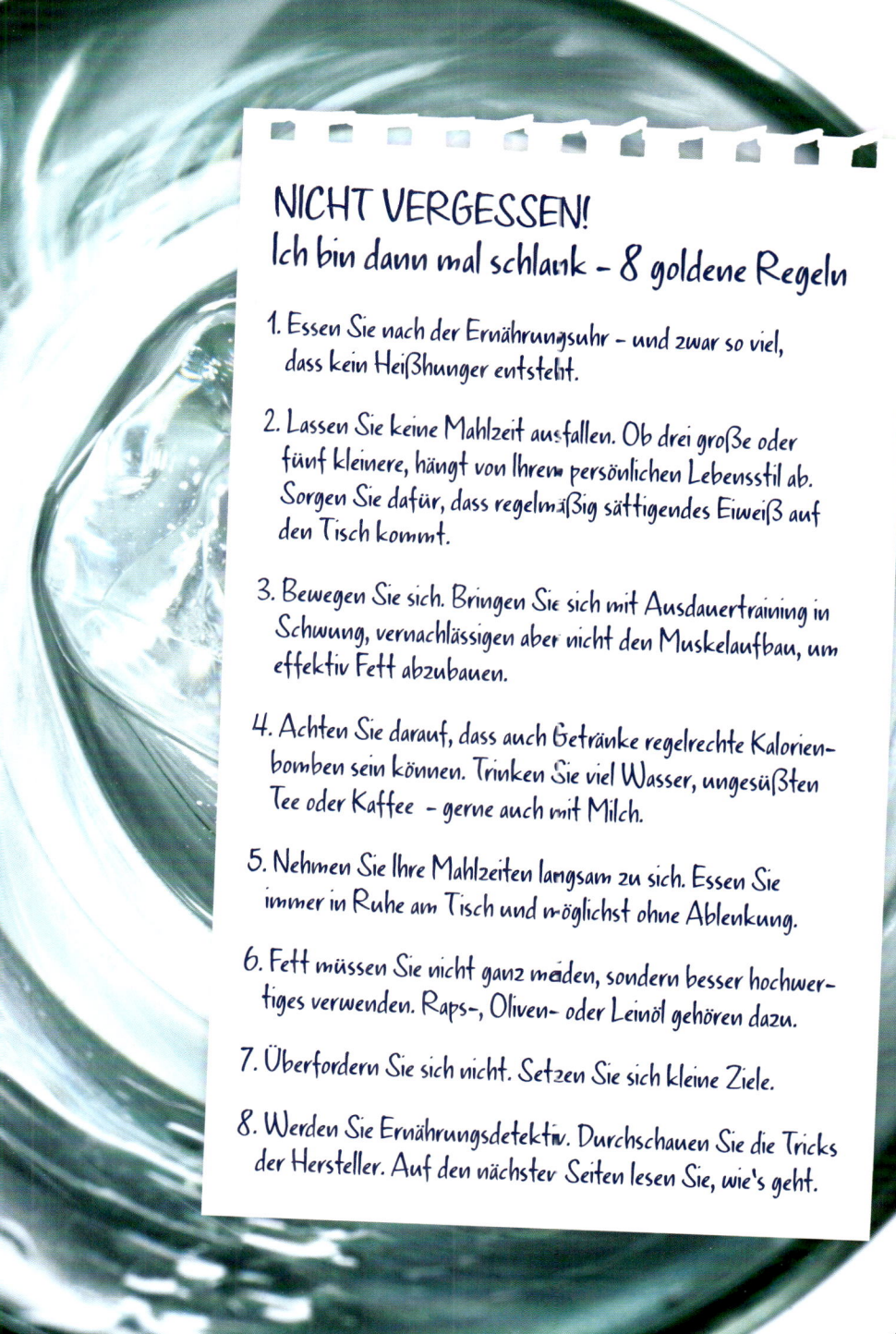

NICHT VERGESSEN!
Ich bin dann mal schlank – 8 goldene Regeln

1. Essen Sie nach der Ernährungsuhr – und zwar so viel, dass kein Heißhunger entsteht.

2. Lassen Sie keine Mahlzeit ausfallen. Ob drei große oder fünf kleinere, hängt von Ihrem persönlichen Lebensstil ab. Sorgen Sie dafür, dass regelmäßig sättigendes Eiweiß auf den Tisch kommt.

3. Bewegen Sie sich. Bringen Sie sich mit Ausdauertraining in Schwung, vernachlässigen aber nicht den Muskelaufbau, um effektiv Fett abzubauen.

4. Achten Sie darauf, dass auch Getränke regelrechte Kalorienbomben sein können. Trinken Sie viel Wasser, ungesüßten Tee oder Kaffee – gerne auch mit Milch.

5. Nehmen Sie Ihre Mahlzeiten langsam zu sich. Essen Sie immer in Ruhe am Tisch und möglichst ohne Ablenkung.

6. Fett müssen Sie nicht ganz meiden, sondern besser hochwertiges verwenden. Raps-, Oliven- oder Leinöl gehören dazu.

7. Überfordern Sie sich nicht. Setzen Sie sich kleine Ziele.

8. Werden Sie Ernährungsdetektiv. Durchschauen Sie die Tricks der Hersteller. Auf den nächsten Seiten lesen Sie, wie's geht.

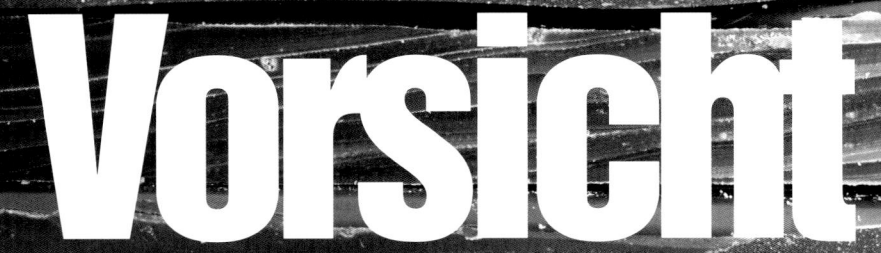

Vorsicht

Im Supermarkt bleibt nichts dem Zufall überlassen. Ob mit Licht, Düften, Musik oder Glücksversprechen – Marketingexperten manipulieren alle Sinne, damit wir mehr kaufen und die guten Vorsätze über Bord werfen. Wer die Tricks durchschaut, ist besser geschützt

Sie schlendern gut gelaunt durch den Supermarkt, erfreuen sich an der prachtvollen Auswahl und stellen schnell fest, dass Sie sich ganz gut fühlen, wenn Sie nicht gerade in Hektik sind. Alles ist hell und farbenfroh, sauber, frisch, glänzend, im Winter warm, aber nicht zu heiß, im Sommer kühl, aber nicht zu kalt. Die prall gefüllten Regale sehen richtig lecker aus – und es riecht auch noch so, dass man automatisch Appetit kriegt. Es gibt an jeder Ecke etwas zu entdecken. Mal hier ein tolles Sonderangebot. Mal dort was Neues zum Anfassen in einer ungewohnten Verpackung. Oder mit dem angeblich jetzt supergünstigen Mehr-Inhalt. Wunderschöne Bilder, vielleicht sogar sanfte Musik, versprechen weitere Glücksgefühle – und die bekommen Sie ganz einfach, indem Sie die neue Schokoladenmarke in Ihren Wagen legen. Sicher wird eine Tafel davon („Oder soll ich nicht gleich drei nehmen, dann kostet die einzelne weniger?") die ganze Familie fröhlich stimmen.

Nach der lästigen Pflicht lockt die fröhliche Kür

Dabei wollten Sie eigentlich gar nicht viel kaufen, sondern nur das Nötigste. Oder – sagen wir mal – alles, was Sie ganz gut gebrauchen können. Wenn man schon mal da ist, soll es sich ja auch lohnen. Die lästige Pflicht vom Müllbeutelpaket bis zum Klopapier ist bereits erledigt, danach lockt die Kür. Die schönen Dinge aus der Kategorie „Man gönnt sich ja sonst nichts" wandern in den Wagen. Eigentlich möchten Sie hier gar nicht mehr weg. Macht

doch Spaß, so ein Einkauf, denken Sie. Im Auto ist Platz genug, fürs Bezahlen habe ich ja das Kärtchen dabei – und wenn ich jetzt viel mitnehme, muss ich nicht so schnell wieder los. Ist ja nicht nur angenehm, sondern auch noch ökonomisch.

Ohne es bewusst wahrgenommen zu haben, sitzen Sie bereits in der Falle. Genau da, wo die Supermarkt-Strategen Sie haben wollen. Sie fühlen sich wohl, bleiben länger. Ihre Einkaufsdisziplin lässt nach. Die Liste im Portemonnaie gerät immer mehr in Vergessenheit. Sie folgen ohne innere Bremse Ihrer Kauflust und legen alles in den Wagen, was Sie anspricht.

Entscheidungen werden zwischen den Regalen gefällt

Um dafür die optimale Umgebung zu schaffen, scheuen Wissenschaftler keine Mühe: Sie beobachten jeden Handgriff, messen, wie unser Herz schlägt und wann es uns zu warm oder zu kalt ist. Weil die meisten Menschen ähnlich ticken, wird ihr Einkaufsverhalten vorhersehbar und damit – seufz – leider manipulierbar.

Etwa die Hälfte aller Kaufentscheidungen fällen wir in den Sekunden, in denen wir zwischen den Regalen unterwegs sind. Also spontan. Klar, dass am Ende umso mehr zum Parkplatz geschoben wird, wenn jemand länger im Laden bleibt.

Genau das möchte ein ganzes Kompetenzteam von Verkaufsexperten erreichen, damit die Kasse am Ende ordentlich klingelt. Was Marketingstrategen sich ausdenken, ist ein Angriff auf alle Sinne. Nichts soll dem Zufall überlassen bleiben. Wundern Sie sich also nicht, wenn es in

19

der Bäckerei verführerisch nach Vanille oder nach Omas Apfelkuchen riecht. Der Duft solcher Aromen macht Appetit – und durchbricht die Willenskraft mit Turbo. Ob Sie in der Drogerie einen Hauch frischer Zitrone schnuppern, ob Blumenaromen im Kaufhaus den Frühling simulieren, der Geruch nach feinem Leder im Autohaus Abgase vergessen lässt – die Nase kauft mit.

Schnecke oder Turbo – das Tempo bestimmt die Kauflust

Wenn Sie sich ärgern, dass ein Wagen mit Sonderangeboten oder eine sperrige Packpalette im Weg herumsteht, raunzen Sie nicht den nächstbesten Verkäufer an, denn der darf möglicherweise nichts dagegen tun. Weil das Hindernis auf Anweisung „von oben" genau dort stehen muss, um die geschätzte Kundschaft in Bereiche zu lotsen, in die sie vielleicht sonst nicht gehen würde. Oder an denen sie zu schnell vorbeikäme.

Unsere Kauflust wird nämlich auch vom Tempo bestimmt. Sind die Gänge zu breit und nicht mit Menschen oder Ständen verstopft, legen die Kunden sofort einen Schritt zu und kaufen weniger. Sind die Wege hingegen zu eng, beeinträchtigt das unser Wohlbefinden ungemein. Wer beim Griff ins Regal angerempelt wird oder mit einem anderen Wagen kollidiert, legt das soeben ausgesuchte Paket sofort erschreckt zurück. „Ass-brush-factor" nennen das die Wissenschaftler, die das Phänomen erforscht haben. Wer möchte schon in aller Ruhe die neue Müslitüte betrachten und anfassen, wenn hinter ihm jemand nicht durchkommt? Das könnte ja

gierig, entscheidungsgehemmt oder nach Schneckentempo aussehen. Ein „He, Sie da, ich hab' nicht ewig Zeit" ist ein zuverlässiger Gute-Laune- und Kauf-Lust-Killer.

Sie wollen's günstig? Dann ab in die Hocke

Beim Stapeln (was kommt wohin?) setzen die Marktausstatter zuverlässig auf unsere Bequemlichkeit. Das Preiswerteste liegt selten da, wo es sofort ins Auge springt. Wer daran will, muss umständlich in die Hocke gehen oder gebückt zugreifen. Teure „Impulsware" (Dinge, die man nicht unbedingt braucht) findet sich auf Augenhöhe und oft geschickt getarnt zwischen notwendigem Alltagsbedarf. Pech für alle, die sich nicht mehr gut bücken können – oder wollen. Statt sich zu ärgern, am besten das In-die-Hocke-Gehen als kleines Muskeltraining betrachten …

Bummeln statt sausen: Musik bremst uns taktisch aus

Haben Sie sich vielleicht schon mal gewundert, wie der Filialleiter es schafft, dass seine Kunden auch im Mantel nicht schwitzen? Selbstverständlich ist die Temperatur im Supermarkt kein Zufall. Bei 19 Grad kaufen Menschen am liebsten ein – so konnte es im Rahmen von Studien ermittelt werden. Das ist zwar für Obst und Gemüse nicht ideal, weil ihre Vitamine flöten gehen, für den Umsatz aber optimal. Also werden wir – je nach Wetter – auf Wohlfühltemperatur geheizt oder gekühlt.

Sie möchten sich nicht manipulieren lassen und beschließen, im Sauseschritt

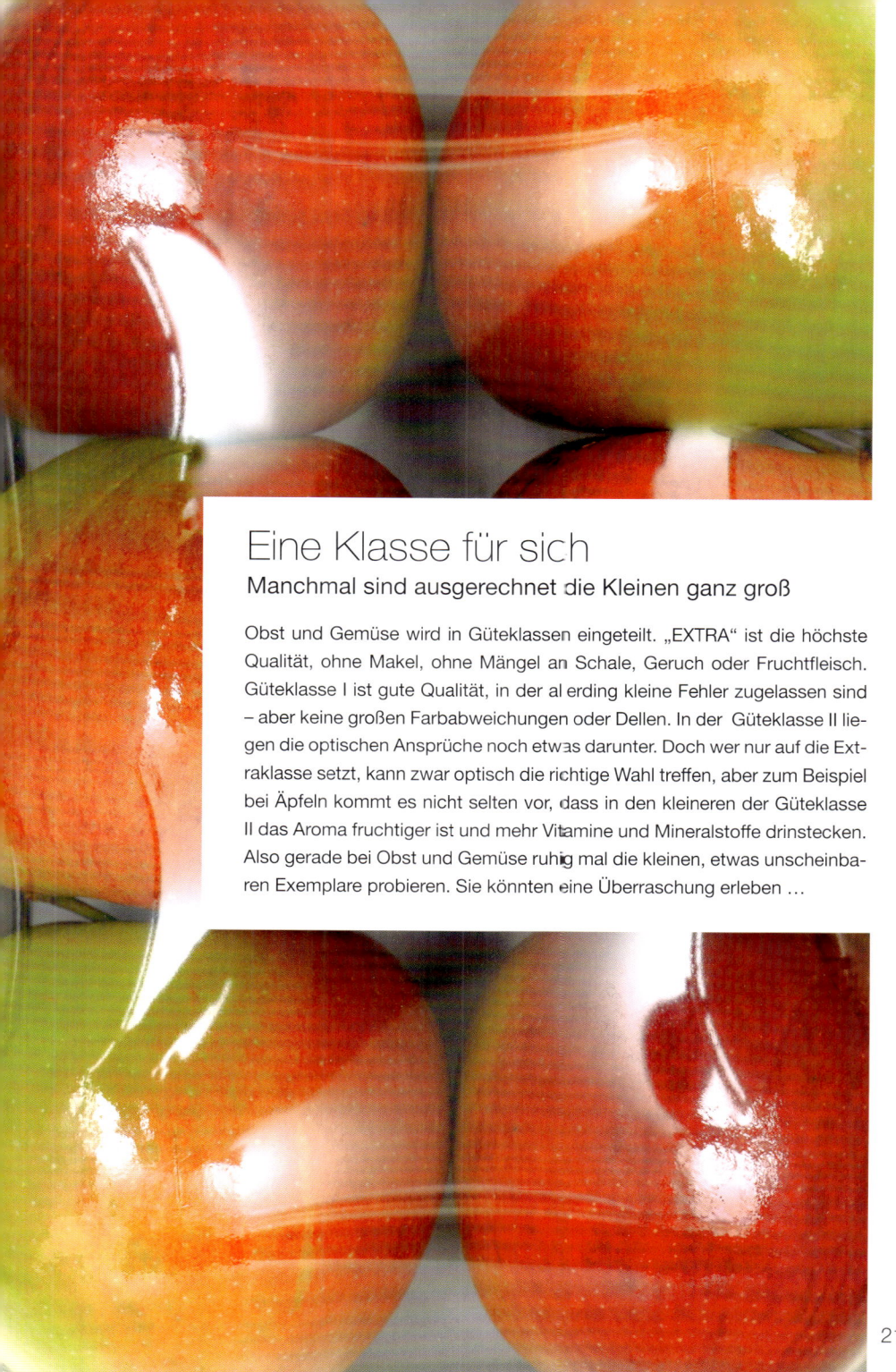

Eine Klasse für sich

Manchmal sind ausgerechnet die Kleinen ganz groß

Obst und Gemüse wird in Güteklassen eingeteilt. „EXTRA" ist die höchste Qualität, ohne Makel, ohne Mängel an Schale, Geruch oder Fruchtfleisch. Güteklasse I ist gute Qualität, in der al erding kleine Fehler zugelassen sind – aber keine großen Farbabweichungen oder Dellen. In der Güteklasse II liegen die optischen Ansprüche noch etwas darunter. Doch wer nur auf die Extraklasse setzt, kann zwar optisch die richtige Wahl treffen, aber zum Beispiel bei Äpfeln kommt es nicht selten vor, dass in den kleineren der Güteklasse II das Aroma fruchtiger ist und mehr Vitamine und Mineralstoffe drinstecken. Also gerade bei Obst und Gemüse ruhig mal die kleinen, etwas unscheinbaren Exemplare probieren. Sie könnten eine Überraschung erleben …

Fallen

Kleiner Shopping-Check

Was Einkaufswagen über uns verraten

Sie möchten bewusster einkaufen? Da hilft ein Spiel, zu dem der Ökotrophologe Andreas Scholz rät: Gehen Sie einmal durch den Supermarkt, um sich die Einkaufswagen anderer Leute anzusehen. Betrachten Sie zuerst nur den Inhalt und versuchen Sie sich anschließend vorzustellen, wie die Person, der dieser Wagen gehört, wohl aussehen könnte. Wir versichern Ihnen eine 90-prozentige Erfolgsquote, wenn Sie darauf gesetzt haben, dass man einem Menschen ansieht, wie gesund er einkauft und sich ernährt. Sie werden merken: Plötzlich sind Sie stolz darauf, Gemüse, Quark und Putenfleisch vor sich herzuschieben. Kleider machen Leute. Essen macht Figur. Das wird nirgends deutlicher als im Supermarkt.

ten Hand ist es am leichtesten. Also führt der unsichtbare Supermarkt-Guide seine Gäste mit Linksdrall durch die Gänge. Die Wege sind so angelegt, dass es fast immer links herum weitergeht. Das entspricht der natürlichen Laufrichtung eines Rechtshänders. 95 Prozent der Menschen sollen laut Untersuchungen Mit-Linksdrall-Gänger sein.

Ich bin doch nicht geizig: Im Team wird mehr gekauft

Zu zweit einkaufen? Klar, das ist eine nette Sache. Man hilft sich beim Tragen, beim Auswählen und beim Entscheiden. Man tauscht sich aus, bespricht Ideen, macht Witzchen und bekommt gute Laune. Wie bei vielen anderen lästigen Alltagspflichten macht es mehr Spaß, in Begleitung unterwegs zu sein. Doch wer allein auf Einkaufstour geht, spart Geld und Kalorien. Erwiesenermaßen kauft man solo weniger. Dass das zweite Kind auch etwas in den Wagen legen darf, wenn dem ersten bereits ein Wunsch erfüllt wurde, ist selbstverständlich. Die meisten Paare kennen die kleinen Deals zwischendurch: „Wenn du wieder das teure Filet kaufst, nehme ich bei den Strumpfhosen diesmal drei mit. Die gehen ja immer so schnell kaputt." Will da jemand Nein sagen, ohne als Spaßverderber oder Geizhals dazustehen? Also: Grämen Sie sich nicht, wenn Ihr Partner Sie allein losschickt, sondern freuen Sie sich, dass Sie Ihr Ziel, weniger zu kaufen, allein leichter erreichen.

Alles neu, alles besser? Wenn im Supermarkt umgeräumt wird, geschieht das meist nicht, um die Einkaufswege für die geschätzte Kundschaft zu optimieren,

weder nach links noch rechts zu gucken? Dann folgt die sanfte Attacke auf die Ohren: Langsame Hintergrundmusik bremst Sie zwischen leuchtenden Orangen und knackigen Äpfeln gleich am Anfang des Supermarktes auf Bummel-Tempo herunter.

Wie jemand am schnellsten zugreift, wurde ebenfalls erforscht: Mit der rech-

sondern um Stammgäste wach zu halten. Wer sich zu gut auskennt, verfällt beim Shoppen in Routine. Hier die Milchtüten, da die Äpfel und am Ende die Getränke. Da könnte man tatsächlich jede Woche das Gleiche kaufen, ganz gezielt von einer Abteilung zur nächsten gelangen und einfach die Sünden-Regale auslassen. Um das zu verhindern, wird hin und wieder alles umgeräumt. Natürlich nicht zu oft, denn dann würden die Kunden sauer, weil sie nicht sofort das finden, was sie suchen. Doch gelegentliches Umräumen reißt einen aus der Routine. Während Sie nach dem Gewohnten suchen, stoßen Sie – welch ein Zufall – auf Dinge, die Ihnen auf den alten Wegen wohl entgangen wären.

Der kürzeste Weg führt oft an Verführungen vorbei

In jedem Supermarkt gibt es Dinge, die man einfach braucht. Meist liegen die in der Frische-Abteilung ganz am Ende: Milchprodukte, Käse, Fleisch oder Wurst – frisch verpackt von den Verkäufern oder zum schnellen Zugreifen bereits in Folie geschweißt, gewogen und mit Preisen versehen. Um in diesen Bereich zu kommen, gibt es keine Abkürzung. Der Weg zum Wichtigsten und von dort aus zurück zur Kasse führt scheinbar zufällig an unwichtigen Dingen mit hohem Verführfaktor vorbei. An Dingen, die man nicht braucht oder nicht will, die aber dennoch Aufmerksamkeit erregen. Könnte ich den Sechserpack Kleiderbügel nicht auch noch mitnehmen? Ein kleiner Kerzenständer ist doch hübsch. Ein ganzer Sack voll Teelichter – so güns-

tig bekomme ich den nie wieder. Ein paar preiswerte Gästehandtücher wären auch nicht schlecht. Man muss schon sehr stark sein, um dauerhaft Widerstand zu leisten.

Mit Riesenwagen auf Tour: Zu wenig sieht echt arm aus

Huch, was ist denn das? Haben die hier keine normalen Einkaufswagen mehr? Ich muss doch keine Großfamilie versorgen! Beim Anblick von XXL-Einkaufswagen, mit denen man auch bei Ikea Möbel transportieren könnte, reagiert manch einer verwundert. Das Großformat mag für kinderreiche Familien, Gastwirte und Party-Vorbereiter tatsächlich eine organisatorische Erleichterung sein – für die meisten Normal-Einkäufer steckt dahinter aber auch wieder ein psychologischer Trick: Je größer der Wagen, desto mehr kaufen wir. Sähe ja zu mickrig aus, eine Portion Magerquark in einem Riesenkahn spazieren zu fahren. Nach Tragekörbchen und kleineren Wagen haben Sie vergeblich Ausschau

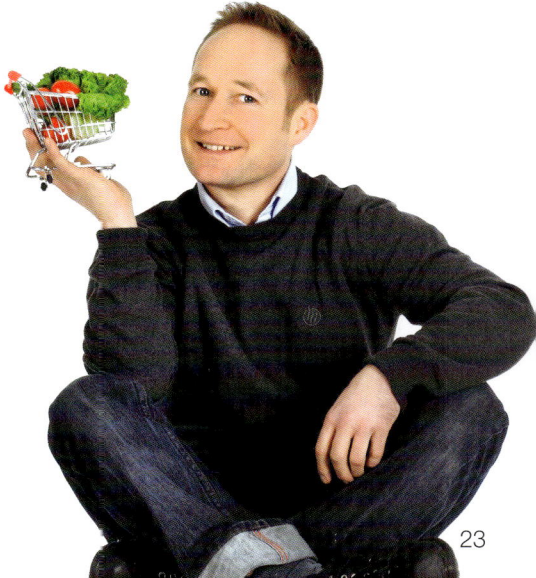

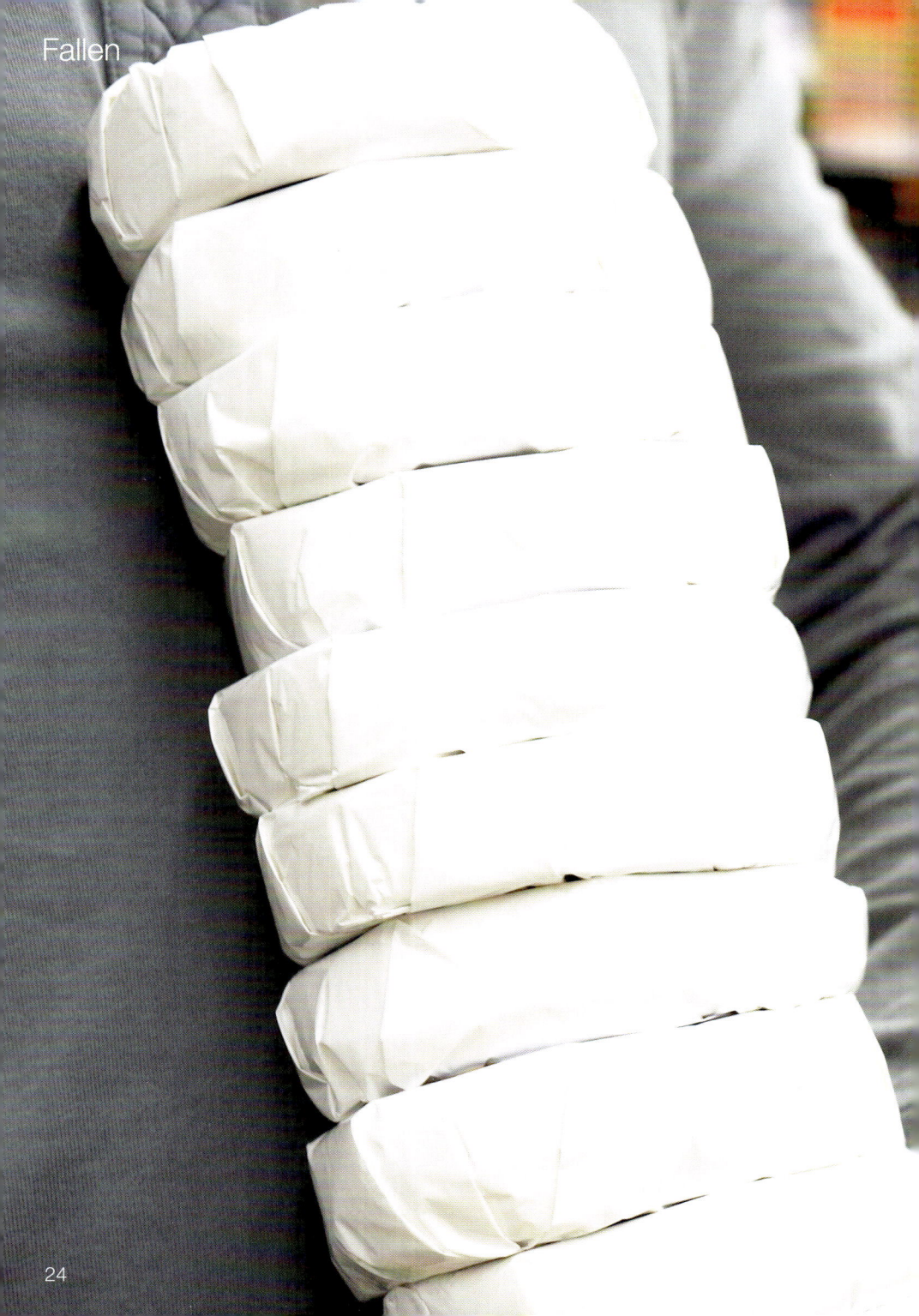

Schöner Schein für Schnäppchenjäger

Jagdinstinkt und Cross-Selling: Sonderangebote als Lockvögel

Ein neues Sofa? Eine andere Hose? Ein Paar Schuhe? Die meisten Dinge müssen wir nicht sofort haben. Wir vergleichen Preise und warten auf das beste Angebot. Bei Lebensmitteln ist das anders. Die brauchen wir – und zwar heute. Zeit haben wir auch nicht viel. Gerade deshalb sind wir im Supermarkt besonders anfällig für Sonderangebote. Denn die geben zumindest das Gefühl, ein Schnäppchen ergattert zu haben.

Bei Lebensmitteln lohnt sich Geschäfte-Hopping nicht

Wer seine täglichen Vorräte kauft, geht nicht von einem Geschäft zum nächsten, um da zuzuschlagen, wo hundert Gramm am wenigsten kosten. Die Fahrtkosten stehen in keinem Verhältnis zur Ersparnis, vom Zeitaufwand ganz zu schweigen. Die Geschäfte setzen deshalb auf immer neue Angebote, damit die Kunden außer dem Superschnäppchen ganz nebenbei auch noch die Lebensmittel mitnehmen. Deshalb liegen die Lockangebote nicht gleich am Eingang. Da könnte ja jemand nur den beworbenen Doppelpack Spannbettlaken für zehn Euro kaufen und wieder gehen. Nein, die ersehnten Laken findet der Kunde erst, nachdem er an Chips und Co. vorbeigekommen ist und damit auch gleich den Wagen gefüllt hat („Wenn wir schon mal hier sind …").

Das sogenannte Cross-Selling gibt's nicht nur im Schuhladen, wo der Verkäufer zu den neuen Tretern gleich das Pflegeset dazu anbietet. Auch Friseure (mit dem Shampoo zum neuen Schnitt), Autohändler („Die passenden Winterreifen hätten wir auch"), Tankstellen („Hier gibt's auch etwas zu essen") oder die Kaffeeketten mit Warenhausangeboten setzen darauf. Ebenso wie Supermärkte, die Produkte aus der Haushaltsabteilung zu den Lebensmitteln legen. Zum Eis werden lange Löffel präsentiert. Zum Wein ein Korkenzieher. Zu den Gummibärchen die Dekoschale. Zur Suppe das Topfset. Das Überkeuz-Verkaufen kurbelt Bedürfnisse an, die wir von alleine nicht unbedingt hätten.

Teures tarnt sich auf Angebots-Paletten im Billigbereich

Weil die Sonderangebote magische Anziehungskräfte ausüben, wird gerne auch mal ein hochpreisiges Produkt dazwischengeschummelt. Wenn die teure Snacktüte im gefühlten Ramsch-Bereich zwischen zwei billigen liegt, suggeriert das: Wird schon nicht teuer sein, sonst würde es ja woanders stehen. Die Supermärkte vertrauen auf diesen Gewöhnungseffekt. Also: Vor allem, wenn vermeintliche Sonderangebote auf großen Paletten im Gang stehen, sollte man nicht automatisch zugreifen, weil man glaubt, dass nur die günstigen Dinge so präsentiert werden.

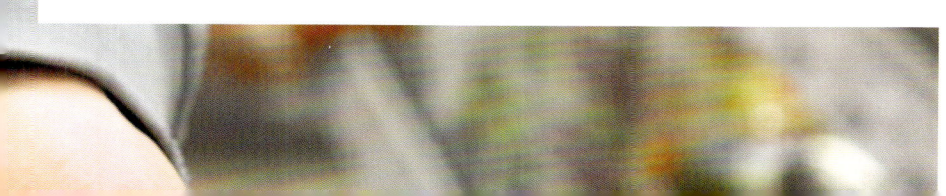

Fallen

gehalten? Also blieb nichts anderes übrig als das XXL-Format. Sie schieben es vor sich her und denken: Was könnte ich denn noch mitnehmen, damit meine beiden Sachen nicht so klein aussehen? Wieder eine Falle zugeschnappt.

Endlich an der Kasse: Da geht doch noch was, oder?

Sie haben die Kasse erreicht und könnten nun erleichtert aufatmen: Der Einkauf ist geschafft. Von wegen! Jetzt steht die letzte Hürde bevor – und die ist besonders hoch. Wenn Sie am Ende Ihrer Tour erschöpft in der Warteschlange stehen, kommt schnell Langeweile auf. Ausgerechnet in diesem schwachen Moment erscheint das Paradies auf Augenhöhe: Süßigkeiten in übersichtlichen Verpackungen, Knabberkram, Kaugummi, Zigaretten und allerlei Nettes, das auch dann noch passt, wenn der Wagen überquillt. Oder wenn sich bereits die Das-ist-jetzt-auch-egal-Stimmung breitgemacht hat. Die Platzierung kleiner Waren und Angebote auf den letzten Drücker gehört zu den strategisch günstigsten. Gelangt ein Produkt in den Bereich vor der Kasse, verkauft es sich bis zu zehnmal häufiger als an seinem normalen Platz im Regal. Die leichtesten Opfer sind dabei Kinder, so dass die „Quengelware" auch die tapfersten Eltern zur Verzweiflung treibt.

Kundenkarten & Co.: Wer treu sein will, kauft mehr

Wer etwas verkaufen möchte, ist grundsätzlich neugierig. Wie lebt mein Kunde? Was ist er von Beruf? Wie alt ist er? Wie viel verdient er? Womit könnte ich ihn zum Geldausgeben verführen? All das wollen Verkäufer wissen, um gezielt werben zu können. Deshalb gehört es zu den wichtigen Zielen der Geschäfte, sich „gläserne Kunden" zu schaffen. Natürlich stellt sich niemand an die Ladentür, um Ihre persönlichen Daten abzufragen. Die Schnüffelei wird positiv verkauft – in Form von Kunden-, Mitglieds-, Kredit- oder Clubkarten.

Die versprechen viele tolle Dinge: Man kann damit Treuepunkte sammeln, für die es später Geschenke gibt. Oder jeder Einkauf wird automatisch nachträglich rabattiert (Pay-back-Karten). Klar, dass das vor Entscheidungen einen Gedanken in Gang setzt: Ich kaufe die Doppelpackung Kekse besser auch noch in diesem Laden, denn hier habe ich ja die Rabattkarte. Woanders würde ich mehr bezahlen. Die Stärkung der Kundenbindung hat aber auch noch andere Seiten. Die Karten sollen vor allem helfen, wertvolle Fakten zu sammeln. Jeder Einkauf wird registriert und kann mit den Daten, die man beim Ausfüllen des Kundenkarten-Antragsformulars preisgegeben hat, zusammengebracht werden. Das macht's möglich, trotz Datenschutz sehr genaue Kundenprofile zu erstellen und gezielt Werbung zu verschicken, die wiederum zum Mehr-Kaufen und Mehr-Essen verführt.

Kundenkarten, die nicht nur Treuepunkte vergeben, sondern auch ihre Dienste als Kreditkarte anbieten, liefern zusätzliche Anreize zum Zuviel-Kaufen. Schließlich verspricht das kleine Rundum-Sorglos-Kärtchen im Portemonnaie, dass es beim Bezahlen keine unangenehmen Überraschungen gibt. Also klotzen statt kleckern.

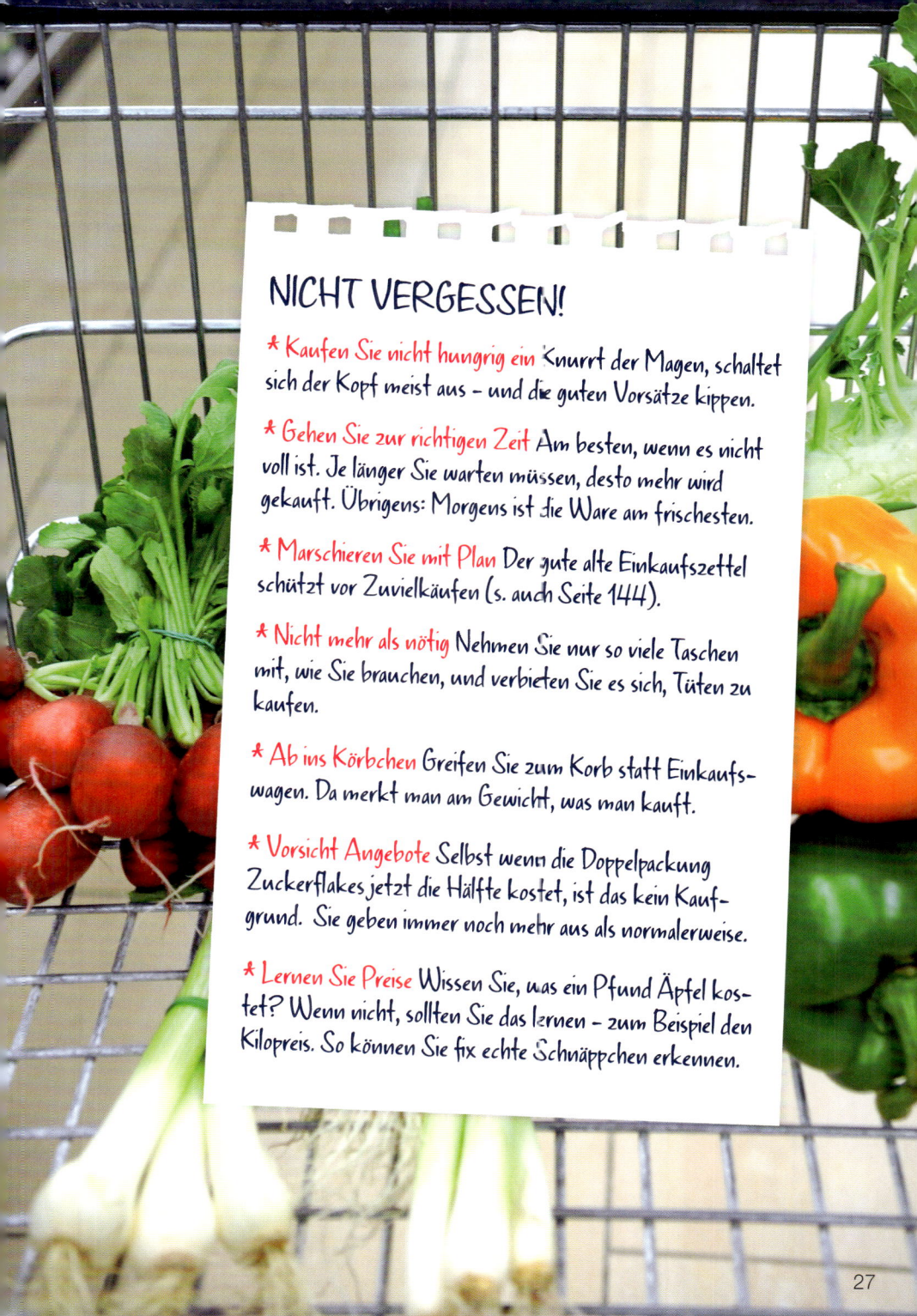

NICHT VERGESSEN!

* Kaufen Sie nicht hungrig ein Knurrt der Magen, schaltet sich der Kopf meist aus – und die guten Vorsätze kippen.

* Gehen Sie zur richtigen Zeit Am besten, wenn es nicht voll ist. Je länger Sie warten müssen, desto mehr wird gekauft. Übrigens: Morgens ist die Ware am frischesten.

* Marschieren Sie mit Plan Der gute alte Einkaufszettel schützt vor Zuvielkäufen (s. auch Seite 144).

* Nicht mehr als nötig Nehmen Sie nur so viele Taschen mit, wie Sie brauchen, und verbieten Sie es sich, Tüten zu kaufen.

* Ab ins Körbchen Greifen Sie zum Korb statt Einkaufs- wagen. Da merkt man am Gewicht, was man kauft.

* Vorsicht Angebote Selbst wenn die Doppelpackung Zuckerflakes jetzt die Hälfte kostet, ist das kein Kauf- grund. Sie geben immer noch mehr aus als normalerweise.

* Lernen Sie Preise Wissen Sie, was ein Pfund Äpfel kos- tet? Wenn nicht, sollten Sie das lernen – zum Beispiel den Kilopreis. So können Sie fix echte Schnäppchen erkennen.

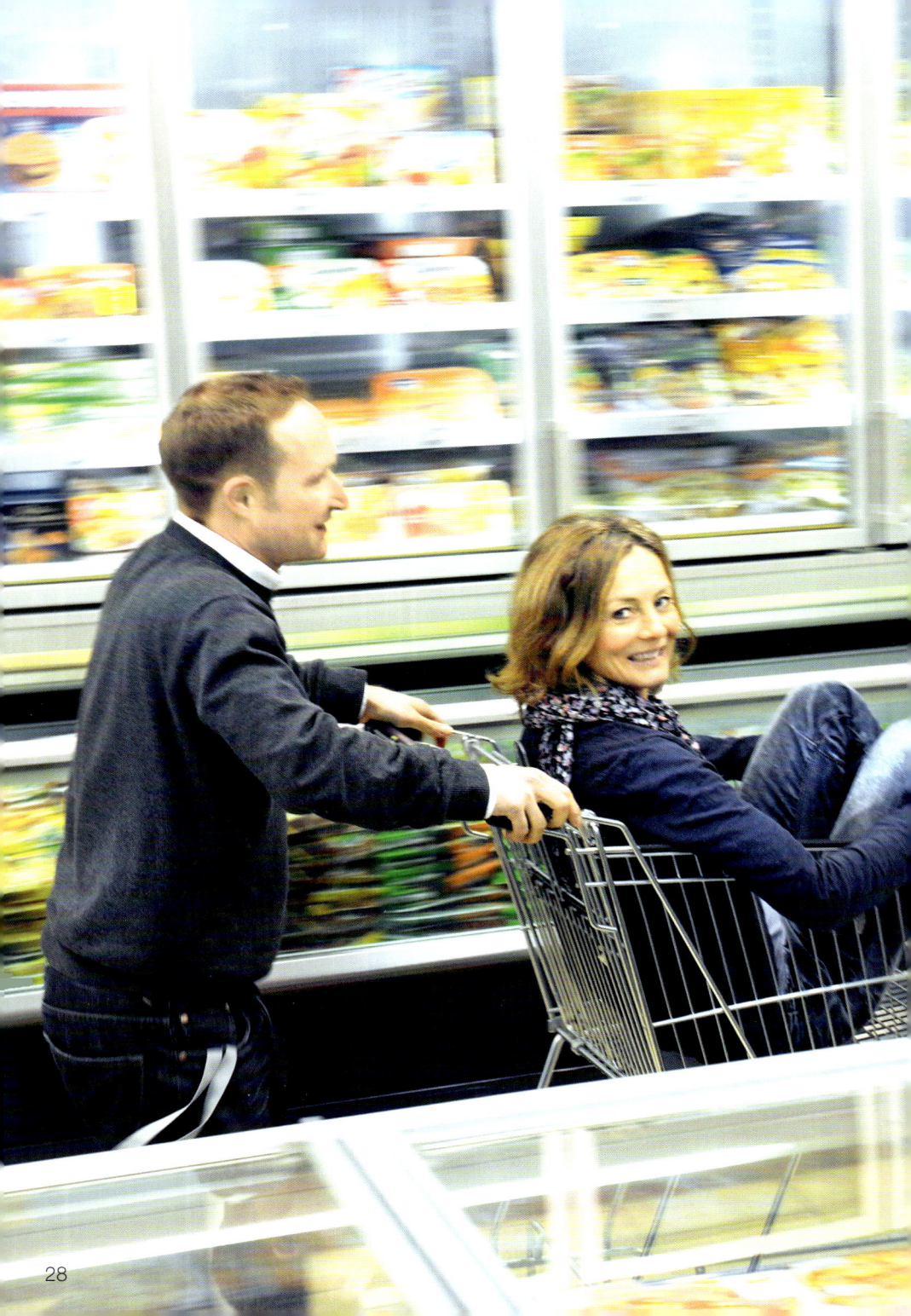

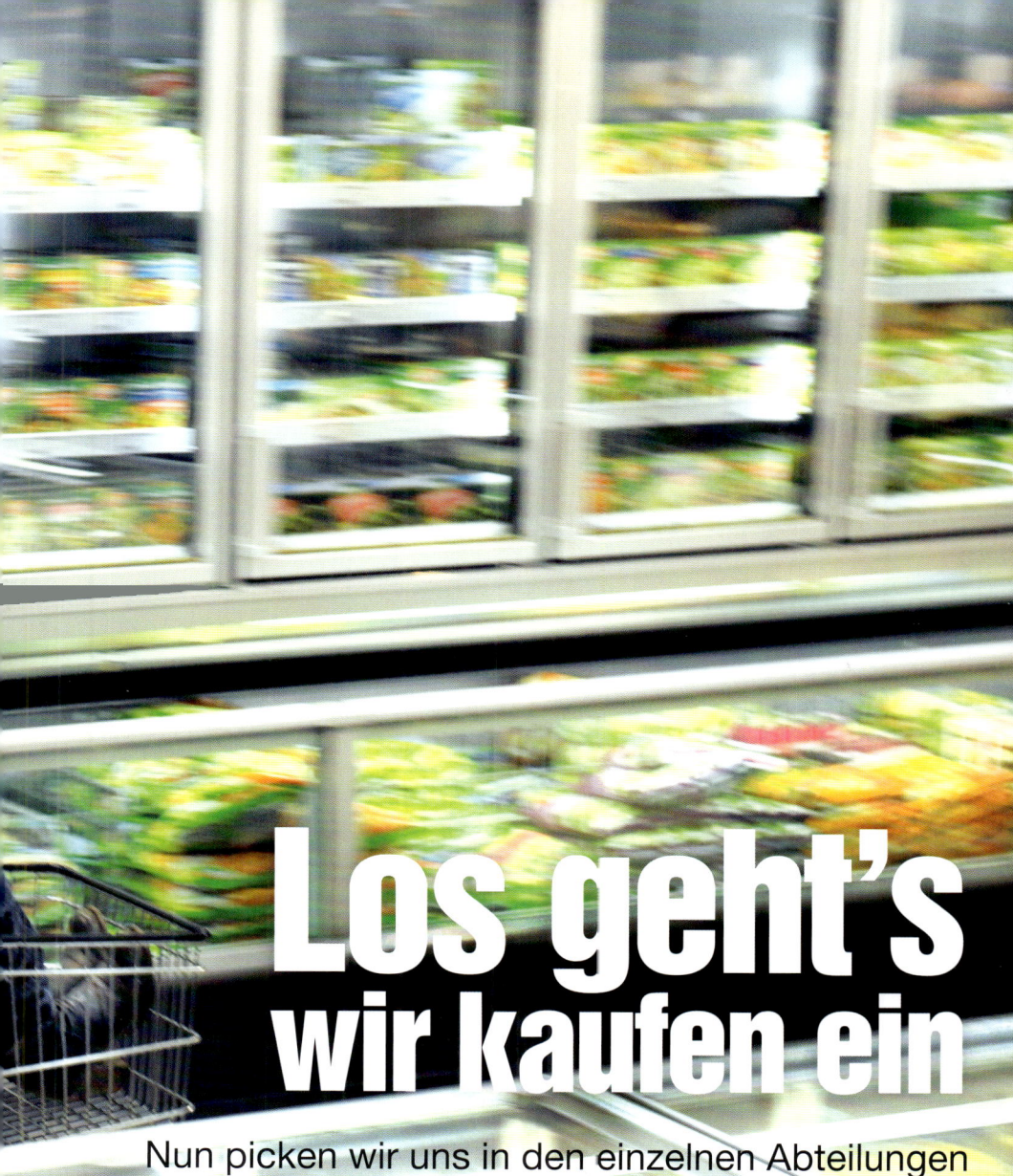

Los geht's
wir kaufen ein

Nun picken wir uns in den einzelnen Abteilungen
die leckeren, gesunden Lebensmittel heraus.
Davon gibt es eine ganze Menge – vor allem, wenn
der Supermarkt mit frischen Waren, einer guten
Fleischtheke und vielen Bio-Produkten das Wort
„super" im Namen tatsächlich verdient hat …

Die Frischezone – Beim Obst und Gemüse lohnt eine Vollbremsung

Viel Volumen, Ballaststoffe und Geschmack, wenig Kalorien

Dass die Obst- und Gemüseabteilung in der Regel gleich am Anfang jeder Tour durch die Supermarkt-Gänge steht, ist zwar – wie wir jetzt wissen – ein schnöder Ausbremstrick der Marktplaner, erweist sich aber erstaunlicherweise als ausgesprochen nützlich. Denn hier lohnt jeder Stopp – je länger, desto schlank.

Gerade Männer haben aber zugegebenermaßen erst einmal Berührungsängste mit dem „Grünzeug". Für sie ist ein ordentliches Steak auf dem Teller – und zwar ohne blättrigen Schnickschnack drumherum – ebenso angesagt wie die komplette Pizzakollektion aus der Tiefkühltruhe. Aber auch, wer bis heute einen Bogen um Obst und frisches Gemüse gemacht hat, sollte sich ab jetzt beherzt durchprobieren.

Quer durch den Garten mit Sattmach-Garantie

Sie wissen ja – wenn Sie sich nach dem Ich-bin-dann-mal-schlank-Programm ernähren, gilt für Kohlenhydrate spätestens nach 16 Uhr: Weniger ist mehr. Doch beim Gemüse dürfen Sie den ganzen Tag über zuschlagen, da kann es gar nicht zu viel werden. Es punktet mit großem Mengenvolumen bei niedrigem Brennstoffgehalt

und einer regelrechten Vitalstoffflut. Heißt, es macht satt und jedes bisschen Gemüseknabbern schubst Ihre Gesundheit und Ihre Fettverbrennung an. Auch die Ballaststoffbilanz kann sich sehen lassen. Nicht nur Vollkorn, auch Gemüse liefert eine Menge davon – und das mit wenigen Kalorien. Klar, wer da Gewinner ist …

Mach dich vom Acker und rein in den Topf

Welche Sorte Sie nun in den Einkaufswagen oder Korb packen – egal. Essen Sie, was Sie mögen. Brokkoli, Zucchini & Co. sind allesamt die perfekten Sattmacher. Selbst die Auswahl im Discounter um die Ecke ist heute groß, im Supermarkt Ihres Vertrauens sogar riesig, die Geschmacksrichtungen sind vielfältig, und auch die Zubereitung gelingt einfacher, als man denkt. Schließlich schmecken die meisten Sorten sogar roh prima, wenn's mal richtig schnell gehen muss.

Wer beim Kochen grünes Licht gibt, sollte unbedingt zu regionaler Ware der Saison greifen – das erleichtert die Qual der Wahl und bringt immer andere leckere Sorten auf den Teller. Außerdem bekommen wir wieder ein Gespür für das Besondere in den Jahreszeiten. Es gibt Kinder, die heu-

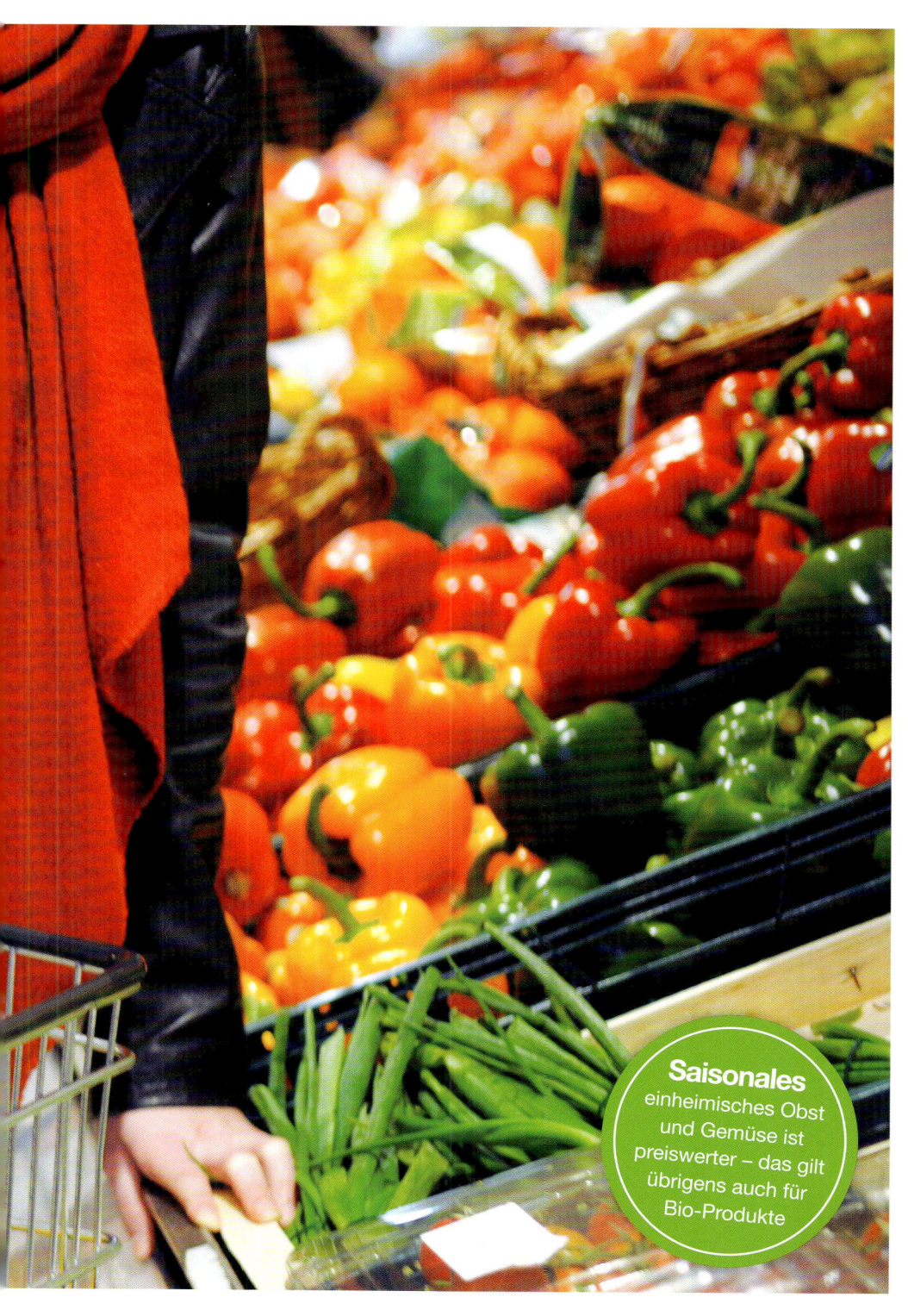

Saisonales
einheimisches Obst
und Gemüse ist
preiswerter – das gilt
übrigens auch für
Bio-Produkte

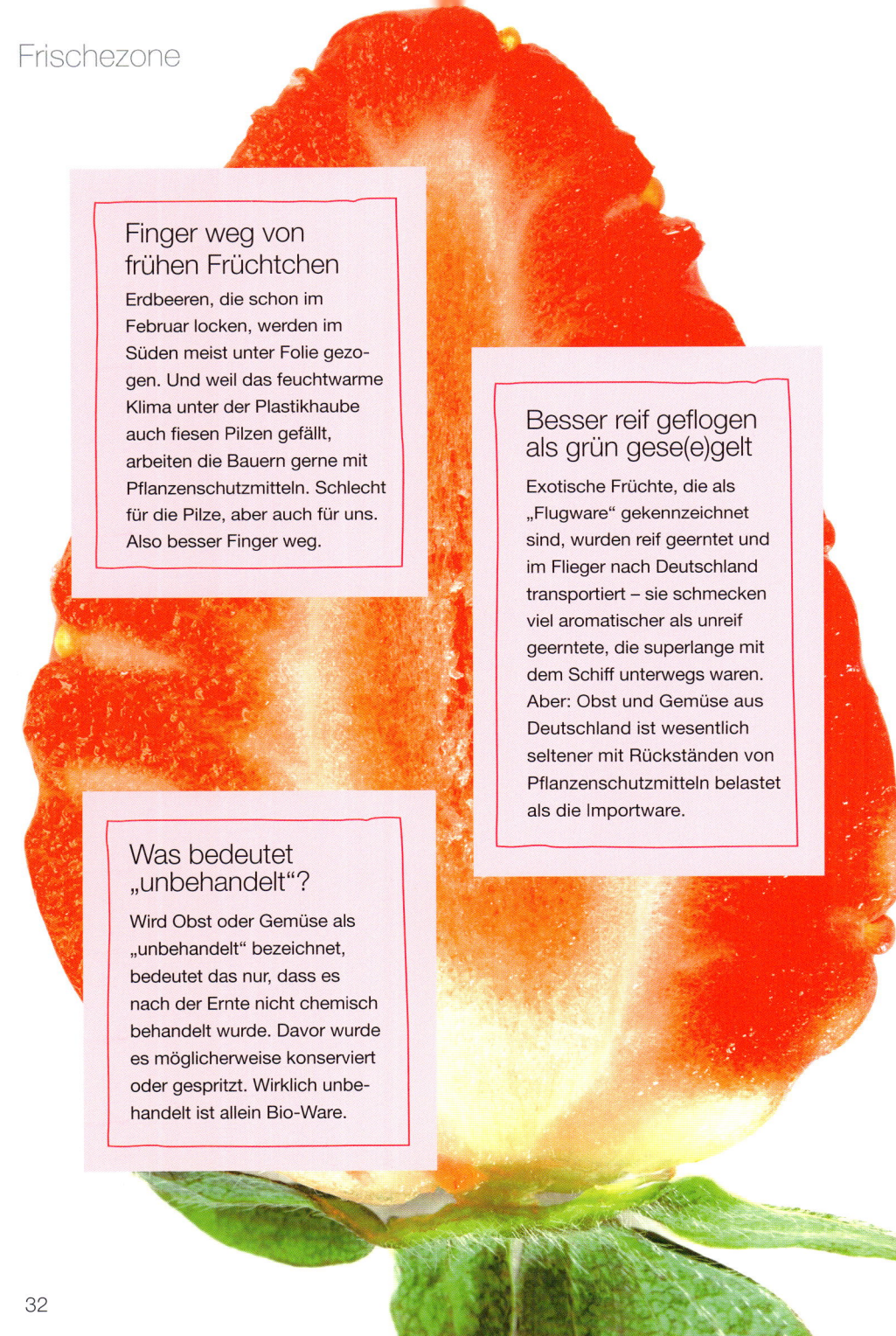

Finger weg von frühen Früchtchen

Erdbeeren, die schon im Februar locken, werden im Süden meist unter Folie gezogen. Und weil das feuchtwarme Klima unter der Plastikhaube auch fiesen Pilzen gefällt, arbeiten die Bauern gerne mit Pflanzenschutzmitteln. Schlecht für die Pilze, aber auch für uns. Also besser Finger weg.

Besser reif geflogen als grün gese(e)gelt

Exotische Früchte, die als „Flugware" gekennzeichnet sind, wurden reif geerntet und im Flieger nach Deutschland transportiert – sie schmecken viel aromatischer als unreif geerntete, die superlange mit dem Schiff unterwegs waren. Aber: Obst und Gemüse aus Deutschland ist wesentlich seltener mit Rückständen von Pflanzenschutzmitteln belastet als die Importware.

Was bedeutet „unbehandelt"?

Wird Obst oder Gemüse als „unbehandelt" bezeichnet, bedeutet das nur, dass es nach der Ernte nicht chemisch behandelt wurde. Davor wurde es möglicherweise konserviert oder gespritzt. Wirklich unbehandelt ist allein Bio-Ware.

te nicht mehr wissen, wann Äpfel reif am Baum hängen oder Frühkartoffeln geerntet werden. Wer immer alles bekommt, wird es nie mit demselben Genuss essen, den er verspürt, wenn er sich in den unterschiedlichen Monaten auf spezielle Köstlichkeiten freuen kann. Die dann übrigens auch viel aromatischer schmecken und vitaminreicher sind als sonst – weil sie reif geerntet werden und der Weg vom Feld in unseren Einkaufswagen kurz ist.

Wer jetzt skeptisch fragt, ob er wirklich einen Geschmacksunterschied merkt, der braucht nur mal im Januar oder Februar eine Erdbeere probieren, die meist unreif geerntet Tausende Transportkilometer hinter sich hat. Erdbeere? Mit geschlossenen Augen würde man das vielleicht nicht einmal erkennen, denn sie riecht nicht nach Erdbeere, schmeckt neutral und wässerig. Werden aber die deutschen Erdbeeren im Mai geerntet, duftet oft die ganze Obsttheke nach den frischen Früchtchen. Und die schmecken auch genauso, wie Erdbeeren schmecken sollen – nach Frühling und Sonnenschein.

Zugreifen: Hochsaison für frische Früchtchen

Es steht also fest: Regionales Gemüse und Obst der Saison schmeckt besser. Und – das Tolle – beides ist dann meist auch noch preiswerter als sonst. Wann sollte man also zugreifen? Früchte und Salate haben meist nur ein paar Wochen oder Monate Hochsaison, Kohl, Rüben und Knollen monatelang. Dabei wird Obst und Gemüse im Norden natürlich später reif als im Süden. Wann was frisch vom Feld, Baum oder Strauch geerntet wird, finden Sie bei den Saisontipps auf Seite 154 und – damit das Genießen gleich losgehen kann – die Top-Sorten des Jahres mit Rezepten im Anschluss.

Das heißt natürlich nicht, dass importiertes Obst und Gemüse generell tabu ist. Gerade im Winter peppen unzählige Sorten unseren Speiseplan ordentlich auf. Zitronen, Mandarinen, Bananen, Mango und Ananas sind ein selbstverständlicher Teil unseres Lebensmittelangebotes geworden und sorgen für Abwechslung im Obstsalat.

Doch auch für die exotische Vielfalt gilt: Alles hat seine Zeit. Es gibt für jede Art eine Saison, in der das Angebot besonders groß ist, die Qualität (und der Geschmack) entsprechend gut.

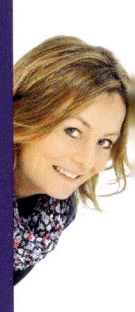

Frauen wissen, was gut für sie ist

Rund 75 Prozent der Frauen essen täglich Obst und Gemüse, von den Männern greifen dagegen nur 57 Prozent einmal am Tag zu Apfel oder Zucchini. Noch weniger scheint das „junge Gemüse" dem grünen Powerfood abgewinnen zu können: Bei den unter 30-Jährigen isst es jeder Fünfte weniger als dreimal pro Woche, das haben wissenschaftliche Studien ergeben.

Grundsätzlich gilt im Supermarkt: Einkaufsliste raus und durch. In dieser Abteilung sollten Sie aber nicht nur Obst und Gemüse in die Waagschale werfen, sondern ruhig auch alle Sinne. Probieren Sie Neues, suchen Sie die Abwechslung – und greifen Sie auch unbedingt jedes Mal zum Salat, der sich mit immer anderen Zutaten immer wieder neu erfinden lässt.

Simsala(t)bim! Der Alleskönner verzaubert immer wieder neu

Hasenfutter? Nix da. Dieser Spitzname trifft heute überhaupt nicht mehr zu. Der Kopfsalat hat Konkurrenz bekommen, es gibt verschiedene Sorten mit diversen Geschmacksrichtungen, und grün sind sie auch längst nicht alle mehr. Ob fest oder luftig, gekräuselt oder mit glatten Blättern – Salat liefert viel Volumen, wenig Kalorien und passt in die moderne Ernährung. Trotzdem hört man: „Bäh, der schmeckt nach nichts – und nach ein paar Minuten bin ich wieder hungrig". Falsch! Wenn die Zutaten stimmen, zaubern Sie einen Salat, der lecker schmeckt und satt macht wie eine Hauptmahlzeit – mit halb so vielen Kalorien.

So geht's: Erst einmal nehmen Sie einen Salat, auf den Sie gerade Appetit haben. Vielleicht den knackigen Eisberg, der übrigens der Deutschen Lieblingsköpfchen ist, den bitteren Sonderling Radicchio oder das nussige Eichblatt.

Viele Köche schwören übrigens drauf, verschiedene Salate zu mischen. Probieren Sie das doch mal – und kreieren mit den Fitmachern Ihre ganz persönliche Lieblingsmischung. Unsere besteht beispielsweise aus dem Duo leichter Kopfsalat/pikanter Rucola als Basis. Mit einem leichten Dressing (siehe Vorschläge auf Seite 41) als Vorspeise schon perfekt. Aber es geht noch perfekter. Denn jetzt eröffnen wir: Ihr persönliches Salatbuffet.

Je mehr Zutaten Sie in Ihre Basismischung packen, desto satter macht der Salat und wird schnell ein prima Snack oder schließlich sogar zur Hauptmahlzeit für mittags oder abends.

Kalorien sparen Sie dann beim Dressing, denn fette Fertigsalatsoßen kommen gar nicht erst in die (Einkaufs-)Tüte. Soßen machen wir lieber selbst (siehe auch Seite 41). Auch kalorienreiche Zutaten wie Baconwürfel lassen wir weg. Dafür pimpen wir den Salat mit gesunden Ballaststoffen und wertvollen Eiweißlieferanten.

Weniger Schadstoffe durch zeitiges Zupfen

Heutzutage gibt es das ganze Jahr über frischen Salat, der in den Wintermonaten allerdings importiert wird oder aus dem Treibhaus kommt. Dann lieber nur das Grün von den Strünken zupfen, da sich in diesen „Rippen" des Salats mehr Schadstoffe sammeln als im Rest. Bei Rucola/Rauke mit der Schere die unteren Stiele abschneiden.

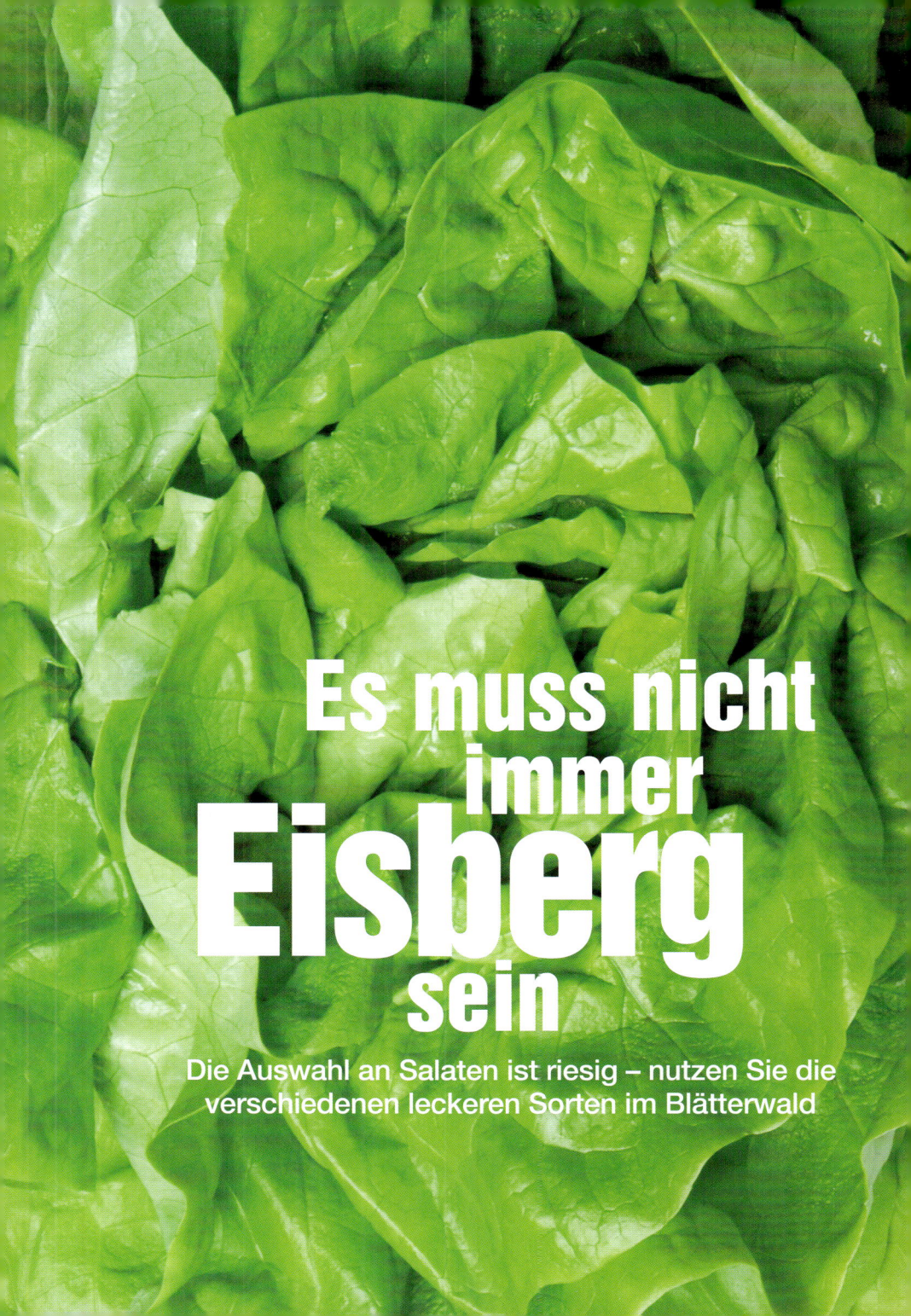

Es muss nicht immer Eisberg sein

Die Auswahl an Salaten ist riesig – nutzen Sie die verschiedenen leckeren Sorten im Blätterwald

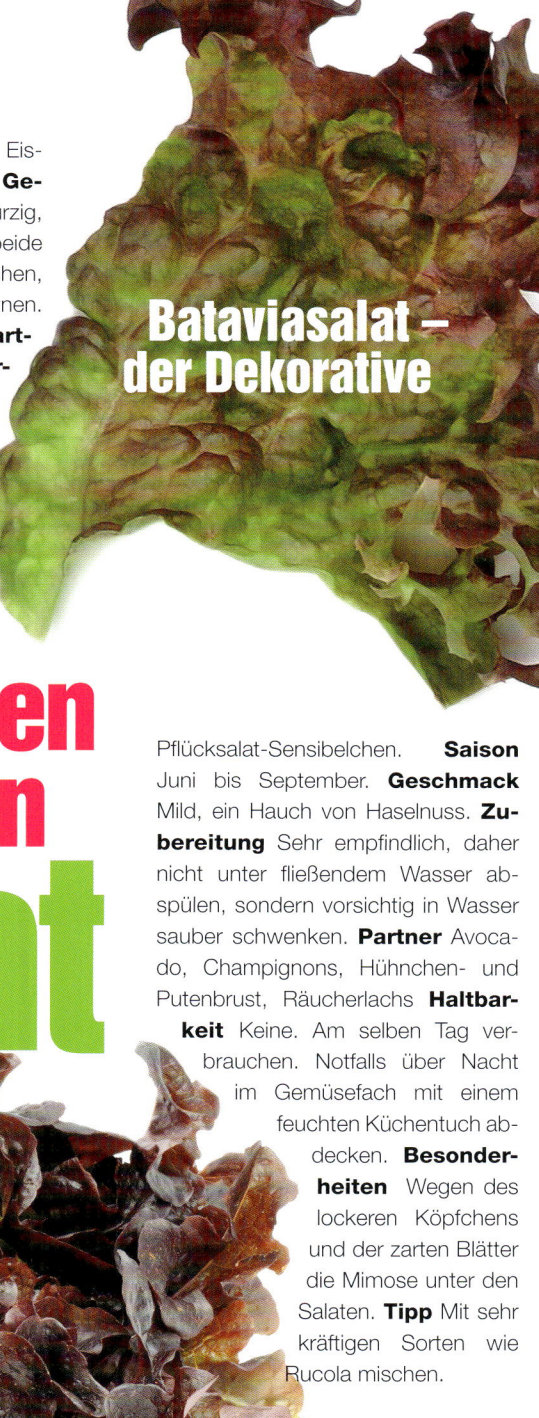

Das Brüderchen vom berühmten Eisberg. **Saison** Mai bis September. **Geschmack** Festere Sorten sind würzig, zarte Köpfe mild, etwas süßlich, beide knackig. **Zubereitung** Kopf waschen, äußere Blätter und Strunk entfernen. Innenblätter klein schneiden. **Partner** Pikante Dressings. **Haltbarkeit** Im Gemüsefach vier bis fünf Tage. **Besonderheiten** Die grünen bis rotbraunen Blätter mischen andere Sorten optisch auf. **Tipp** Mit Apfel oder Wassermelone und mageren Schinkenwürfeln ein knackiges Sommervergnügen.

Bataviasalat – der Dekorative

Jetzt haben Sie den Salat

Pflücksalat-Sensibelchen. **Saison** Juni bis September. **Geschmack** Mild, ein Hauch von Haselnuss. **Zubereitung** Sehr empfindlich, daher nicht unter fließendem Wasser abspülen, sondern vorsichtig in Wasser sauber schwenken. **Partner** Avocado, Champignons, Hühnchen- und Putenbrust, Räucherlachs **Haltbarkeit** Keine. Am selben Tag verbrauchen. Notfalls über Nacht im Gemüsefach mit einem feuchten Küchentuch abdecken. **Besonderheiten** Wegen des lockeren Köpfchens und der zarten Blätter die Mimose unter den Salaten. **Tipp** Mit sehr kräftigen Sorten wie Rucola mischen.

Eichblatt – die Mimose

Eisberg – der US-Star

Der Sommer-Liebling. **Saison** Mai bis Oktober. **Geschmack** Herzhaft-mild mit Biss. **Zubereitung** Halbieren, Blätter klein schneiden. Oder Strunk-Harakiri: Salat in der Folie seitlich gut festhalten, mit dem Strunk nach unten kräftig auf den Tisch schlagen. Dann lässt der sich leicht entfernen. **Partner** Champignons, Tomaten, Meeresfrüchte, Geflügel. **Haltbarkeit** Im Gemüsefach zwei Wochen. **Besonderheiten** Stammt ursprünglich aus den USA, wurde beim Transport auf Eis gelagert – daher der Name. **Tipp** Kann gedünstet werden wie Gemüse.

Feldsalat – der Feinfühlige

Winter-Schätzchen. **Saison** Oktober bis Ende April. **Geschmack** Würzig-pikant mit Nuss-Note. **Zubereitung** Von den Wurzeln trennen, gut von Sand säubern. **Partner** Eier, Shrimps, Geflügel, Orangen, Zwiebeln. Mag Essig-Dressing. **Haltbarkeit** Keine. Notfalls maximal 2 Tage im Gefrierbeutel im Gemüsefach. **Besonderheiten** Liefert viel Vitamin C, Folsäure (gut in der Schwangerschaft) und ca. 62 Milligramm Jod pro 100 Gramm Salat. Die beste Jodquelle auf pflanzlicher Basis!

Das Blattgemüse bekommt selbst bei Frost keine kalten Füße. **Saison** Mai bis Dezember. **Geschmack** Herb-würzig. Helle Endivien sind weniger bitter als dunkle. **Zubereitung** Blätter waschen, dann in Streifen/Stücke schneiden. **Partner** Dominante Partner wie Ziegenkäse oder Schinken. Auch Obst passt wie bei keinem anderen Salat. **Haltbarkeit** Bis zu einer Woche im Gemüsefach. **Besonderheiten** Verwandte von Römer, Chicorée und Radicchio. **Tipp** Mit Obst und Joghurt probieren.

Endivie – der Obstler

Krause Endivie. **Saison:** Mitte Mai bis Dezember. **Geschmack** Zartbitter – die hellen Innenblätter sind milder. **Zubereitung** Blätter gründlich unter fließend kaltem Wasser abspülen, klein schneiden. **Partner** Fischgerichte, kräftige Zutaten. Obst mildert den bitteren Geschmack. **Haltbarkeit** In ein feuchtes Tuch eingeschlagen im Gemüsefach bis zu einer Woche. **Besonderheiten** Auch Lockenkopf oder Wirrkopf genannt. **Tipp** Perfekt zu Erdbeeren, die am besten gleich in einem Frisée-„Körbchen" anrichten.

Frisée – der Wirrkopf

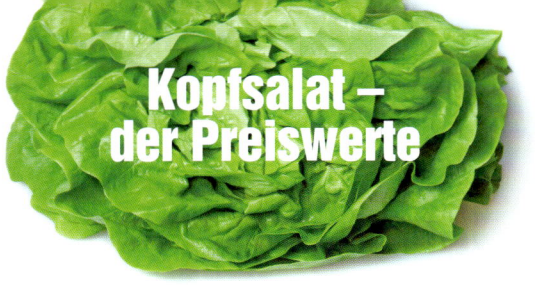

Kopfsalat – der Preiswerte

Der „Grüne Salat" ist der absolute Klassiker. **Saison** Mai bis Oktober.

Geschmack Mild, fast neutral. Gut zu pikanten Sorten. **Zubereitung** Vorsicht, sonst gehen die Mineralstoffe verloren oder er wird labberig. Blätter kurz abspülen, trocken schwenken. **Partner** Würzige Dressings, sonst ist er fad, frische Kräuter. **Haltbarkeit** 2 bis 3 Tage im Kühlschrank. **Besonderheiten** Die inneren Blätter sind zarter, mehr Vitamine aber in den äußeren dunklen. **Tipp** Preiswert.

Lollo Rosso – der Attraktive

Ob rot, ob blond – ein Gedicht! **Saison** Mai bis Oktober. **Geschmack** Mild, frisch, nussig. Größere Köpfe werden etwas bitter. **Zubereitung** Blätter vorsichtig abzupfen und gründlich waschen. Sie sind robuster, als sie aussehen. **Partner** Kurzgebratene Fleischgerichte, Pilze. **Haltbarkeit** Im Gemüsefach zwei, drei Tage. **Besonderheiten** Lollo Rosso wird zur Spitze hin kräftig rot, Lollo Bionda ist durchgehend grün. **Tipp** Wird manchmal mit Wurzel verkauft, hält so länger.

Reiner Freilandsalat. **Saison:** November bis Mai. **Geschmack** Leicht bis sehr bitter. Am bittersten sind die weißen Rippen. **Zubereitung** Den festen Salat waschen, in Streifen schneiden. **Partner** Zwiebeln, Nüsse, Käse, Knoblauch und süßes Obst wie Apfel oder Pfirsich. **Haltbarkeit** In einem Frischhaltebeutel im Kühlschrank bis zu sieben Tagen. **Besonderheiten** Wird nur orangengroß **Tipp** Köstlich mit Joghurt(soße). Kann gedünstet und gebraten werden.

Radicchio – der Freiheits- liebende

Die „Sommer-Endivie" ist robust mit festen Blättern. **Saison** Oktober bis Anfang Februar. **Geschmack** Herzhaft-herb, die Rippen schmecken ein wenig wie Spargel. **Zubereitung** Waschen, Blätter ablösen, in Stücke zupfen. **Partner** Grundlage des US-Klassikers „Caesar Salad" mit Ei, Parmesankäse, Knoblauch, Oliven, Zitronensaft. **Haltbarkeit** In Folie im Gemüsefach 2 bis 3 Tage. **Besonderheiten** Früher zusammengebunden, damit er innen hell bleibt, heute klappt's per Zucht. **Tipp** Kann wie Kohlgemüse verwendet werden.

Römer – der Derbe

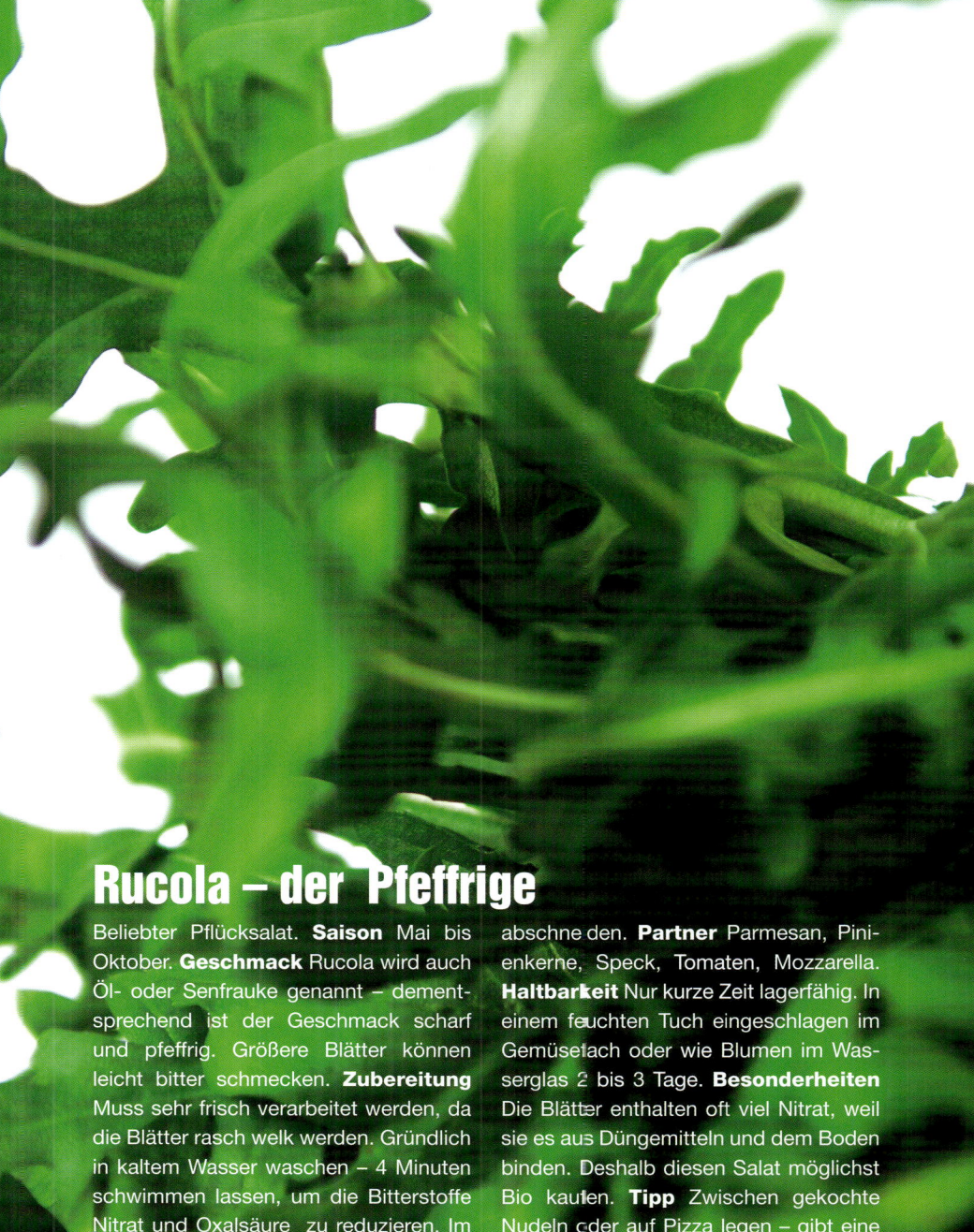

Rucola – der Pfeffrige

Beliebter Pflücksalat. **Saison** Mai bis Oktober. **Geschmack** Rucola wird auch Öl- oder Senfrauke genannt – dementsprechend ist der Geschmack scharf und pfeffrig. Größere Blätter können leicht bitter schmecken. **Zubereitung** Muss sehr frisch verarbeitet werden, da die Blätter rasch welk werden. Gründlich in kaltem Wasser waschen – 4 Minuten schwimmen lassen, um die Bitterstoffe Nitrat und Oxalsäure zu reduzieren. Im Sieb abtropfen lassen. Langen Stängel abschneiden. **Partner** Parmesan, Pinienkerne, Speck, Tomaten, Mozzarella. **Haltbarkeit** Nur kurze Zeit lagerfähig. In einem feuchten Tuch eingeschlagen im Gemüsefach oder wie Blumen im Wasserglas 2 bis 3 Tage. **Besonderheiten** Die Blätter enthalten oft viel Nitrat, weil sie es aus Düngemitteln und dem Boden binden. Deshalb diesen Salat möglichst Bio kaufen. **Tipp** Zwischen gekochte Nudeln oder auf Pizza legen – gibt eine richtig tolle Würze.

Einmal waschen, schneiden, schleudern

Ja, aber bitte in anderer Reihenfolge, denn geschnitten wird am Schluss. Weil viele Vitamine wasserlöslich sind, sollte Salat vor dem Schnippeln im Ganzen (kurz & kalt) geduscht werden. Durch die kleinen geschnittenen Flächen würden die wertvollen Inhaltsstoffe sonst vor dem Essen in den Gulli gespült. Also erst duschen, dann trocknen (am besten mit einer Salatschleuder), danach zerkleinern. Übrigens: Chicoree, Endivie oder Eisbergsalat erst längs halbieren, Strunk keilförmig herausschneiden. Blätter danach schneiden.

Richtig reinrühren

Wenn Sie Ihr Dressing gerne kreativ selbst zusammenmixen wollen, die Zutaten wie Salz, Honig oder Senf immer erst mit Essig oder Zitrone verrühren. So vermischen sie sich optimal. Erst danach – während Sie mit einem Schneebesen munter schlagen – das Öl langsam hinzugießen.

Salat-bar

Handarbeit

Am besten das Dressing mit sauberen Händen unter den Salat mischen – dann geht nichts daneben.

Blätter, die schmecken – mit diesen Tipps und Topps immer wieder anders lecker

Machen Sie wieder mal neue Bekanntschaften

Bei Ihnen gibt es noch andere Salatsorten im Supermarkt? Vielleicht ist auch eine neue Züchtung dabei, mit der die Vorteile mehrerer Salate kombiniert werden sollen. Darunter Novita (Kopfsalat mit Blattsalat), Frisby (Kopfsalat mit Romana) oder Raisa (Eichblatt mit Batavia). Ruhig auch mal selbst verschiedene Sorten mischen.

Die besten Freunde Ihres Salats

Besonders ballaststoffreiche Partner: Grüne Bohnen (gekocht), Spargel (gekocht), Weißkohl (roh), Zuckerschoten, Erbsen, Blumenkohl, Romanesco, Champignons

Besonders eiweißreiche Extras: Putenbrust, Garnelen, Forelle, Frischkäse, Sprossen, Linsen, Tofu, Mozzarella „light", Schafskäse, Kochschinken

Fruchtige Kumpel: Wassermelone, Ananas, Weintrauben, Apfel, Kiwi, Heidelbeeren

Kernige Knacker: Sonnenblumenkerne, Kürbiskerne, Walnüsse, Pinienkerne

Einmachzeit für frische Dressings

Ruhig immer etwas mehr Dressing zusammenrühren, als Sie benötigen, und das dann in einem verschließbaren Glas im Kühlschrank aufbewahren. Spart Zeit – und Geld. Übrigens: Wer Spaß am Soßen-Mixen findet, sollte sich einen richtigen Dressingbehälter gönnen. Den gibt's zum Beispiel bei **www.Ich-bin-dann-mal-schlank.de.**

Balsamico-Soja-Vinaigrette

Zutaten für 2 Personen:
2 EL Olivenöl, 2 EL Balsamicoessig, 1 TL Sojasauce, 1 TL Agavendicksaft, 1 EL Wasser, 1 TL Dijonsenf (mittelscharf), 1 TL Pfeffer, etwas Salz

Zubereitung:
Alle Zutaten mit einem Schneebesen glatt rühren. Dieses Dressing ist ein echter Allrounder und hält sich mindestens drei bis vier Wochen im Kühlschrank.

Limetten-Dressing

Zutaten für 2 Personen:
4 EL Joghurt Natur 1,5% Fett, Saft von einer Limette, 6 bis 8 Blätter Salbei (alternativ Basilikum), 1 EL Olivenöl, ½ Knoblauchzehe, 1 TL Agavendicksaft, Pfeffer, 1 TL Salz

Zubereitung:
Alle Zutaten pürieren, fertig. Dieses Dressing passt perfekt zu sommerlichen Blattsalaten – beim Grillen oder zu Fisch.

Klein, aber randvoll mit gesunder Power

Doktor Apfel und Schwester Brokkoli – natürliche Medizin aus dem Supermarkt

Nicht alles, was auf den ersten Blick frisch und knackig aussieht, ist es auch. Also schauen Sie beim Einkaufen gerne ein zweites Mal hin. Appetitlich gestapelte Äpfel, schick präsentierte Obstschalen, ja selbst Berieselungsanlagen bieten keine Gewähr für erstklassige Qualität. Aber die muss definitiv sein. Denn je frischer Obst und Gemüse sind, desto vitaminreicher sind sie auch. Und selbst kleine Druckstellen, Risse oder Schnitte lassen die Ware schneller verderben.

Klare Kennzeichen für Frische: knackige, pralle Schale, eine intensive Farbe (die bei sonnengereiften Früchten durchaus etwas ungleichmäßig sein kann), aromatischer Geruch. Wie Sie erkennen, wann Ihr Lieblingsobst oder -gemüse perfekt ist, das können Sie auf Seite 154 nachschauen. Übrigens: Auch kleine Früchte sind oft groß im Geschmack, also nicht nur die größten greifen. Und – das Obst darf nicht zu reif sein, dann ist der Zuckergehalt sehr hoch. Besser einen noch festen Pfirsich genießen als einen schon sehr weichen. Und lieber weniger Bananen essen. Die schlagen mit doppelt so vielen Kohlenhydraten wie andere Obstsorten zu Buche – immerhin satte 20 Gramm pro 100 Gramm Banane. Je brauner, desto mehr Zucker steckt drin …

Apropos Inhaltsstoffe. Die klingen immer so theoretisch, doch genau sie sind es, die Obst und Gemüse so gesund und munter machen. Manchmal hilft also auch die eigene Stimmung und Fitness, die Qual der Wahl in der Frischeabteilung erheblich zu erleichtern.

Sie sind ausgelaugt, schlecht drauf – und gerade so richtig zickig? In Bananen oder Sonnenblumenkernen stecken Tryptophane, aus denen der Körper das Glückshormon Serotonin bildet.

Machen Sie mal ordentlich Dampf!

Einen Dampfgarer können Sie sich nicht leisten? Macht nichts, es geht auch im Topf: Wasser im Wasserkocher zum Sieden bringen. Nur so viel zum Gemüse geben, dass der Topfboden bedeckt ist. Deckel drauf und Hitze so weit drosseln, das sich gerade noch Wasserdampf bildet. Rettet die Vitamine und spart obendrein Energie.

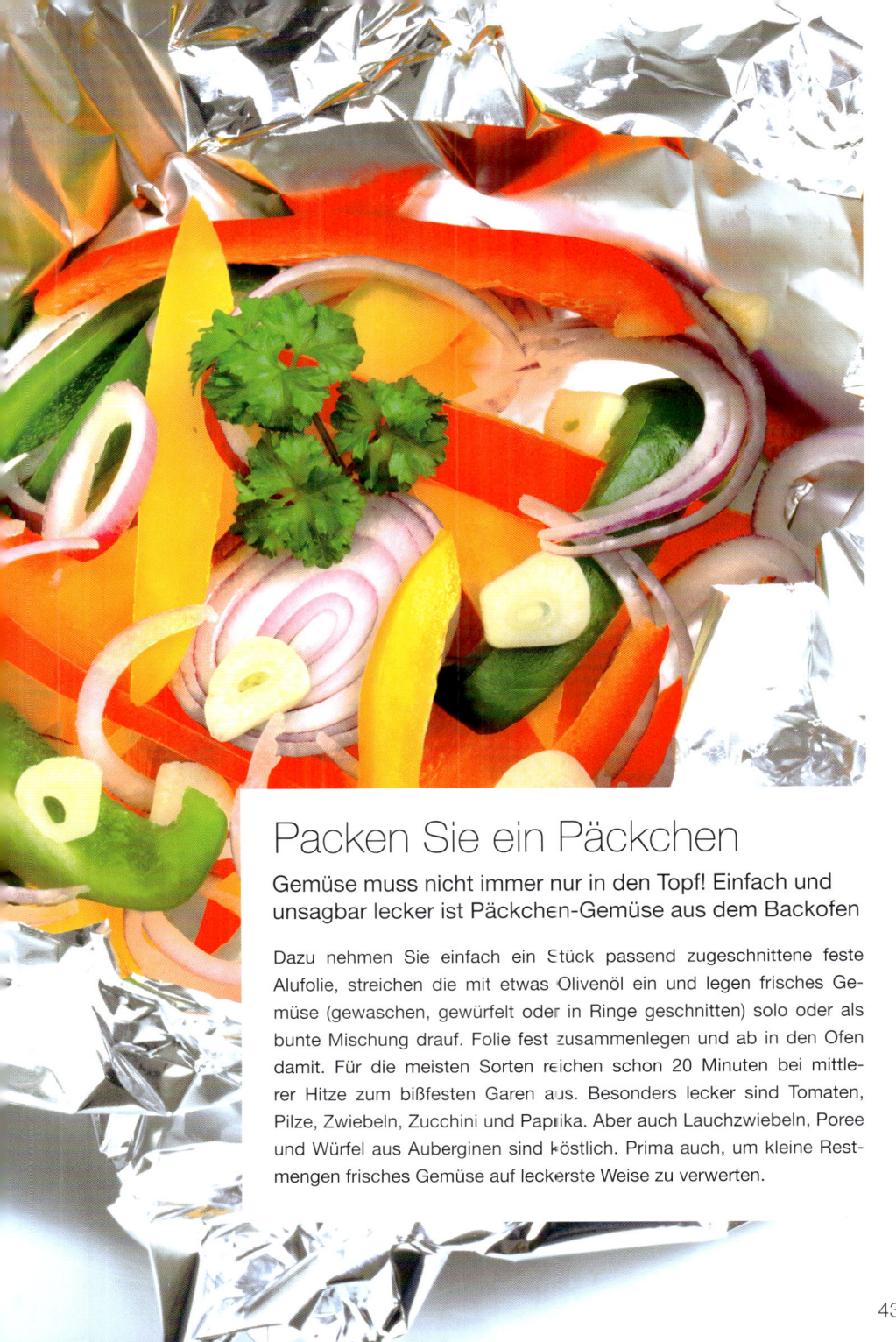

Packen Sie ein Päckchen

Gemüse muss nicht immer nur in den Topf! Einfach und unsagbar lecker ist Päckchen-Gemüse aus dem Backofen

Dazu nehmen Sie einfach ein Stück passend zugeschnittene feste Alufolie, streichen die mit etwas Olivenöl ein und legen frisches Gemüse (gewaschen, gewürfelt oder in Ringe geschnitten) solo oder als bunte Mischung drauf. Folie fest zusammenlegen und ab in den Ofen damit. Für die meisten Sorten reichen schon 20 Minuten bei mittlerer Hitze zum bißfesten Garen aus. Besonders lecker sind Tomaten, Pilze, Zwiebeln, Zucchini und Paprika. Aber auch Lauchzwiebeln, Poree und Würfel aus Auberginen sind köstlich. Prima auch, um kleine Restmengen frisches Gemüse auf leckerste Weise zu verwerten.

Sie haben Stress hoch drei und stehen unter Strom? Vitamine stärken die Nerven – wenn es also hoch hergeht, können Sie Ihre Belastbarkeit mit dem richtigen Essen powern. Hülsenfrüchte und Nüsse machen starke Nerven, die Leistungsfähigkeit steigt, die Stimmung gleich mit. Auch das Mineral Kalzium kann dazu beitragen, einen kühlen Kopf zu bewahren. Setzen Sie dunkelgrüne Gemüsesorten wie Grünkohl oder Brokkoli auf den Einkaufszettel.

Gestern Abend ist es etwas spät geworden und der Kopf klopft zum Morgengruß von innen an die Stirn? Süßkirschen liefern Acetylsalicylsäure, 20 Stück wird die gleiche Wirkung nachgesagt wie zwei Aspirin.

Fast Fruit – einfach reinbeißen und sich besser fühlen

Sie wollen etwas fürs Herz oder Immunsystem tun und eigentlich ein paar Pillen in der Apotheke kaufen? Sparen Sie das Geld, denn blaue Weintrauben sind gut fürs Herz, aber auch mit Heidelbeeren nascht man die gesunden Pflanzenfarbstoffe Anthocyane – sogar ein Vielfaches der Traube.

Himbeeren sind ebenfalls nicht zu verachten: Die haben ein Drittel mehr zellschützende Ellagsäure als die beliebteren Erdbeeren. Aber auch die haben's in sich: Sie enthalten mehr Vitamin C als Zitronen, ihr hoher Eisengehalt stärkt die Abwehrkräfte, und – jetzt kommt's – ihre winzigen Kerne enthalten viel Zink, das die Lust von Mann und Frau fördern soll (vielleicht probieren Sie's gleich mal aus?).

Der Apfel aber ist das Multitalent schlechthin. Ein einziger schon serviert uns über 30 Vitamine und Spurenelemente, 100 bis 180 Milligramm Kalium und viele andere wertvolle Mineralstoffe wie Phosphor, Kalzium, Magnesium. Er liefert also mit jedem Biss Energie und kurbelt den Stoffwechsel an. „An apple a day keeps the doctor away", lautet ein Spruch – zurecht. Nervös? Ein Apfel beruhigt. Er reinigt die Zähne: Fruchtsäuren und Ballaststoffe funktionieren wie eine Zahnreinigung zwischendurch – genauso gut wie ein Kaugummi. Und bei all diesen Pluspunkten liefert er nur etwa 50 Kalorien pro 100 Gramm.

Also mein Tipp – bei jedem Einkauf ab ins Körbchen mit dem Powerball. Er ist als Snack unschlagbar!

Bleibt eine wichtige Frage: Wie essen wir einen Apfel denn am besten? Einfach waschen und dann reinbeißen in das gute Stück! Ob Vitamine, Spurenelemente, Ballaststoffe oder sekundäre Pflanzenstoffe – bei fast allen Obst- und

Apfel-Mandarinen-Salat

Zutaten für 2 Personen:

4 Mandarinen
2 Äpfel
1 Frühlingszwiebel
2 EL Magerquark
2 EL Multivitaminsaft

Nährwerte pro Portion (400 g)
Kalorien: 132 kcal | Proteine: 1,2 g
Kohlenhydrate: 28 g | Fette: 2 g

Zubereitung:

Die Mandarinen schälen, zerteilen und die Stücke in eine Schüssel geben. Die Äpfel vom Kerngehäuse befreien und mit den Lauchzwiebeln in dünne Scheiben schneiden, zu den Mandarinen geben. Den Magerquark mit dem Multivitaminsaft glatt rühren und mit dem Salat vermengen.

Tipp 1: Wem die Lauchzwiebeln zu scharf sind, der kann stattdessen Minzblätter zum Aromatisieren nehmen.

Tipp 2: Dosenmandarinen schmecken im Winter ebenfalls (mit Wasser abspülen, um den Zucker zu reduzieren), im Sommer Nektarinen oder Pfirsiche probieren.

Zubereitungszeit: ca. 4 Minuten

Gemüsesorten stecken die wichtigsten Inhaltsstoffe direkt unter der Schale. Weil sie dort die Frucht vor freien Radikalen beziehungsweise dem schnellen Verderben schützen sollen. So wie sie uns vor dem schnellen „Verwelken" schützen werden, wenn wir die Schale mitessen. Immerhin stecken allein beim Apfel 70 Prozent der Vitamine unter dem roten oder grünen Mäntelchen. Die Schale ist außerdem

reich an Eisen, Magnesium und anderen top-gesunden Stoffen. Grund genug, sie nach dem Waschen so oft es geht einfach mitzuessen.

Was ist besser – gut geschält oder knackig in Schale?

Nein, Sie schälen doch lieber, weil zwar unter der Schale allerlei Gutes steckt, Sie auf der Haut allerdings jede Menge Pestizide vermuten? Sie haben recht, Vorsicht ist die Mutter der Porzellankiste. Aber zur Beruhigung: Laut einer Untersuchung der Deutschen Gesellschaft für Ernährung (DGE) zur Schadstoffbelastung von Lebensmitteln sind die meisten Obst- und Gemüsesorten, die man hierzulande kaufen kann, unbedenklich. Die gesunden Stoffe unter der Schale wiegen mögliche Schadstoffe also deutlich auf.

Wer ganz sichergehen will, kann zu Bioprodukten greifen, die völlig frei von künstlichen Spritzmitteln sind – besonders, wenn man die Schale von Zitrusfrüchten zum Kochen benutzen will. **Immer schälen sollten Sie allerdings die folgenden Obst- und Gemüsesorten:** Spargel, Schwarzwurzeln, Rote Beete, Knoblauch, alle Kürbissorten (außer Hokkaido), Selleriewurzel, Banane, Zitrusfrüchte, Melonen, Avocado, Papaya. Wer sich das nicht merken kann oder will – grundsätzlich gilt: Ist die Schale hart statt zart, sehr dick, wie gewachst oder hat Druckstellen, besser gleich zum Sparschäler greifen. Den letzten Pfiff bekommen alle Gerichte durch kreatives Würzen. Überraschend viele frische Kräuter stehen in der Obst- und Gemüseabteilung.

Wer seine Suppe auslöffelt, wird schlank

Lassen Sie Ihr Gemüse möglichst oft mal baden gehen. Denn das genüssliche Löffeln von Suppe sensibilisiert den Magen für das Sättigungsgefühl. Studien zeigen, dass eine Suppe mit Gemüsestücken länger sättigt als die gleiche Menge gekochtes Gemüse mit einem Glas Wasser. Weil die Suppe den Magen dehnt und er sich langsamer entleert. Übrigens, vielleicht muss ich Sie gar nicht zum flüssigen Sattmacher überreden? Laut dem deutschen Suppen-Institut löffelt jeder Deutsche 100 Teller Suppe im Jahr. An der Spitze der Beliebtheitsskala steht die Gemüsesuppe, gefolgt von Rindfleisch- und Hühnersuppe.

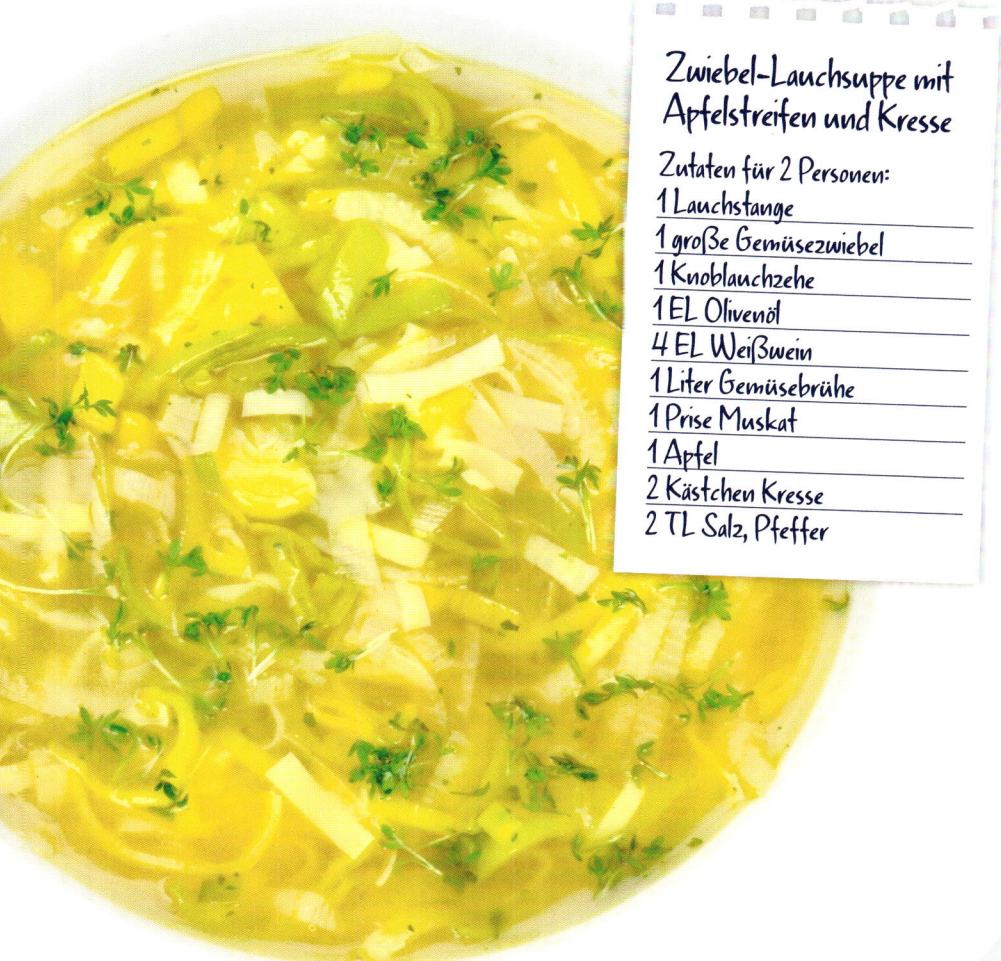

Zwiebel-Lauchsuppe mit Apfelstreifen und Kresse

Zutaten für 2 Personen:

1 Lauchstange
1 große Gemüsezwiebel
1 Knoblauchzehe
1 EL Olivenöl
4 EL Weißwein
1 Liter Gemüsebrühe
1 Prise Muskat
1 Apfel
2 Kästchen Kresse
2 TL Salz, Pfeffer

Nährwerte pro Portion (300 g)

Kalorien: 169 kcal | Proteine: 3 g
Kohlenhydrate: 13,5 g | Fette: 7 g

Zubereitung:

Den Lauch, die Zwiebel und den Knoblauch in Scheiben schneiden und in einem Topf mit dem Olivenöl andünsten. Salzen, pfeffern, mit dem Weißwein ablöschen und mit der Brühe auffüllen, Muskat dazugeben. Die Suppe nun ca. 15 bis 20 Minuten kochen lassen. In der Zwischenzeit den Apfe entkernen, in dünne Streifen schneider, beim Anrichten zusammen mit der Kresse in die Suppe geben.

Tipp 1: Wer die Suppe gerne etwas süßer mag, kann den Apfel von Anfang an in Streifen geschnitten mitkochen.

Tipp 2: Das Rezept funktioniert auch mit Wasser statt Brühe, dann würzen und ein paar Lorbeerblätter dazugeben.

Zubereitungszeit: 22 Minuten

Clever würzen – für alles ist ein Kraut gewachsen

Frische Kräuter, besonders kräftige wie Pfefferminze, Salbei, Thymian, Basilikum und Petersilie, machen aus purer Langeweile eine kulinarische Überraschung. Dabei müssen Sie nur darauf achten, wann welche grünen Blättchen mitgekocht werden dürfen. Und ob sie Hitze überhaupt vertragen. Dazu ein einfacher Tipp: Harte Kräuter wie Rosmarin, Thymian, Salbei, dürfen mit in die Soße, sie geben dort ihr Aroma ab, können danach mitgegessen oder rausgefischt werden. Weiche Kräuter, wie Petersilie, Minze, Basilikum oder Estragon besser übers fertige Essen

streuen. Sie verkochen leicht und verlieren bei Hitze ihr feines Aroma. Und was ist im Winter? Knobi geht immer. Er gibt jedem Gericht eine mediterrane Note. Ganze Zehen mitgekocht sind mild, gehackt ist er scharf. Auch Petersilie – vor allem, wenn sie glatt ist – gehört zu den Winterhits. Im Vergleich zur krausen Sorte ist der Anteil der ätherischen Öle bei glatter Petersilie höher. Deshalb schmeckt sie kräftiger. Die Stängel können Sie klein geschnitten mit ins Essen geben. Für eilige Fälle: Getrocknete Kräuter sind weniger aromatisch, geben aber auch eine feine Note.

Noch ein Highlight hat diese Abteilung zu bieten: Hier finden Sie oft kleine Leckerbissen, die Salat und Gemüse den letzten Pfiff geben. Kerne sind mit rund 26 Prozent pro 100 Gramm kleine Eiweißbomben, also die i-Tüpfelchen für Salat oder Gemüsegerichte. „Nö, nichts für mich. Das ist Vogelfutter!", denken Sie jetzt?

Chip, chip, hurra – Knabberzeug vor!

Das Chips-Regal ist sie zwar nicht, aber die Abteilung hat trotzdem Knabberzeug im Angebot. Als Snack und abends vor der Glotze sind Weißkohl, Möhre, Kohlrabi und ihre knackige Clique eine Alternative zu Kalorienbomben – besonders nach einem Kopfsprung in den pikanten Dip (Joghurt mit Senf, Tomatenmark, frischen Kräutern). Zu „gesund" für Ihren Mann? Vielleicht verraten Sie ihm, dass Staudensellerie nach dem Essen über die Haut einen dem Hormon Androsteron ähnlichen Sex-Lockstoff absondert?

Körnchen für Körnchen – die klitzekleinen i-Tüfelchen

Stimmt, denn die Piepmätze wissen, was gut ist. So liefern Sonnenblumenkerne neben Protein viel Vitamin E. Kürbiskerne wirken als natürliche Appetitzügler, weil sie reich an Zink sind, dem Mineralstoff, der den Appetit reguliert, indem er Enzyme aktiviert. Kein Kern, aber ein perfekter Dritter im Bund: die Erdnuss. Sie haut, was Eiweiß angeht, selbst ein Steak in die Pfanne und liefert Kalium und Niacin. Das hilft beim Muskelaufbau. Aber wegen des Brennwerts von 570 Kalorien in 100 Gramm davon besser nur eine kleine Handvoll am Tag futtern.

NICHT VERGESSEN!

* In der Obst- und Gemüseabteilung ruhig länger verweilen und vieles ausprobieren.

* Dran denken: Obst zwischendurch hilft nur dann, Kalorien zu sparen, wenn Sie dafür etwas anderes (möglichst fiese Kohlenhydrate) weglassen.

* Saisonale Produkte aus der Region immer bevorzugen. Geht im Winter nicht? Von wegen: Dann ist Weißkohl ein guter Tipp. Er kann roh geraspelt oder gekocht gegessen werden – und bringt massig Vitamin C auf den Teller.

* Für alle Obst- und Gemüse-Einsteiger: Bei jedem Einkauf wenigstens Äpfel mitnehmen. Die sind gesunde Snacks, die auch in die kleinste Tasche passen.

* Gemüse schmeckt nach nichts? Trotzdem einpacken und dazu Gewürze und Käse zum Überbacken kaufen.

* Weiche Kartoffeln sind Fettverbrennungs-Bremsen. Deshalb besser fest kochende Sorten kaufen und die mit magerem Kräuterquark oder viel Gemüse essen.

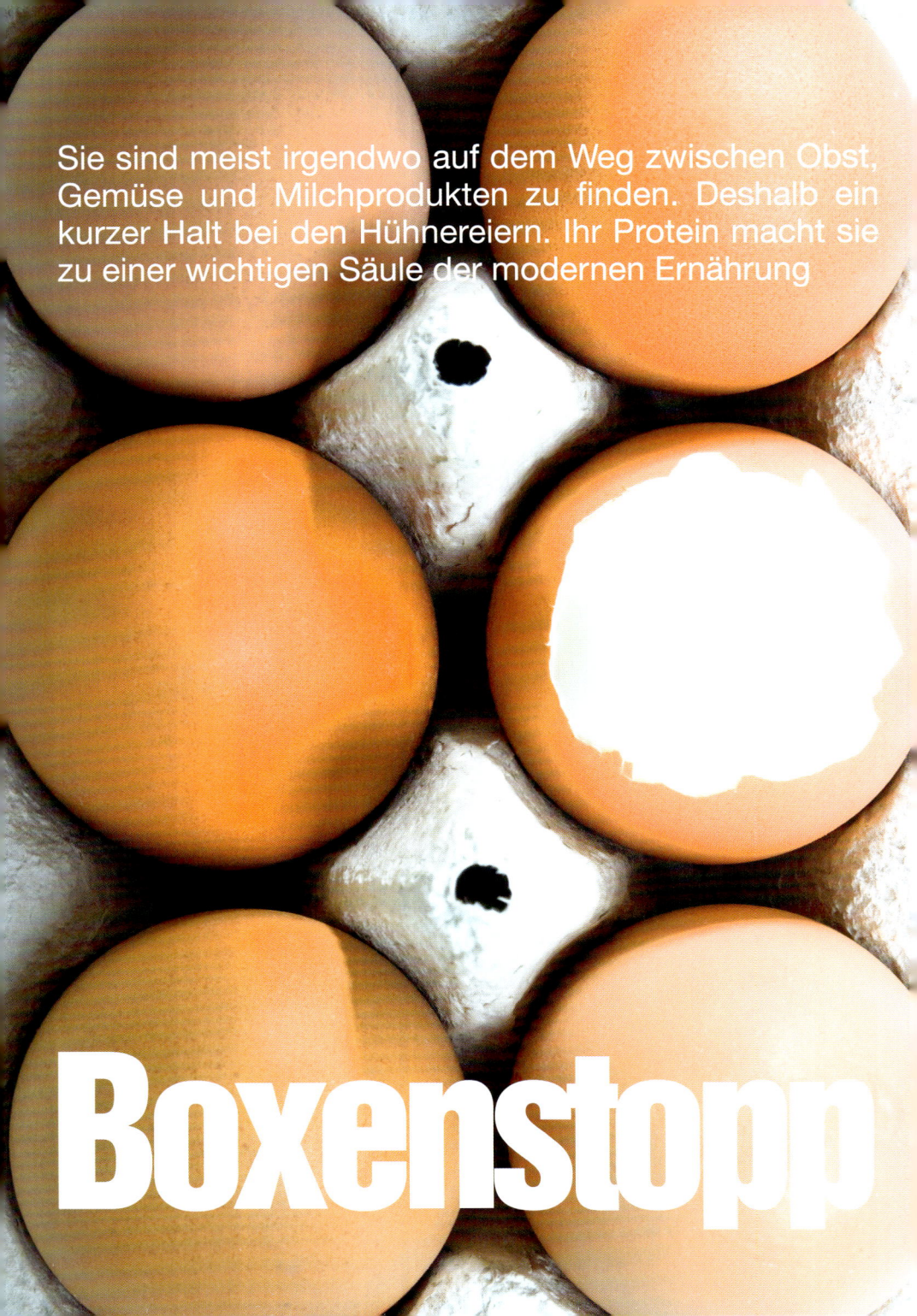

Sie sind meist irgendwo auf dem Weg zwischen Obst, Gemüse und Milchprodukten zu finden. Deshalb ein kurzer Halt bei den Hühnereiern. Ihr Protein macht sie zu einer wichtigen Säule der modernen Ernährung

Boxenstopp

Sie schmecken, machen satt und helfen sogar beim Abnehmen. Untersuchungen haben gezeigt, dass Menschen, die Eier zum Frühstück essen, besser drauf sind, bei späteren Mahlzeiten weniger in sich hineinschaufeln und deutlich seltener zwischendurch snacken.

Wenn Sie nun also vor dem Stand mit Eiern stehen, müssen Sie also nur noch zugreifen, die frischen Eier in den Einkaufswagen packen und weitergehen. Doch woran erkennt man, wie frisch Eier sind? Ganz einfach: Das Mindesthaltbarkeitsdatum (auf der Verpackung) darf 28 Tage nach dem Legen nicht überschreiten. Letztes Verkaufsdatum ist also der 21. Tag, wenn sie ab dem 18. Tag nach Legedatum gekühlt (bei 5-8 Grad) aufbewahrt werden. Stimmt die Haltbarkeit, sollte jetzt noch Güteklasse A auf dem Eierkarton stehen.

So. Nun müssen Sie sich nur noch entscheiden ob weiß oder braun? Es soll ja Leute geben, die schwören, braune Hühnereier seien die gesünderen. Fakt ist,

Kann Ihr Ei etwa schwimmen?

Ihnen sind frische und ältere Eier im Kühlschrank durcheinandergeraten? Einfach in ein halbvolles Wasserglas legen. Frische Eier können nicht schwimmen, ein zwei bis drei Wochen altes Ei aber hat so viel Luft unter der Schale, dass es mit dem dicken Ende nach oben fast senkrecht steht. Übrigens: Schwimmt ein Ei vollständig, hat es vermutlich der Vorbesitzer des Kühlschranks dort vergessen.

Fixes Omelett

Zwei Eier mit vier Esslöffeln Buttermilch schaumig schlagen, einen Esslöffel in Röllchen geschnittenen Schnittlauch zugeben, pfeffern und salzen. Mit etwas Olivenöl in der Pfanne bei mittlerer Hitze und geschlossenem Deckel fest werden lassen.

es befinden sich komplett die gleichen Inhaltsstoffe in beiden Eierfarben. Auch geschmacklich ist kein Unterschied zu bemerken. Wichtiger bei der Kaufentscheidung ist der Stempel auf dem Ei selbst. Es ist der Erzeugercode, der Auskunft über Haltung und Herkunft gibt. Die erste Ziffer sagt etwas über die Bedingungen aus, unter denen das Huhn lebt. Eine 0 bedeutet ökologische Haltung, die 1 Freilandhaltung, eine 2 Bodenhaltung, 3 Käfighaltung, die aber in Deutschland seit 2010 verboten ist. Dann folgt mit zwei Buchstaben das Kürzel fürs Erzeugerland, DE steht beispielsweise für Deutschland, AT für Österreich, BE für Belgien, NL für die Niederlande.

Danach folgen zwei Ziffern für das Bundesland von 01 (Schleswig-Holstein) bis 16 (Thüringen). In unserem Beispiel unten stammt das Ei aus Mecklenburg-Vorpommern, denn es hat die entsprechende

„13" hinter dem DE für Deutschland. Der Betrieb wird mit den nun folgenden Ziffern identifiziert. Kompliziert? Wichtig beim Kauf ist eigentlich nur die erste Ziffer. Aber wenn Sie doch ganz genau wissen möchten, auf welchem Bauernhof das Huhn lebt, das Ihr Frühstücksei ins Nest gelegt hat, dann forschen Sie doch im Internet mal unter www.was-steht-auf-dem-ei.de nach. Unser Tipp: Haben Eier keinen Stempel – Finger weg.

Dass Eier in die moderne Ernährung gehören, beweist ihre unschlagbare Zusammensetzung: 100 Gramm Hühnerei bestehen etwa aus 25 Gramm Eiweiß und 20 Gramm Fett, von denen die Fettsäuren zur Hälfte ein- oder mehrfach ungesättigt sind. Außerdem finden sich darin nur ein knappes Prozent Kohlenhydrate, aber jede Menge Mineralstoffe, Vitamine und Jod. Eine echte Multivitaminkugel, die auch noch vielseitig ist und schmeckt. Doch wie oft darf man sich denn ein Frühstücksei gönnen? Jeden Tag, wenn Sie mögen. Dass Eier den Cholesterinspiegel gesunder Menschen gefährlich erhöhen, konnten aktuelle Studien nicht bestätigen.

Und trotzdem – viele, die ihre Ernährung umstellen wollen und nach langer Zeit zum ersten Mal darüber nachdenken, was sie den lieben langen Tag so essen, sind oft ehrlich erstaunt, wie wenig Protein bei ihnen auf dem Teller landet. Und das soll sich mit dem Ich-bin-dann-mal-schlank-Programm nach Heizmann nun ändern – abends sogar schwerpunktmäßig?

Keine Sorge, das schaffen Sie locker. Ob als Omelett am Abend, hartgekocht als Snack – oder in den unfassbar leckeren Frühstücks-Crêpes (rechts) …

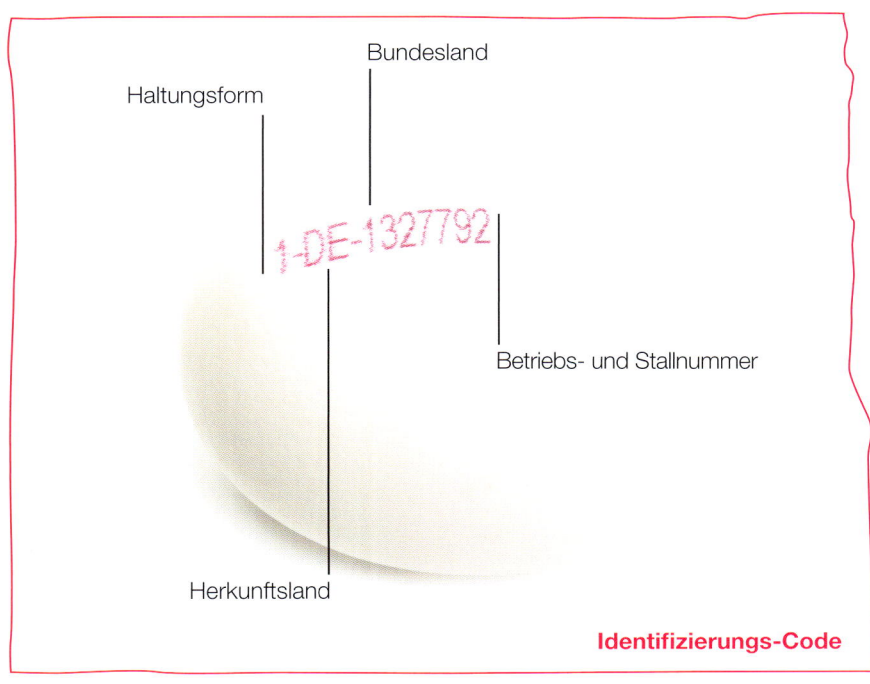

Bundesland

Haltungsform

1-DE-1327792

Betriebs- und Stallnummer

Herkunftsland

Identifizierungs-Code

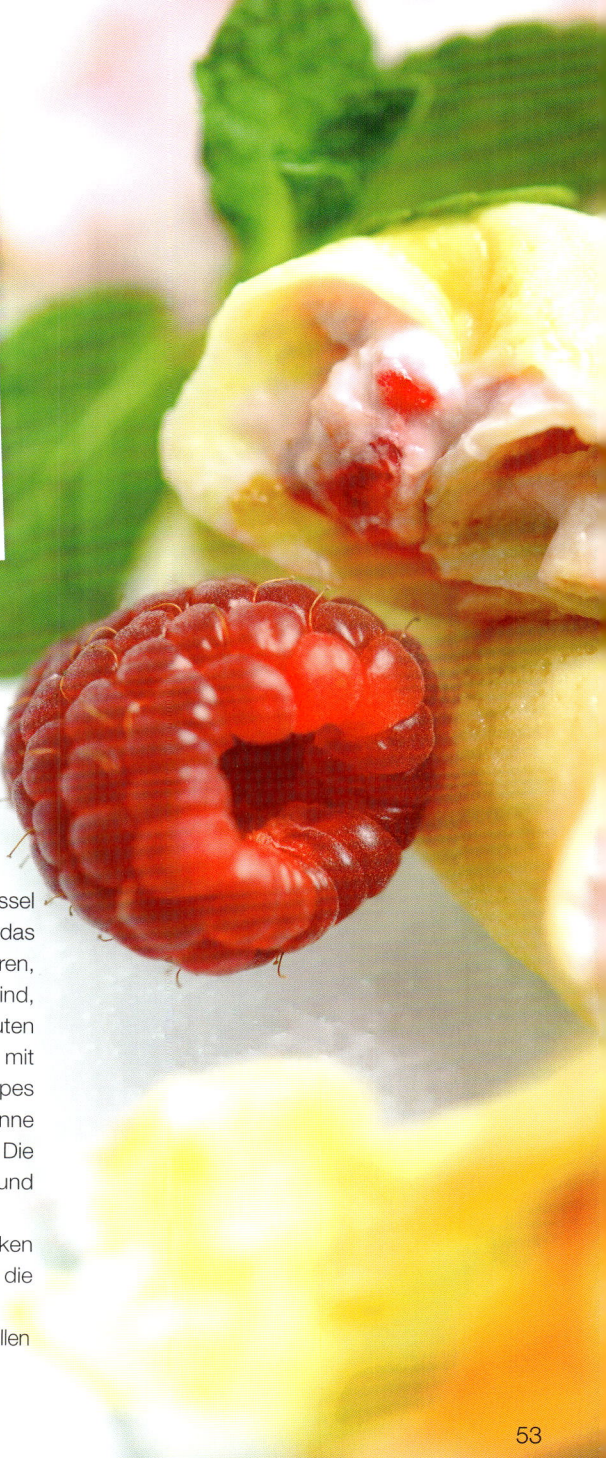

Frühstücks-Crêpes mit Himbeercreme

Zutaten für 2 Personen:

1 Ei
1 gut gehäufter EL Weizenmehl
200 ml fettarme Milch
1 TL Agavendicksaft
1 Prise Salz
50 g Himbeeren
50 g Frischkäse

Nährwerte pro Portion (100 g)

Kalorien: 235 kcal | Proteine: 10,5 g
Kohlenhydrate: 18,5 g | Fette: 12,5 g

Zubereitung:

Das Ei mit dem Mehl in einer Schüssel verquirlen. Die Milch, den Dicksaft und das Salz dazugeben, alles ganz glatt rühren, bis keine Klümpchen mehr darin sind, und zur Seite stellen. Ungefähr 8 Minuten quellen lassen. Nun die Himbeeren mit dem Frischkäse pürieren. Die Crêpes in einer heißen beschichteten Pfanne ausbacken, bis sie goldgelb sind. Die Himbeercreme darauf verstreichen und warm servieren.

Tipp: Crêpes lassen sich gut verpacken und mit ins Büro nehmen – bei Bedarf die Mengenangabe verdreifachen.

Zubereitungszeit: 6 plus 8 Minuten quellen

Alles andere ist Käse!

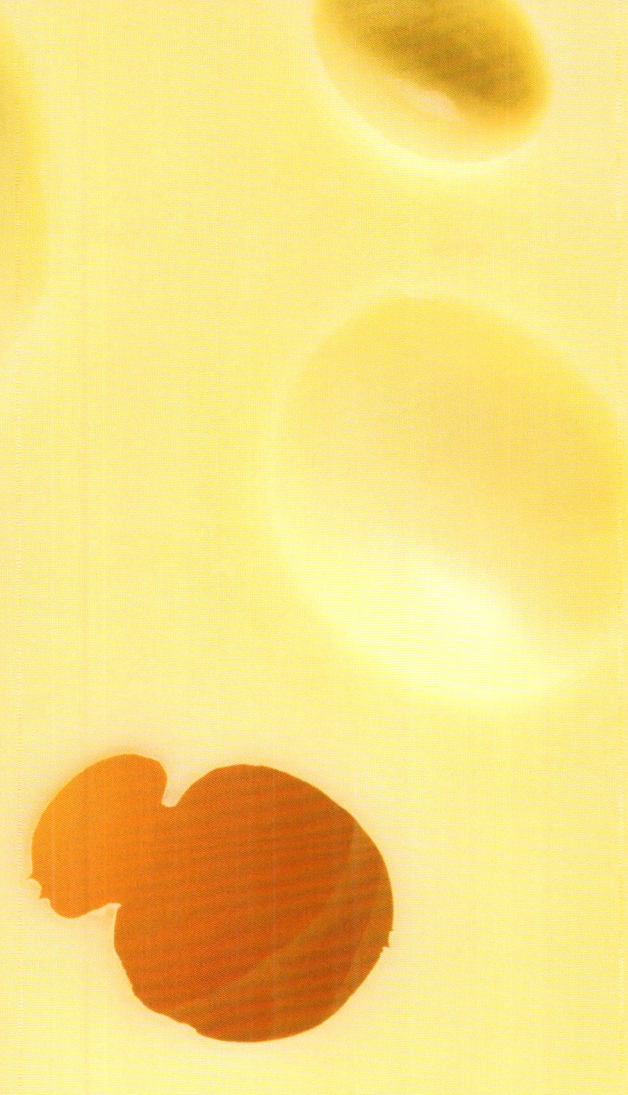

Auch wenn Ihnen Milch & Co. bisher
latte waren, sollten Sie Ihre
Geschmacksknospen jetzt auf die
weißen Produkte einschwören, denn
die helfen prima beim Abnehmen

Jede gut sortierte Kühltheke mit Milchprodukten ist ein Highlight für das Ich-bin-dann-mal-schlank-Programm, denn ihr kompletter Inhalt hilft mit vielen leckeren Variationsmöglichkeiten dabei, sich erst fit und dann (wer will) auch schlank zu schlemmen. Eiweiß, das hier in Hülle und Fülle vorhanden ist, macht noch dazu lange satt – gute Gründe also, hier aus dem Vollen zu schöpfen. Doch wo anfangen?

Die Auswahl im „weißen" Sortiment ist so groß, dass viele Käufer immer wieder nach den bewährten zwei, drei Produkten greifen, statt sich durchs volle Sortiment zu kämpfen. Verständlich. Zehn Meter Kühlregale sind keine Seltenheit, die eine Hälfte davon vollgepackt mit Käse – weich, fest, mit und ohne Schimmel, schmelzend, körnig, im Stück, in Scheiben, als Kugel, light, fett, fetter, zu viel des Guten. Doch das wird locker überboten, wenn sich der Blick in die andere Richtung wendet. Die 12 bis 15 Milchsorten von billig bis Bio sind noch die Übersichtlichkeit in Tüten und Flaschen. Daneben geht's so richtig ab: Hunderte Becherchen, Töpfchen und Gläschen mit Joghurt & Co. Wer soll da noch durchblicken?

Nicht fackeln, mit Quark & Co. die Fettverbrennung anheizen

Gerade an dieser Stelle beobachten wir immer wieder ratlose Kunden. Sie greifen hier zum Joghurt, dort zum Kefir, dann doch lieber zum Vanillepudding. Grübeln, ob's heute mal „extra sahnig" sein darf, lieber mittelfett mit 1,5 Prozent oder – die guten Vorsätze lassen grüßen – tapfere

0,1 Prozent Fettgehalt. Ist das entschieden, nächste Frage: Darf's probiotisch sein?

Lassen Sie sich nicht verwirren. Greifen Sie zu! Kaum ein Lebensmittel ist so vielfältig zu verwenden wie Milch. Ob süßer Snack, pikanter Quark, milder Butterkäse oder deftiger Tilsiter, ob Latte macchiato oder ein fruchtiger Molkedrink – grundsätzlich ist jedes Milchprodukt genau das richtige, wenn Sie dadurch ein ungesundes Lebensmittel ersetzen.

Croissant-Killer und Chips-Ersatz – Milch schafft sie alle

Verkneifen Sie sich also ein Croissant zum Frühstück, essen dafür einen Joghurt Ihrer Wahl – bravo, eine gute Entscheidung. Statt Chips kommt abends Gemüse mit Kräuterquark-Dip auf den Tisch – perfekt, weiter so! Auch ein Kaffee mit einem ordentlichen Schuss Milch ist ein prima Snack – vor allem, wenn er ohne Kuchenbeilage genossen wird.

Wer sich mit Milchprodukten etwas auskennt und sie gezielt in seine Ernährung einbaut, kann deutlich gesünder leben, fitter werden – und dabei auf angenehmste Weise die eine oder andere Speckrolle auf der Hüfte wegschlemmen.

Fangen wir doch gleich von vorne an, bei der Mutter aller Milchprodukte – der Milch selbst. Schon die alleine ist eine Wucht. So macht sie durch den Eiweißgehalt satt und zufrieden, eine Tasse am Morgen ist ein guter Start in den Tag. Aber noch etwas anderes macht Milch so gesund – das Kalzium. Wichtig für Knochenaufbau (zusammen mit Sport, damit

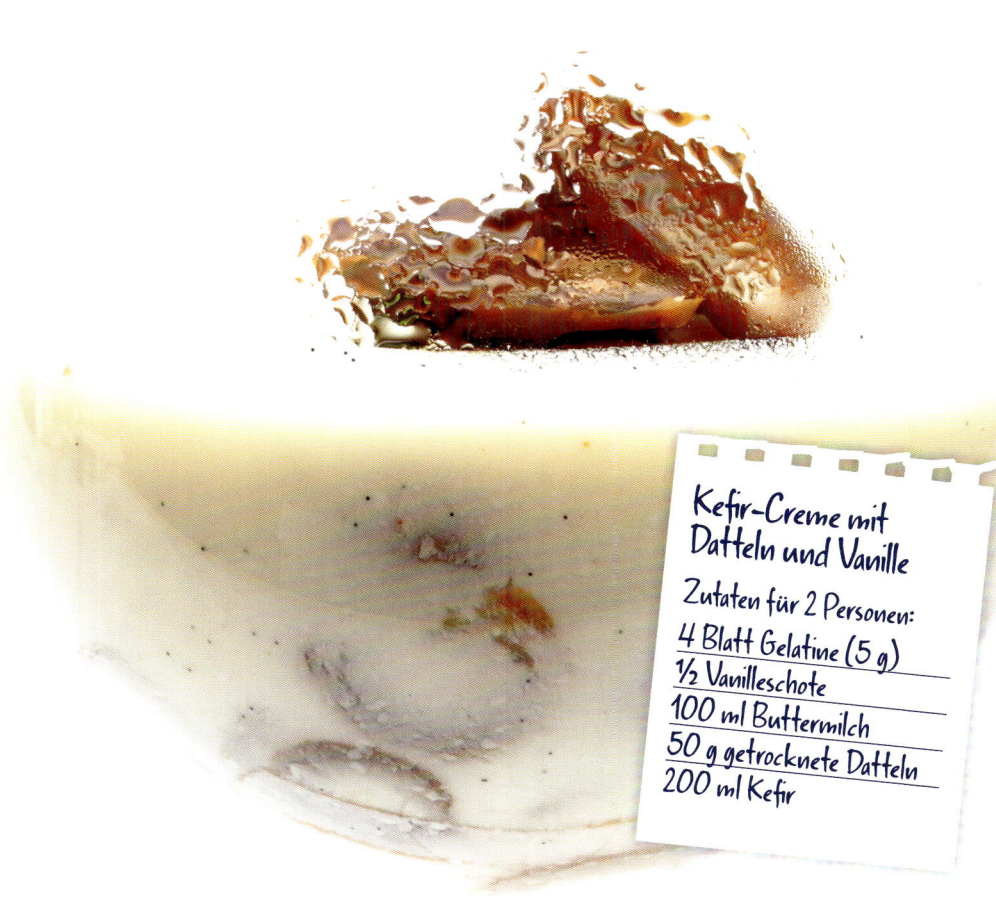

Kefir-Creme mit Datteln und Vanille

Zutaten für 2 Personen:

4 Blatt Gelatine (5 g)
½ Vanilleschote
100 ml Buttermilch
50 g getrocknete Datteln
200 ml Kefir

Nährwerte pro Portion (180 g)

Kalorien: 215 kcal | Proteine: 10,4 g
Kohlenhydrate: 22,3 g | Fette: 12,6 g

Zubereitung:

Die Gelatine in kaltem Wasser aufquellen lassen. Die halbe Vanilleschote längs halbieren, das Mark herauskratzen und in der Buttermilch kurz aufkochen, die Gelatine hineingeben und darin auflösen. Die Datteln klein schneiden oder 'hacken, mit dem Kefir vermengen. Die Vanille-Buttermilch unterrühren, in zwei große Trink- oder Weingläser geben und darin gelieren lassen.

Tipp 1: Vor dem Servieren mit ¼ Feigen oder Kiwischeiben garnieren.

Tipp 2: Anstelle der frischen Vanille können Sie auch gerne Vanillinpulver nehmen.

Zubereitungszeit: 6 Min. plus Gelieren

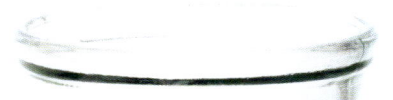

Milch hat viele Namen

Milcheiweiß ist hochwertig, denn der Körper kann die Eiweißbausteine besonders gut verwerten

Knapp 70 Liter Milch trinkt jeder Deutsche durchschnittlich im Jahr. Aber nicht alle dieselbe Sorte. Warum auch – schließlich gibt es genug Auswahl. **Rohmilch** ist unbehandelt, frisch wie sie aus der Kuh kommt. Gefiltert heißt sie Vorzugsmilch. Zu kurze Haltbarkeit, deshalb nicht im Super- markt. **Frischmilch** wird in der Molkerei 15 bis 30 Sekunden auf über 72 Grad Cel- sius erhitzt. So bleibt sie gekühlt sechs bis acht Tage haltbar. Krankheitserreger werden durch das Pasteurisieren plattgemacht, aber die Vitamine geschont. Es gibt sie als Landmilch (3,8 %), Vollmilch (3,5 %), teilentrahmte fettar- me Milch (1,5 %) und entrahmte Magermilch (0,5 % und weniger). In der Magervariante sind einige Vitamine nur noch in Spuren enthalten. Alle Sorten gibt es auch Bio. Die **Länger- frische** hält dank eines neuen Verfahrens im Kühlschrank ungeöffnet bis zu 24 Tage. Schmeckt wie Frischmilch, hat auch so viele Vitamine. **H-Milch** (H wie haltbar) wird auf bis zu 143 Grad ultrahocherhitzt. Das haut nahezu alle Keime um, was sie leichter verdaulich und verschlossen ungekühlt bis zu drei Monate haltbar macht. Geöffnet ist sie nach wenigen Tagen sauer. Schmeckt etwas süßlich. **Je nach Länge des Erhitzens verliert Milch einige Vitamine und Eiweiße.** Milchfett, Milchzucker und Mineralstoffe (Kalzium) bleiben unbeeinflusst.

das Kalzium auch eingebaut werden kann) und nach neuesten Studien auch für die optimale Fettverbrennung. Also her mit der Milch oder – für alle, die so überhaupt nicht drauf abfahren – ran an die anderen Milchprodukte.

Auch die sind echte Fit-Hits und sollten bei jedem Einkauf im Körbchen landen. Ob beim Kochen, Backen oder einfach nur so – weil sie vielseitig verwendet werden können, kommen sie einem nie zu den Ohren raus. Und, ein toller Nebeneffekt, Sie futtern bei jedem Snack ordentlich Eiweiß mit. Am meisten, wenn Sie Quark genießen. Er hat mit bis zu 20 Prozent den höchsten Eiweißgehalt. Joghurt punktet mit maximal 6,2 Prozent, H-Milch und Buttermilch bilden mit bis zu 3,5 Prozent das Schlusslicht. Dafür sind einige Käsesorten, darunter Parmesan, mit bis zu 35 Prozent echte Eiweiß-Streber. Allerdings aber auch reicher an Fett.

Doch dazu später mehr. Wichtig ist an dieser Stelle nur, dass Sie Ihren Gaumen an Milchprodukte gewöhnen und sie über den Tag verteilt essen (und Ihr Darm sie verträgt). Glauben Sie uns: Bald schmecken Ihnen Gerichte ohne Kefir & Co. langweilig und fad. Probieren Sie's aus:

Everybody's Darling kommt gern viel zu süß daher

Was fischen die Deutschen mit am liebsten aus der Kühltheke? Joghurt. So die gute Nachricht. Die schlechte: Meist kaufen wir die Sorten mit Früchten, mit Streuseln, am besten herrlich süß … Uups, und genau das sollte Sie stutzig machen. Denn selbst der „Low-Fat-Joghurt" ist häufig ein

Rechnen Sie sich schön und schlank

Liegt der Kohlenhydratgehalt bei Milchprodukten über 6 Gramm pro 100 Gramm? Dann lohnt ein wenig Kopfrechnen. Los geht's: Milchprodukte haben schon von Natur aus einen (Milch-)Zuckeranteil von 4 bis 6 Gramm (also im Schnitt 5 Gramm). Weist der Fruchtjoghurt Ihrer Wahl in der Zutatenliste nun zum Beispiel 17 Gramm Kohlenhydrate pro 100 Gramm aus, lautet die Rechnung 17 Gramm – 5 Gramm = 12 Gramm. Und damit wissen Sie: 12 Gramm Zucker pro 100 Gramm Joghurt wurden hineingeschmuggelt. Es lohnt also, seine Lieblingssorten einmal durchzuchecken, um ab dann zur zuckerärmsten zu greifen.

Schummelpaket. Der tatsächlich reduzierte Fettgehalt wird oft durch Zuckerzusätze geschmacklich wieder herausgeputzt.

Also, wenn Sie bei Heißhunger auf Süßes solch kleines Zuckerbömbchen im Joghurtbecher kaufen und stattdessen eine echte Bombe wie einen Schokoriegel verschmähen, ist das löblich. Ansonsten sollten Sie Fruchtjoghurt links liegenlassen und seine puren Verwandten besuchen. Die schmecken Ihnen zu „gesund"? Nicht

Haben Sie jetzt etwa Bauchgrummeln?

Nach der Milch melden sich Bauchkneifen und Blähungen? Dann kann es sein, dass sich eine Laktose-Unverträglichkeit entwickelt hat. Probieren Sie doch mal Sauermilchprodukte, in denen der Milchzucker durch die Milchsäurebakterien zum größten Teil bereits abgebaut ist: Joghurt, Dickmilch, Buttermilch, Molke, Kefir und viele Käsesorten. Übrigens: Je reifer der Käse ist, desto weniger Laktose enthält er.

mehr lange, wenn Sie Naturjoghurt mit frischem Obst zubereiten. Im Sommer mit Erdbeeren oder Pfirsich, im Winter mit Orangen oder Apfelstücken. Immer noch

zu sauer? Dann ein wenig Honig oder Ahornsirup hineinrühren oder – für die Gourmets – karamellisierte Haferflocken drüberstreuen (2 EL Haferflocken ohne Fett in der Pfanne rösten, 2 TL Honig hinzugeben, unter Rühren zum Schmelzen bringen). Ist das lecker? Na also!

Gesund, gesünder, probiotisch. Idiotisch?

Es gibt übrigens noch einen guten Grund, frische Früchtchen zu verwenden, statt sich auf die fertigen Fruchtjoghurts zu stürzen. Da ist nämlich fast gar kein Obst drin – der höchste Fruchtanteil ist das Bild auf der Verpackung. Verarbeitet sind meist nur Spuren. Und das ist sogar erlaubt. Steht der Hinweis „mit Früchten" auf dem Becher, müssen gerade mal sechs Prozent im Joghurt schwimmen. Frechheit? Na, was sagen Sie dann zu „Fruchtzubereitungen" – die erfüllen die Norm bereits mit einem Obstanteil von

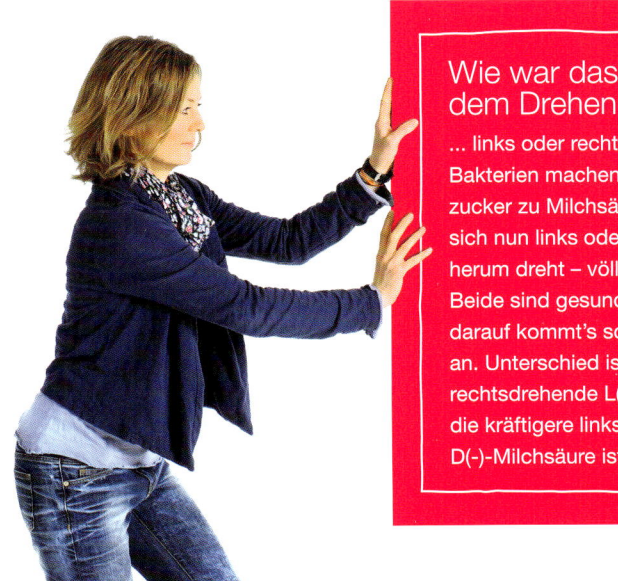

Wie war das mit dem Drehen…

… links oder rechts herum? Bakterien machen Milchzucker zu Milchsäure. Ob die sich nun links oder rechts herum dreht – völlig wurscht. Beide sind gesund, und darauf kommt's schließlich an. Unterschied ist, dass die rechtsdrehende L(+) milder als die kräftigere linksdrehende D(-)-Milchsäure ist.

3,5 Prozent. Und „Fruchtaroma" weist darauf hin, dass überhaupt keine Früchte enthalten sind. Dafür Aromastoffe.

Und was ist mit probiotischen Milchprodukten? Halten wenigstens die, was sie versprechen? Nun, wer auf gesunde Ernährung pfeift, alles isst, was bei drei nicht auf dem Baum ist, und dann glaubt: „Der Joghurt, der das Immunsystem ankurbelt und den Darm auf Zack bringt, wird's schon richten" – könnte enttäuscht werden. Probiotika sind keine Wunderwaffen, ihre gesundheitsfördende Wirkung schwer nachzuweisen und laut Studien unterscheidet sich die Hälfte dieser Produkte nicht von normalen Lebensmitteln. Auch herkömmliche Sauermilchprodukte haben eine positive Wirkung auf Immunsystem und Darm. Daher sollten Sie gerne zu probiotischen Snacks greifen, wenn sie Ihnen guttun oder die einzige Motivation sind, Joghurt & Co. zu essen. Dann allerdings, um überhaupt eine Wirkung zu erzielen, jeden Tag das gleiche Produkt. Ansonsten greifen Sie zu den preiswerteren herkömmlichen Milchprodukten.

Joghurtersatz – Probieren Sie mal die Kollegen

Doch probiotisch oder nicht, wer sich unterwegs einen Joghurtdrink aus der Flasche als Snack gönnen will, sollte die Nährwertangaben auf der Verpackung durchforsten: Je weniger Zucker, desto besser. Auch ein Blick auf die Gesamtmenge lohnt. Während die Angaben pro 100 Gramm angegeben werden, sind die Flaschen meist größer. Da wird aus dem leichten Snack schnell eine Hauptmahlzeit.

Abwechslung tut auch bei Milchprodukten gut. Immer das Gleiche wird nämlich schnell langweilig. Und dann ist der Griff zu ungesunden Alternativen nicht weit. Gut, dass es mehr gibt als Joghurt: **Dickmilch** hat selbst mit 3,5 Prozent Fett nur 61 Kalorien pro 100 Gramm (1,5 % Fett = 46 kcal/100 g) und ist absolut kein Dickmacher. Sie wird aus Kuhmilch gewonnen und ist Joghurt sehr ähnlich, auch ungefähr so fest. In Norddeutschland isst man sie nicht nur mit Obst, sondern auch mit reingebröseltem Schwarzbrot. **Buttermilch** entsteht, wenn entrahmter Milch Milchsäurebakterien zugesetzt werden. Diese wandeln Milchzucker (Laktose) zu Milchsäure um, was einen erfrischenden, säuerlichen Geschmack macht. Fehlt der Zusatz „rein", kann sie auch mit Wasser oder Magermilch(pulver) gemischt sein. Anders als der Name vermuten lässt, hat sie nur halb so viele Kalorien wie Vollmilch und bringt pur gerade mal 35 kcal/100 ml ins Glas. Im Sommer ein Frische-Kick, der zufrieden und

Beim Backen ersetzen Quark, saure Sahne oder Dickmilch einen Teil des Fettes und Kuchen wird ein gesünderes Vergnügen

Buttermilch-Pancakes mit Avocado-Salsa

Zutaten für 2 Personen:

½ Avocado
Saft von ½ Zitrone
100 g Frischkäse
2 TL grüne Pfefferkörner aus dem Glas
3 Eier
100 ml Buttermilch
50 g Mehl
Salz, Rapsöl

Nährwerte pro Portion (200 g)
Kalorien: 420 kcal | Proteine: 21 g
Kohlenhydrate: 22 g | Fette: 27 g

Zubereitung:
Die Avocado halbieren, entkernen, eine Hälfte davon schälen, klein schneiden und in einer Schüssel mit dem Zitronensaft begießen. Den Frischkäse und den grünen Pfeffer dazugeben, salzen und gut durchpürieren. Die Eier mit der Buttermilch und dem Mehl verquirlen, ca. 5 Minuten quellen lassen. In einer beschichteten Pfanne kleine Pancakes ausbacken und mit der Salsa sofort servieren.

Tipp: Sollten Sie die ganze Avocado verarbeiten (bei doppelter Rezeptmenge), ist der Rest der Salsa problemlos eine Woche im Kühlschrank haltbar!

Zubereitungszeit: ca.10 Minuten

satt macht. Tipp: Im Mixer mit Obst cremig rühren. Oder gewürzt als Dressing nutzen.

Molke entsteht als Nebenprodukt der Käseherstellung, besteht zu 94 Prozent aus Wasser, zu 4 bis 5 Prozent aus Milchzucker und ist nahezu fettfrei. Sportler lieben sie, weil sie mit jedem Schluck hochwertiges Eiweiß schlürfen. Soweit die gute Seite. Leider schmeckt das „Käsewasser" gewöhnungsbedürftig – zumindest pur. Deshalb erst einmal mit Geschmack kaufen. Dabei auf den Zuckergehalt achten, aber da Molke so mager ist, sind auch die meisten Mischungen noch kalorienarm.

Kefir kommt leicht bizzelig rüber, weil durch das Zusammenspiel von Milchsäurebakterien und Hefekulturen Kohlensäure entsteht. Daher sind auch die Deckel der Becher gewölbt. Er enthält Minimengen Alkohol (rund 0,1 Prozent) und schmeckt mild säuerlich. Gerade das Prickeln macht Kefir spritzig und erfrischend.

Ayran heißt ein joghurthaltiges Getränk aus der Türkei, das inzwischen auch bei uns viele Fans hat. Schmeckt säuerlicher als deutscher Joghurt, ist 1:2 bis 1:1 mit Wasser vermischt, leicht gesalzen. Ein Kracher mit frischer Minze oder Basilikum!

Schlagsahne – Sie können einfach nicht ohne?

Aber bitte mit Sahne? Mmh, die hat einen fiesen Fettgehalt von 30 Prozent. Aber Sie können die verführerische Fettbombe wahrhaftig „leicht" ersetzen. Aufgeschlagenes Eiweiß macht den Quark ebenso fluffig wie Sahne. Wird sie zu einem Teil durch den Eischnee ersetzt, ist die abgespeckte Version ideal für den Obstsalat.

Mix dich schlank

Sie schlafen lieber länger, als Zeit mit Frühstück zu verplempern? Dann versuchen Sie es mal mit einem flotten Shake: Milch, fettarmer Joghurt, TK-Früchte, alles in den Mixer und rrrrrrtsch – blitzschnell fertig ist ein Gesunddrink, der pappsatt macht und Ihnen ein schlechtes Gewissen beim Naschen vor dem Mittagessen erspart. Übrigens: So ein Shake hilft auch beim Muskelaufbau – besonders nach dem Sport.

Und auch sonst schmeckt es genauso gut mit weniger Fett: Wer seine Kochkünste bisher mit Crème fraîche (kochfeste Sahne mit mindestens 30 % Fettgehalt) verfeinert hat, oder vielleicht sogar mit Crème Double (40 %), der sollte künftig lieber zu Schmand (20 %) oder saurer Sahne (10 %) greifen. Den Unterschied werden Sie sicher kaum bemerken.

Wer auf fettreduzierte Lifestyle-Ware beim Geschmacks-Push-up bauen möchte, findet auch leichten Sahne-Ersatz in schicken Fäschchen im Regal – weil der aber Stabilisatoren und andere Zusatzstoffe ins cremige Topping mitbringt, besser griechischen Sahnejoghurt oder saure Sahne verwenden – beide liefern gerade mal zehn Prozent Fett. Auch Frischkäse ist ein perfekter Verfeinerer, ein Multitalent.

… Womit wir elegant bei den anderen fünf Metern Kühltheke gelandet wären …

B eim Käse. Bei diesem Kollegen der weißen Produkte ist alles anders – er ist nicht so fett, wie es scheint, und darf sogar schimmeln. Aber wie die anderen Milchprodukte auch enthält Käse kaum Kohlenhydrate, dafür jede Menge hochwertiges Eiweiß und einen besonders hohen Kalziumanteil. Also bestens geeignet für eine gesunde Ernährung nach dem Heizmann-Programm. Ob hart oder weich – die Konsistenz des Käses lässt Rückschlüsse auf seinen Wassergehalt zu. Je weicher der Käse, desto höher ist der nämlich. Bedeutet: Frischkäse (alle Sorten, die ohne Reifung gleich fertig sind), hat mit 73 Prozent die Nase vorn. Danach geht's über Weichkäse, weichen und halbfesten Schnittkäse zum Hartkäse, der nur noch 56 Prozent Wasser enthält.

Dabei ist Käse mit höherem Wasseranteil und gleichem Fettgehalt i. d. Tr. unterm Strich immer fettärmer. Fettreduzierter Weichkäse ist also eine prima Wahl!

Eine weitere Unterscheidung nach dem Wassergehalt ist die verwendete Milch – die meisten Sorten sind aus Kuhmilch, aber auch Schaf-, Ziegen- und selbst Büffelmilch-Käse findet man heute in den Supermärkten. Welchen Sie zum Überbacken oder Vernaschen wählen, ist allein Geschmackssache. Sollten Sie aber neben der gesunden Ernährung noch ein weiteres Ziel im Auge haben, nämlich einen Rettungsring in der Körpermitte über

Wie kommen die Löcher in den Käse?

Durch Luftblasen. Die entstehen durch ein ungiftiges Gas, sind umso größer, je höher die Temperatur bei der Reifung ist (Maasdamer z. B. bei 20°). Kühl gibt's keine oder kleine Löcher (Gouda bei 13°).

Bord zu werfen, dann ist vor allem der Fettgehalt die entscheidende Angabe, um Ihnen die Wahl an der Käsetheke zu erleichtern. Also schauen Sie auf die Verpackung. Denn dem Käse selbst sieht man nicht an, ob er eine oder keine Kalorienbombe ist. Beispiel: Brie wirkt supercremig, riecht regelrecht nach Sahne, ist aber unter Umständen weniger gehaltvoll als der Dauerbrenner Gouda. Verlassen Sie sich darum sicherheitshalber auf die Angabe des Herstellers.

Können Sie Kopfrechnen – Oder wie fett ist Käse wirklich?

Nur – der macht es uns in diesem Fall nicht so einfach wie bei den anderen Milchprodukten. Hier wird das Fett nach seinem Anteil in der Trockenmasse der entsprechenden Käsesorte angegeben – also

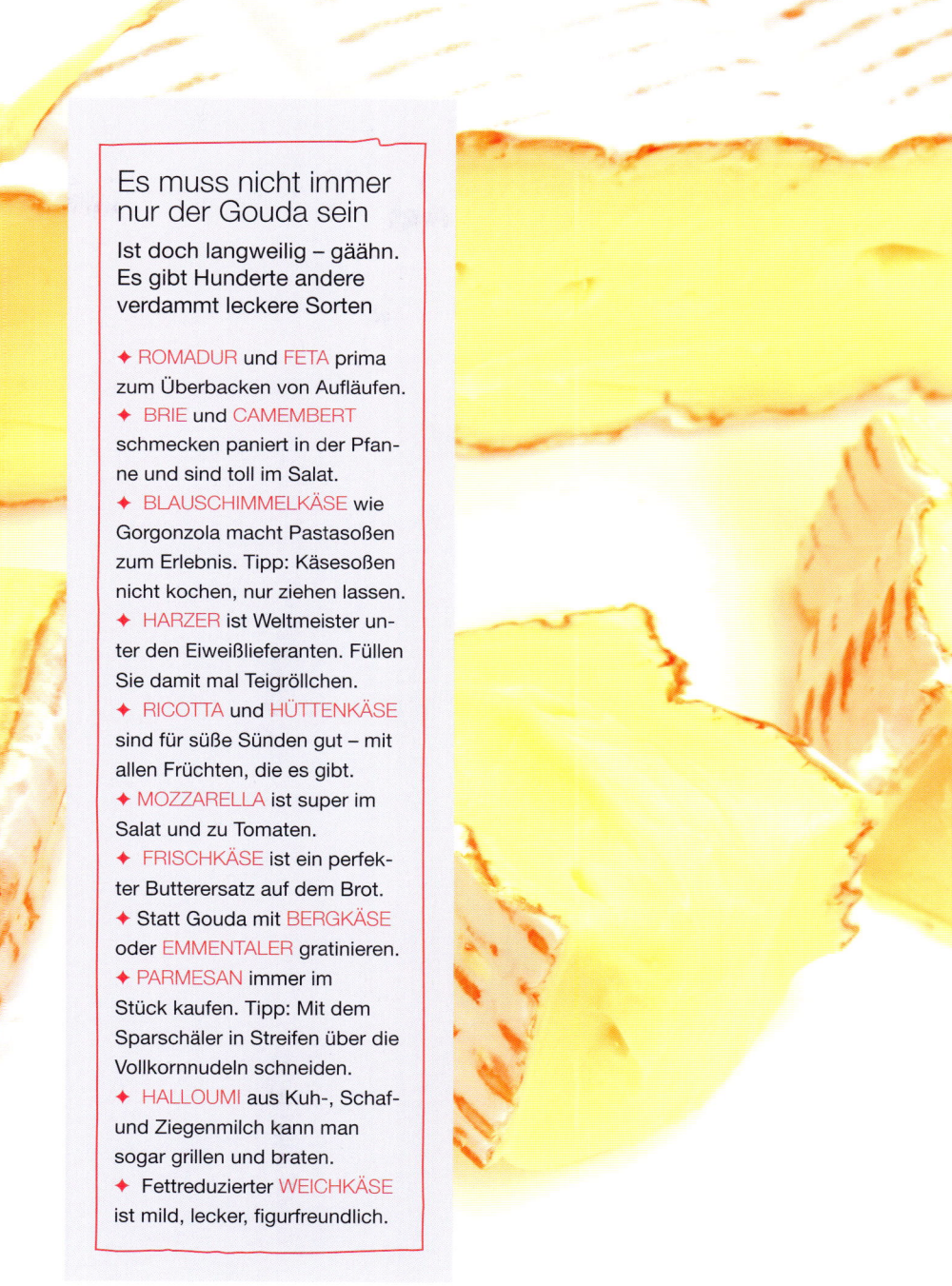

Es muss nicht immer nur der Gouda sein

Ist doch langweilig – gäähn. Es gibt Hunderte andere verdammt leckere Sorten

- ROMADUR und FETA prima zum Überbacken von Aufläufen.
- BRIE und CAMEMBERT schmecken paniert in der Pfanne und sind toll im Salat.
- BLAUSCHIMMELKÄSE wie Gorgonzola macht Pastasoßen zum Erlebnis. Tipp: Käsesoßen nicht kochen, nur ziehen lassen.
- HARZER ist Weltmeister unter den Eiweißlieferanten. Füllen Sie damit mal Teigröllchen.
- RICOTTA und HÜTTENKÄSE sind für süße Sünden gut – mit allen Früchten, die es gibt.
- MOZZARELLA ist super im Salat und zu Tomaten.
- FRISCHKÄSE ist ein perfekter Butterersatz auf dem Brot.
- Statt Gouda mit BERGKÄSE oder EMMENTALER gratinieren.
- PARMESAN immer im Stück kaufen. Tipp: Mit dem Sparschäler in Streifen über die Vollkornnudeln schneiden.
- HALLOUMI aus Kuh-, Schaf- und Ziegenmilch kann man sogar grillen und braten.
- Fettreduzierter WEICHKÄSE ist mild, lecker, figurfreundlich.

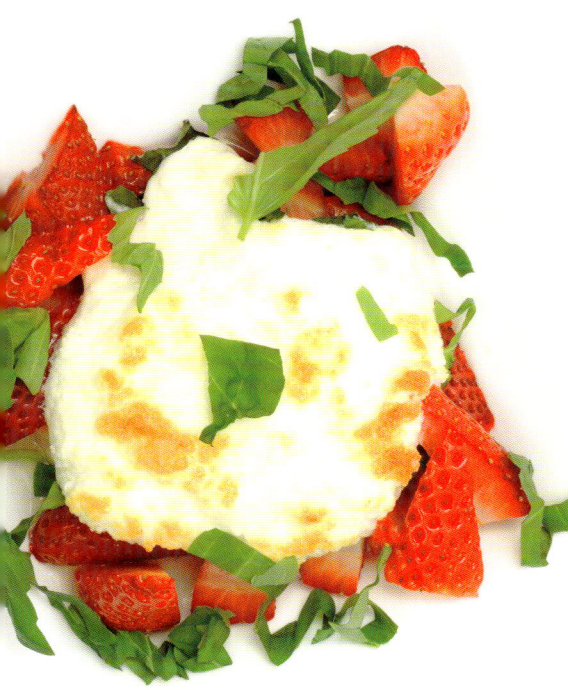

Erdbeeren mit Mascarpone-Häubchen

Zutaten für 2 Personen:

200 g Erdbeeren, 6 Blatt Basilikum, 75 g Mascarpone, 75 g Magerquark, 2 Eiklar

Nährwerte pro Portion (200 g)

Kalorien: 248 kcal | Proteine: 11,3 g
Kohlenhydrate: 8,7 g | Fette: 18 g

Zubereitung:

Erdbeeren waschen, vierteln. Basilikum in Streifen schneiden, mit den Beeren vermengen, in zwei kleine Auflaufformen geben. Mascarpone mit dem Quark glattrühren, 2 Eiklar zu Eischnee schlagen, unter die Masse heben, auf die Formen verteilen. Im vorgeheizten Ofen bei 200 Grad backen, bis die Masse leicht gebräunt ist, sofort servieren.

Zubereitungszeit: ca. 4 Minuten plus Gelierzeit

Käse küsst Pfirsich

Zutaten für 2 Personen:

1 Pfirsich, 2 Finnkorn- Toastbrötchen, 100 g Camembert (light)

Nährwerte pro Portion (200 g)

Kalorien: 145 kcal | Proteine: 8,5 g
Kohlenhydrate: 18,5 g | Fette: 3 g

Zubereitung:

Pfirsich halbieren, vierteln oder in Scheiben schneiden, auf die Toasthälften verteilen. Aus dem Käse 8 Scheiben schneiden, auf die Pfirsichtoasts legen, andrücken, im vorgeheizten Ofen bei 200 Grad ca. 3 Minuten backen, sofort servieren.
Zubereitungszeit: ca. 4 Minuten

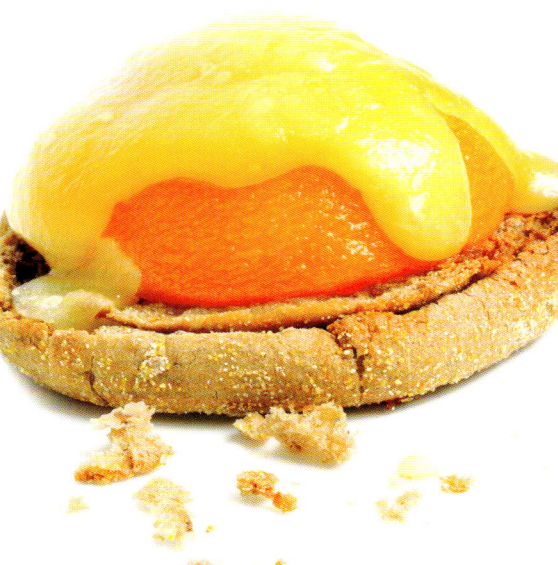

abgekürzt „Fett i. Tr.". Haben Sie sicher schon gesehen. Warum zum Teufel diese komische Angabe? Nun, der Fettgehalt der Trockenmasse ist ein konstanter Wert. Der tatsächliche Fettanteil eines Käses ändert sich aber mit der zunehmenden Reife, weil er dann Wasser verliert. Also prinzipiell gut gedacht – nur was bedeutet das denn jetzt für den Einkauf? Kopfrechnen! Nur so wird es Ihnen gelingen, aus dem angegebenen Fett in der Trockenmasse den absoluten Fettgehalt zu ermitteln. Und zwar nach der folgenden Faustformel:

Bei Hartkäse multiplizieren Sie den Fett-in-Tr.-Wert mit 0,7. Schnittkäse nehmen Sie mal 0,6. Weichkäse mal 0,5 und Frischkäse mal 0,3. Alles klar?

Falls nicht, hier einige Beispiele:

✦ Quark mit 30 Prozent Fett i. Tr. hat 9 Prozent tatsächlichen Fettgehalt. ✦ Camembert mit 60 Prozent Fett i. Tr. hat 30 Prozent tatsächlichen Fettgehalt. ✦ Gouda mit 45 Prozent Fett i. Tr. hat 27 Prozent tatsächlichen Fettgehalt – und so weiter.

Wenn's schnell gehen muss, reicht Pi mal Daumen

Ist Ihnen zu nervig? Dann geht's auch Pi mal Daumen: Der tatsächliche Fettgehalt entspricht etwa der Hälfte des Fettgehaltes in der Trockenmasse, bei Frischkäse etwa einem Drittel. Und schon entpuppt sich manch vermeintliche Kalorienbombe nach der Kopfrechnerei als gar nicht so fett, wie sie sich zunächst anhört …

Ab und zu können Sie die Rechnerei übrigens ganz umgehen – und zwar, wenn die Fettgehalt-Stufe auf der Packung steht. Magerstufe bedeutet, dass das Milchpro-

Welcher Käse ist eigentlich was?

Frischkäse
Quark (ist Käse!), Schichtkäse, Ricotta, Mozzarella, Mascarpone, Valencay, Hüttenkäse, Philadelphia, Buko u. a.

Weichkäse
Brie, Camembert, Feta, Munsterkäse, Romadur, Limburger, Bel Paese, Blauschimmelkäse u. a.

Sauermilchkäse
Hanckäse, Harzer, Stangenkäse, Mainzer Käse, Korbkäse, Kräuterkäse, Quargel, Spitzkäse u. a.

Halbfester Schnittkäse
Butterkäse, Französischer Trappistenkäse, Steinbuscher, Weißlacker, Blue Stilton, Esrom, Fol Epi, Bonbel u. a.

Schnittkäse
Edamer, junger bis mittelalter Gouda, Tilsiter, junger Cheddar, Fontina, Maasdamer, Höhlenkäse, Pyrenäenkäse, Raclette, Appenzeller, Morbier, Danbo u. a.

Hartkäse
Allgäuer Bergkäse, Cheddar, Emmentaler, Greyerzer, Parmesan, Pecorino (Schafskäse), Ziegentomme u. a.

dukt weniger als zehn Prozent Fett i.Tr. hat, in der Halbfettstufe stecken mindestens 20 Prozent, die Vollfettstufe schlägt mit mindestens 45 Prozent ins Fettkontor, und steht gar Rahmstufe (ab 50 %) oder Doppelrahmstufe (60 bis 87 %) auf dem Käse, weiß man – mehr geht nicht.

Mein Vorschlag für alle, die in der Schule schlecht in Mathe waren: Nehmen Sie gleich halbfett, da können Sie nichts falsch machen. Schmeckt meist genauso gut wie die fetteren Sorten, spart aber Kalorien.

Uuuups – und plötzlich ist der Schimmel edel

Normalerweise sind wir total genervt, wenn etwas vor sich hinschimmelt – nicht so beim Schimmelkäse. Denn da ist der weißblaue Flaum einfach zum Reinbeißen. Im Unterschied zum fiesen Schimmel an feuchten Wänden und auf verdorbenen Lebensmitteln machen diese gezüchteten harmlosen Pilzkulturen gerade den besonderen Geschmack aus, den Gourmets so schätzen.

Bekanntester Schimmelkäse ist zum Beispiel der Camembert. Seine weiße

Schmeckt Rinde?

Egal ob weiß oder orange – bei Weichkäse ist die Rinde natürlich gereift und richtig lecker. Also unbedingt mitschlemmen. Hart- und Schnittkäse hingegen bekommen häufig eine künstliche Hülle, um die Nachreifung zu verhindern. Die besteht dann beispielsweise aus Folie, Wachs oder Paraffin und gehört definitiv in die Abfalltonne.

Hülle ist reiner Oberflächenschimmel, der den Käse nur umhüllt. Blaugrüner Innenschimmel ist das Markenzeichen von Blauschimmelsorten wie Gorgonzola. Und ein Bavaria Blu gehört zur Gattung mit doppeltem Schimmel. Er ist davon umhüllt und auch innen schön mit Blauschimmel durchsetzt.

Schummelei – wenn der Käse sich als Imitat entpuppt

Sieht aus wie Käse – ist aber keiner. Gerade in Fertiggerichte oder auf die Tiefkühlpizza wird schon mal sogenannter Fake-Käse gebröselt. Auch geriebener „Pizza-Mix" oder „Sandwich-Scheiben" sind gerne Analog-Käse aus fiesen pflanzlichen Fetten, Stärke und Geschmacksverstärkern. Doch Veräppeln war gestern. Heute muss dieser Käse deutlich als „Imitat" gekennzeichnet werden. Noch einfacher: Genau hingucken, denn wo „Käse" draufsteht, muss auch Käse drin sein.

Hopp oder topp

Wer Käse sagt, muss auch Fett sagen – also immer nur dünn schneiden. Etwas Kräuterquark drunter, Tomatenscheiben und Sprossen obendrauf sorgen für mehr Geschmack.

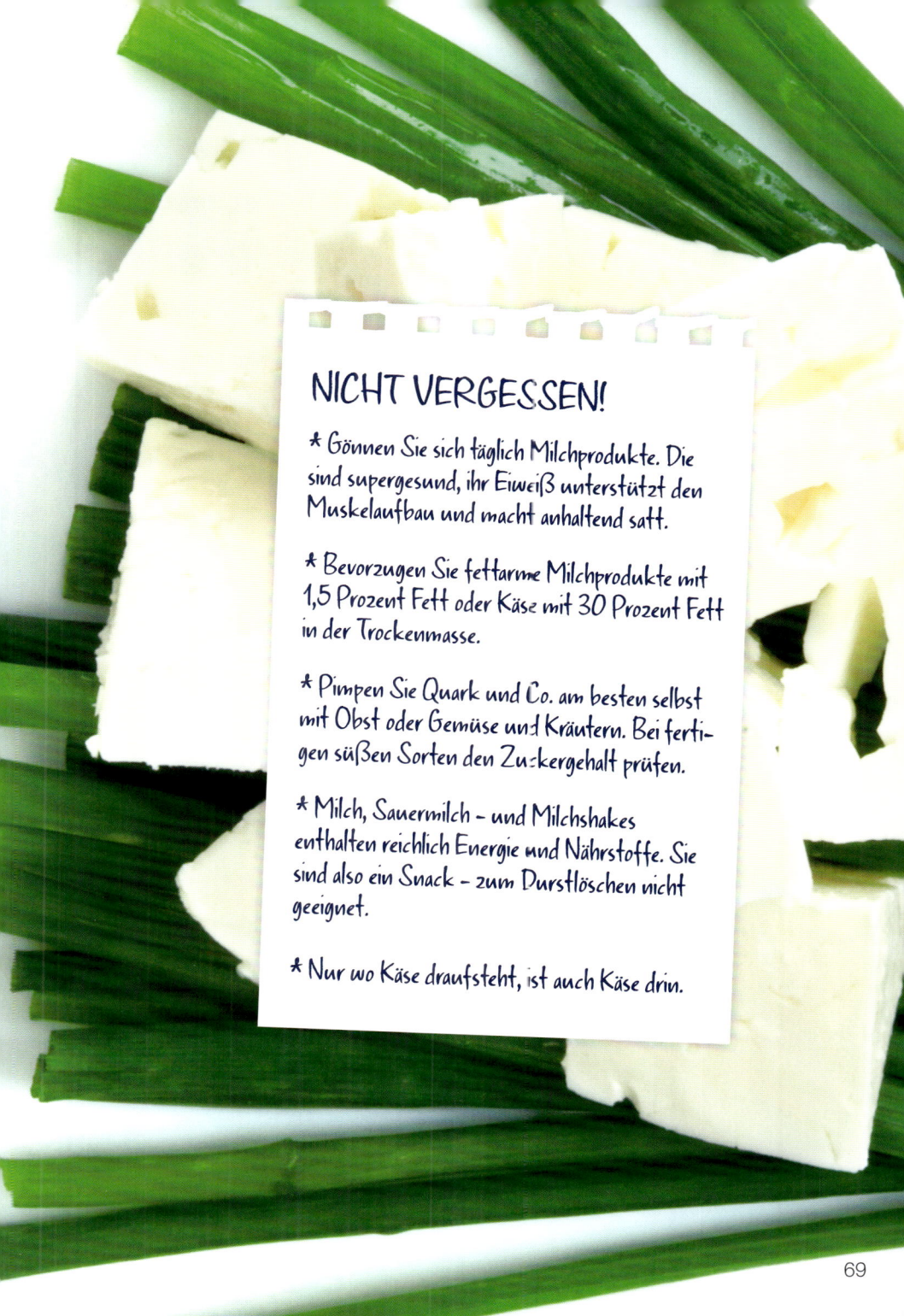

NICHT VERGESSEN!

* Gönnen Sie sich täglich Milchprodukte. Die sind supergesund, ihr Eiweiß unterstützt den Muskelaufbau und macht anhaltend satt.

* Bevorzugen Sie fettarme Milchprodukte mit 1,5 Prozent Fett oder Käse mit 30 Prozent Fett in der Trockenmasse.

* Pimpen Sie Quark und Co. am besten selbst mit Obst oder Gemüse und Kräutern. Bei fertigen süßen Sorten den Zuckergehalt prüfen.

* Milch, Sauermilch - und Milchshakes enthalten reichlich Energie und Nährstoffe. Sie sind also ein Snack - zum Durstlöschen nicht geeignet.

* Nur wo Käse draufsteht, ist auch Käse drin.

Knusper, mein
Müsli

Im Frühstücksgang steht alles, was das Herz der Morgenmuffel vor Freude hüpfen lässt. Aber kann man mit Marmelade, Cerealien & Co. tatsächlich gesund und munter in den Tag starten?

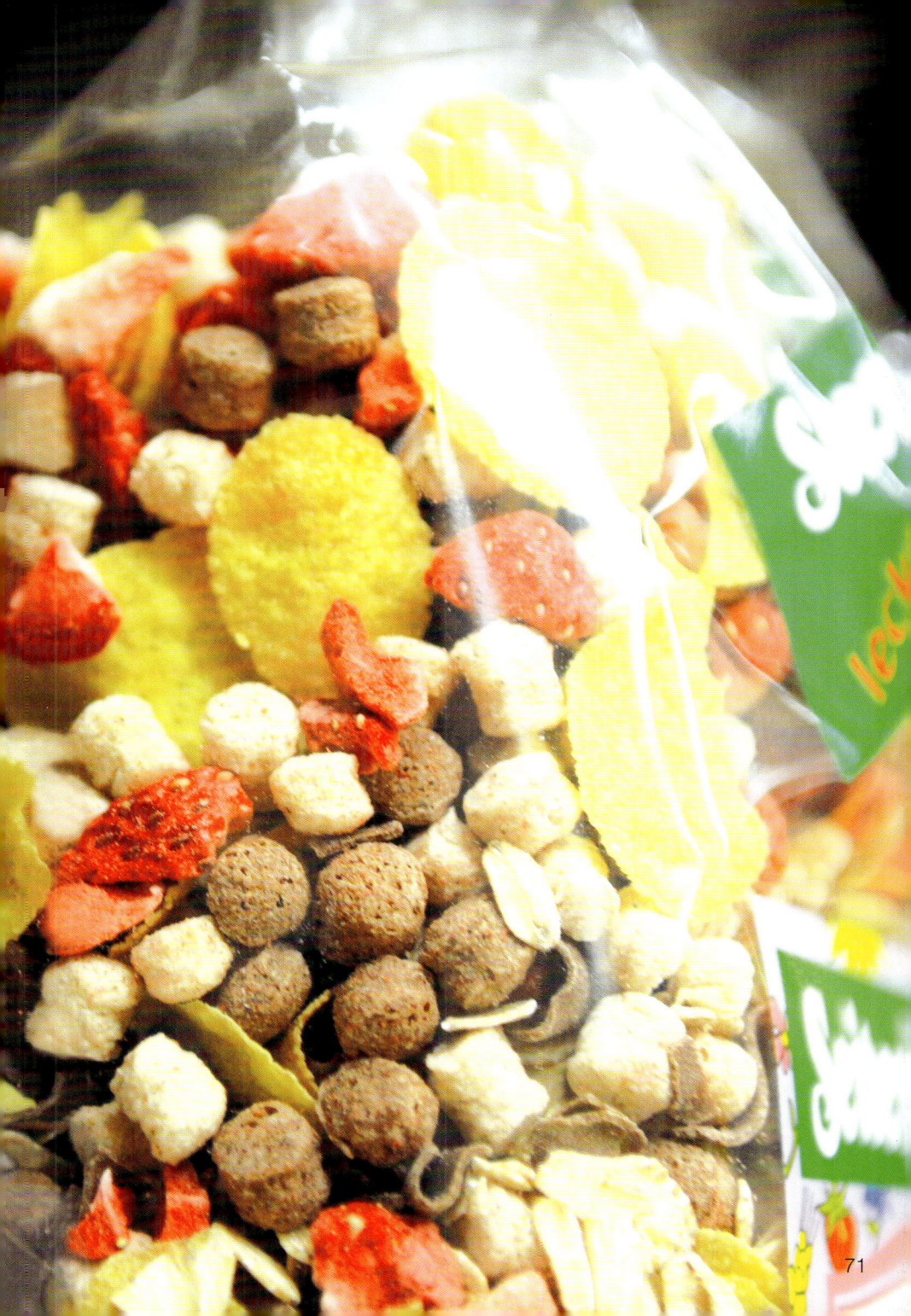

71

Sie gehören zur Cornflakes- und Müslifraktion, die morgens ein buntes Allerlei aus Tüten und Papppackungen in eine Schüssel schüttet und mit kalter Milch überschwemmt? Dann sind Sie hier genau richtig. Von traditionellen Haferflocken bis zu Fitness-Pops und köstlichen Knusperlis aller Marken stapelt sich in diesem Gang das Frühstücksvergnügen hoch drei.

Ob Sie damit allerdings gesund und möglichst auch noch fit in den Tag starten, liegt ganz an der Sorte, die Sie in Ihren Einkaufswagen stellen. Denn die Tüten und Päckchen tarnen sich geschickt als „leichte" und „ausgewogene" Helfer auf dem Weg zu „Fitness" oder gar zur „Wunschfigur". Die Sache hat nur einen Haken: Viele dieser morgendlichen Cerials machen nicht fit, sondern fett. Das angeblich gesunde Frühstück ist, was den Zuckergehalt angeht, eigentlich eine Süßigkeit. Das sehen Sie auf der Zutatenliste, ohne dass Sie sich groß anstrengen müssen. Oft finden Sie eine Zuckerart schon an Stelle zwei oder drei – also in viel zu großen Mengen. Auch wenn „Mais" oder „Reis" in der Liste weit vorn auftauchen, sollten Sie die Packung stehen lassen: Denn insbesondere der getrocknete Mais flutet Ihren Körper regelrecht mit schnellen Kohlenhydraten. Achten Sie bei Getreideflocken und Müsliprodukten deshalb immer auf das Wort „Vollkorn", das an erster Stelle der Zutatenliste stehen sollte.

Selbst machen, statt sich auf andere zu verlassen

Alles klar. Und trotz aller guten Vorsätze finden Sie nie eine Müslimischung, die perfekt ist? Sie pulen entweder ungeliebte Rosinen heraus oder harte Körnchen? Machen Sie sich doch einfach die große Auswahl im Supermarkt zunutze. Genauso wie Sie sich heute Ihr Lieblingsmüsli im Internet zusammen- und bestellen können, ist das auch hier möglich – und hat nur Vorteile: In Ihrer höchstpersönlichen Hausmarke schmeckt Ihnen alles, Sie brauchen sich nicht um verstecktes ungesundes Zeugs zu sorgen und können die Zutaten immer neu zusammenmischen – ganz nach Lust, Laune und Tagesform.

Crispy-Crunch aus der Bratpfanne

Besonders Knusperflocken haben es in sich – viel zu viel Zucker nämlich. Aber die schmecken halt sooo lecker? Na gut, dann polieren Sie Ihren Joghurt doch mit gesundem Knusper auf. Unser Blitz-Crunch geht kinderleicht und schmeckt, wie Knusper-Crunch-Köstlichkeiten schmecken sollen: Einfach zwei Esslöffel Haferflocken in einer heißen Pfanne ohne Fett rösten, dann zwei Teelöffel Honig hinzugeben und unter Rühren zum Schmelzen bringen, fertig. Rauf auf Früchte, Quark oder Joghurt – und losknuspern. Auf gesunde Art.

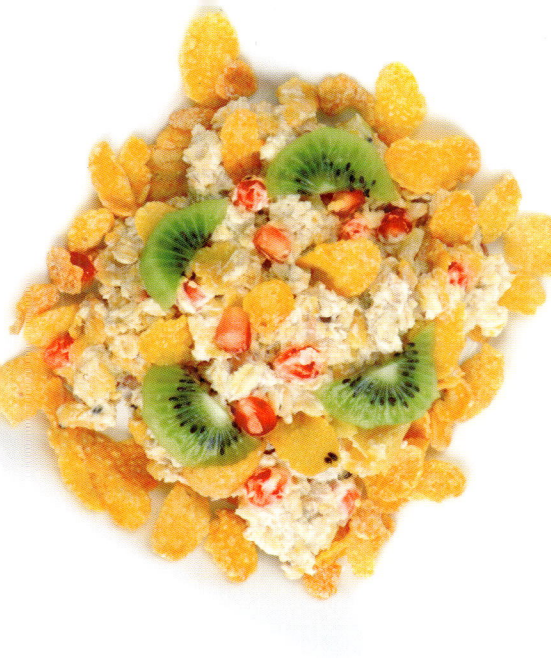

Cornflakes-Müsli mit Granatapfelkernen

Zutaten für 2 Personen:

200 g Joghurt, 1 Kiwi, 1 Granatapfel, 50 g Haferflocken, 50 g
Cornflakes, Saft einer ½ Zitrone,
2 EL Multivitaminsaft

Nährwerte pro Portion (220 g)

Kalorien: 320 kcal | Proteine: 14 g
Kohlenhydrate: 54 g | Fette: 4 g

Zubereitung:

Den Joghurt glatt rühren. Die Kiwi
schälen, halbieren, in kleine Stücke
schneiden. Den Granatapfel halbieren, mit einem Löffel die Kerne
herausschaben, mit Kiwi und Haferflocken unter den Joghurt heben.
Die Cornflakes kurz im Zitronen-
Multivitaminsaft-Mix einweichen und
alles mit dem Müsli vermengen.

Tipp: Statt Granatapfelkernen
können Sie auch getrocknete Cran-
berries nehmen.

Zubereitungszeit: 5 Minuten

Mangopüree

Zutaten für 2 Personen:

1 reife Mango, 100 g Ricotta

Nährwerte pro Portion (150 g)

Kalorien: 97,5 kcal | Proteine: 2,5 g
Kohlenhydrate: 15 g | Fette: 3,5 g

Zubereitung:

Die Mango schälen, den Kern entfernen, Frucht in kleine Würfel
schneiden, mit dem Ricotta pürieren.

Tipp 1: Das Püree schmeckt
super auf frischem Vollkornbrot.

Tipp 2: Ein Prise Chili gibt die besondere Note, und schon wird aus
dem Püree ein Dip, der auch super
zu gebratenem Huhn schmeckt.
Im Kühlschrank eine
Woche haltbar.

Zubereitungszeit:
4 Minuten

Manchmal muss es eben doch die Marmelade sein

Es gibt Tage, da kann es einem das beste Müsli nicht recht machen. Stattdessen bölkt der Schweinehund nach Brot mit Marmelade. Und so stapeln sich wundersamerweise direkt neben den Frühstücksflocken die Marmeladen-, Gelee- und Mus-Gläser im Supermarktregal. Alle ordentlich gesüßt, und trotzdem – ab und zu geht es einfach nicht ohne. Das einfachste, wenn uns der Heißhunger nach Erdbeerkonfitüre packt, ist es, einen gehäuften Teelöffel davon in einem Becher körnigem Frischkäse zu versenken. Auch

Vollkornbrötchen mit Quark, Orangenmarmelade und zartbitteren Schokostreuseln – ein Gedicht! Selbst Schokocreme ist manchmal fällig – dann ohne zusätzliche Butter auf Vollkorntoast. Ein Nachschlag gefällig? Wie wäre es mit diesen selbstgemachten Guten-Morgen-Grüßen: **Schokoquark** Magerquark mit etwas Mineralwasser, ein wenig Puderzucker und Kakaopulver verrühren. **Aprikosencreme** Trockenaprikosen einige Stunden in gepressten Orangensaft einweichen, pürieren, mit Frischkäse mischen. Mmmm … Sie sehen, süße Sünden am Morgen dürfen Sie sich ohne schlechtes Gewissen gönnen: In der Nacht haben sich die Kohlenhydratspeicher geleert, deshalb brauchen Sie am Morgen nicht zu knausern, vor allem, wenn es die gesunden Kohlenhydrate sind. So ist Marmelade in Ordnung, vor allem, wenn sie auf Vollkornbrot gestrichen und mit einem Milchprodukt fürs Kalzium oder frischem Obst für eine Ladung Vitamine aufgemöbelt wird.

Doch ganz vergessen sollte man nicht – süße Obstaufstriche aus dem Supermarkt sind keine Vitaminwunder, sondern kleine oder größere Zuckerbomben. Je höher der Fruchtgehalt, desto niedriger der Zuckeranteil, desto gesünder der Aufstrich. Am wenigsten gesüßt ist Pflaumenmus, es kommt mit maximal 30 Prozent Zucker aus. Am „zweitschlanksten" mit mindestens 45 Prozent Frucht sind „Extra"-Konfitüren. Gläser ab 50 Prozent – welche Obstsorte ist egal – können Sie ruhig in den Einkaufswagen legen. Es gibt gelegentlich sogar Fruchtaufstriche mit über 70 Prozent Fruchtgehalt – allerdings sind die nicht lange haltbar.

NICHT VERGESSEN!

* Bei Getreideflocken und Müsli sollte „Vollkorn" auf der Zutatenliste an erster Stelle stehen.

* Greifen Sie zu Konfitüre mit mindestens 50 % Fruchtanteil.

* Seien Sie Ihres Müslis Schmied: So gehen Sie Zucker und oft ungeliebten Rosinen einfach aus dem Weg. Mischen Sie Vollkornflocken, Nüsse, Kerne und Trockenfrüchte. Die Mischung hält gut verschlossen, kühl und dunkel gelagert bis zu vier Wochen.

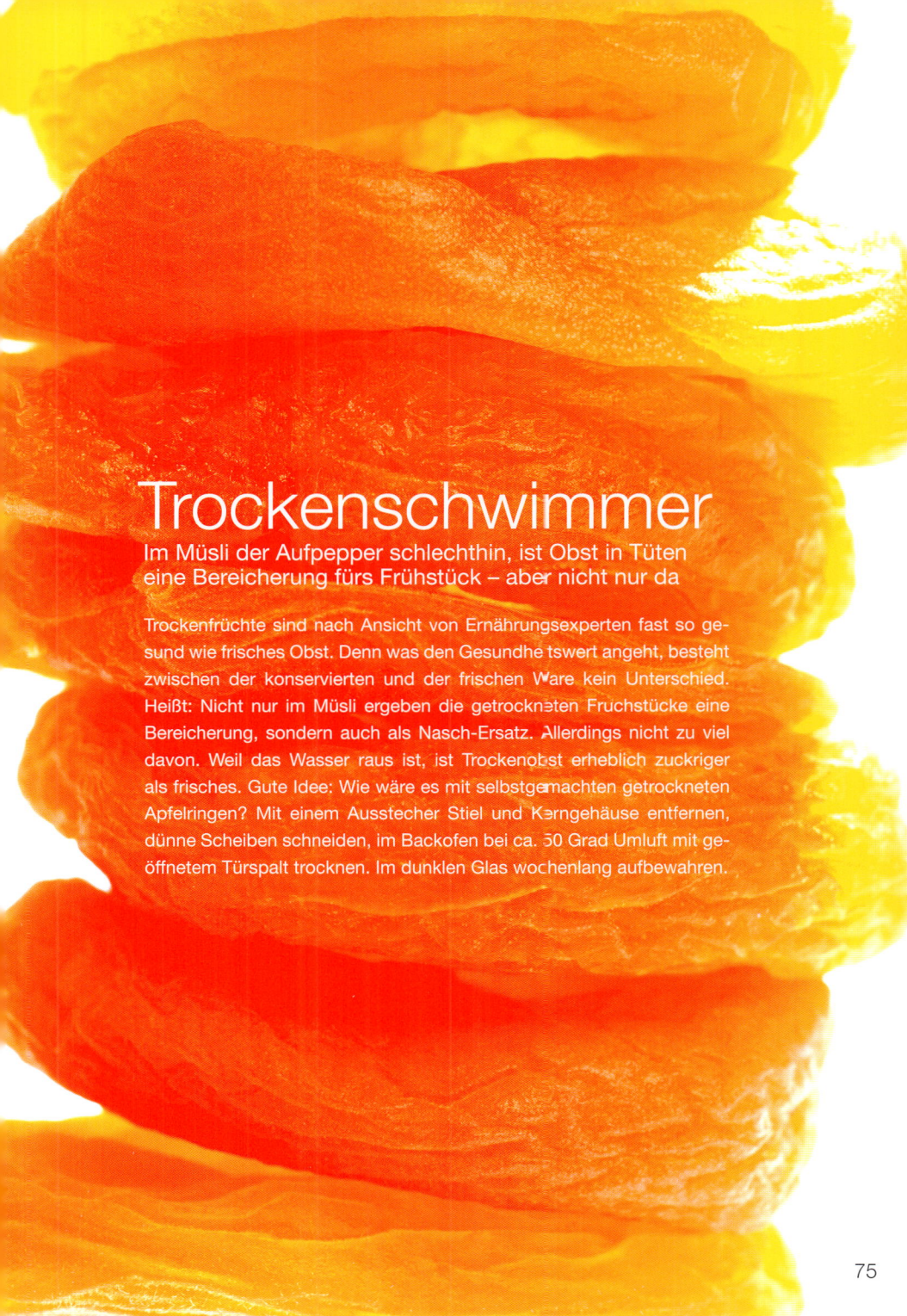

Trockenschwimmer

Im Müsli der Aufpepper schlechthin, ist Obst in Tüten eine Bereicherung fürs Frühstück – aber nicht nur da

Trockenfrüchte sind nach Ansicht von Ernährungsexperten fast so gesund wie frisches Obst. Denn was den Gesundheitswert angeht, besteht zwischen der konservierten und der frischen Ware kein Unterschied. Heißt: Nicht nur im Müsli ergeben die getrockneten Fruchstücke eine Bereicherung, sondern auch als Nasch-Ersatz. Allerdings nicht zu viel davon. Weil das Wasser raus ist, ist Trockenobst erheblich zuckriger als frisches. Gute Idee: Wie wäre es mit selbstgemachten getrockneten Apfelringen? Mit einem Ausstecher Stiel und Kerngehäuse entfernen, dünne Scheiben schneiden, im Backofen bei ca. 50 Grad Umluft mit geöffnetem Türspalt trocknen. Im dunklen Glas wochenlang aufbewahren.

Gesund? Eine Frage der Ähre!

Gutes Brot erkennt man weder an der Farbe noch an der Knusperkruste. Erst recht nicht am kernigen Namen

Ob im Supermarkt oder beim Bäcker um die Ecke – nicht jedes Brot und Brötchen, das gesund und knackig aussieht, hält, was es verspricht. Im Gegenteil. Eine „gesunde" dunkle Farbe kann man in der Backstube mit ein bisschen Malz erzeugen, ein paar Alibi-Haferflocken kleben gerne mal auf pappigen Weißbrötchen, bunte Fantasie-Papiersiegel ebenso, und sportliche Namen wie „Fitness-Brot", „Kraftkugel" oder „Mehrkorn-Brötchen" verraten Ihnen bestenfalls etwas über den Erfindungsreichtum des Herstellers.

Wenn Name, Farbe und Fitness-Flocken nicht weiterhelfen – woran erkennt man dann ein echt gutes Brot? Da beim Heizmann-Programm Fett und schlechte Kohlenhydrate möglichst getrennt werden, sind Brote aus minderwertigen Mehlen in Verbindung mit fettreichem Belag die perfekten Dickmacher. Deshalb sollte beim Brot an erster Stelle der Zutatenliste immer das Wort „Vollkorn" stehen. Zum Beispiel Weizen-, Roggen-, Dinkelvollkornmehl.

Auch am Wort „...schrot" können Sie leicht bestimmen, dass hier das ganze Korn inklusive der vital- und ballaststoffreichen Schale verarbeitet wurde. Vollkornbrot darf sich laut Gesetz übrigens nur nennen, was mindestens 90 Prozent Vollkornmehl enthält. Tipp: Wenn Sie gern Brot essen, dann nur mit fettarmer Wurst, fettarmem Käse (zum Beispiel Putenbrust, Käse mit 20 % Fett), oder anderem fettarmem Brotaufstrich (maximal 5 g Fett pro 100 g).

Wer ohne deftige Wurst oder Sahne-Käse partout nicht leben mag, sollte die geliebten Dickmacher wenigstens auf eine möglichst dünne Scheibe Vollkornbrot oder -knäcke packen, um die Kohlenhydrate zu minimieren.

Körnerbrot – viel volles Korn oder viel Wirbel um nichts?

Kraftkorn- oder Vollwertbrot – wunderbar, rein damit in den Einkaufswagen? Noch nicht! Zwar verheißen diese Bezeichnungen viel Korn, und der Eindruck wird gerne mit einer Deko aus aufgestreuten Sonnenblumenkernen unterstützt – doch Korn muss nicht zwangsläufig Vollkorn sein. Viele Körnerbrote sind regelrechte Weißmehl-Pakete.

Und wo wir schon dabei sind, räumen wir gleich mit noch einem Mythos auf: Ölsaaten wie Sonnenblumenkerne oder

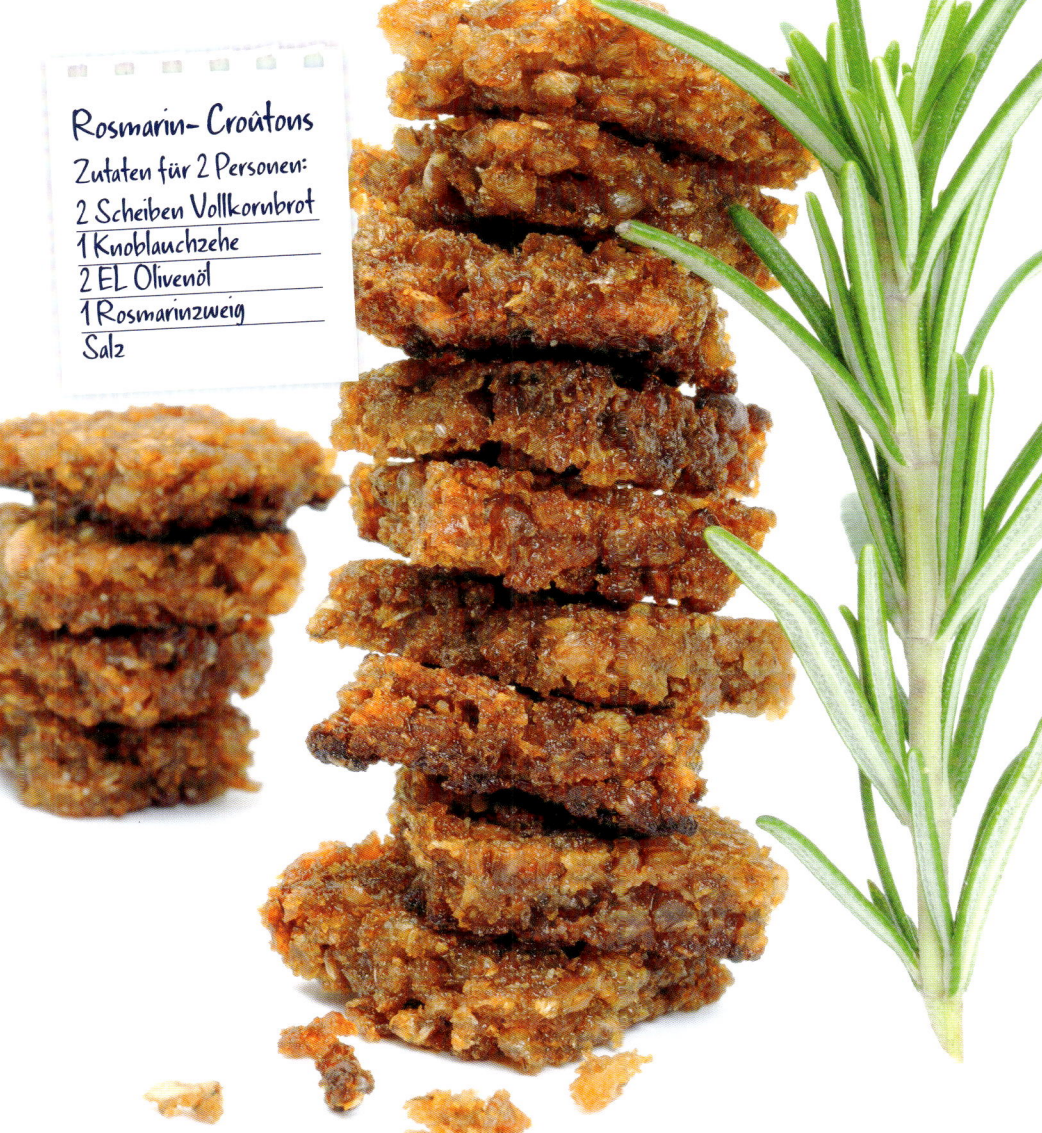

Rosmarin- Croûtons
Zutaten für 2 Personen:
2 Scheiben Vollkornbrot
1 Knoblauchzehe
2 EL Olivenöl
1 Rosmarinzweig
Salz

Nährwerte pro Portion (95 g)

Kalorien: 129 kcal | Proteine: 3 g
Kohlenhydrate: 19,5 g | Fette: 12,5 g

Zubereitung:

Brot in gleich große Würfel schneiden. Die Knoblauchzehe vierteln. Das Olivenöl in einer beschichteten Pfanne erhitzen und die Brotwürfel mit Rosmarin und Knoblauch knusprig braten, in der Pfanne salzen.

Tipp 1: Die Croûtons passen zu allen Blattsalaten: Geben Sie etwas Feldsalat zum Apfel-Linsen-Salat von Seite 99 – und die Croûtons oben drüber!

Tipp 2: Nicht abgedeckt sind die Croûtons eine Woche haltbar.

Zubereitungszeit: 3 Minuten

Sesam sind lange nicht so wertvoll wie das Getreidevollkorn.

Sollten Sie morgens Ihre Beißer dennoch lieber in mildere Weißmehl-Produkte versenken, dann ist das auch kein Beinbruch. Fest steht aber, dass hier die meisten wertvollen Inhaltsstoffe beim Mahlen herausgefiltert wurden, so dass helle Brotsorten, Brötchen und Gebäck meist weder besonders satt machen noch besonders gesund sind. Und – bei regelmäßigem zu viel davon – eine prima Polsterung für den „Rettungsring" ergeben.

Während Weißbrote wie Baguette oder Fladenbrot zu 90 Prozent aus Weizenmehl bestehen, sind Mischbrote, auch Graubrot genannt, etwas moderater: Entscheidend ist hier das Verhältnis Roggen- zu Weizenmehl. Mögen Sie's milder, nehmen Sie Weizenmischbrote, deftiger schmeckt es, wenn mehr Roggen drinsteckt. Welches gesünder ist, kann man nicht sagen. Am besten ist auch hier Vollkorn – der Rest bleibt eher Geschmackssache.

Tipp: Wer 100 Prozent Vollkorn möchte und es dabei trotzdem gern hell hat, wird an Dinkelvollkornbrot seine große Freude haben. Zum Frühstück schmeckt es leicht getoastet besonders gut.

Bäcker oder Brotregal – doch eine Frage der Ähre?

Immer wieder hören wir, dass viele Verbraucher glauben, ein Brot vom Bäcker sei gesünder als das aus dem Discounter. Wenn es nur so einfach wäre … Anders als beim Bierbrauen gibt es beim Brotbacken leider kein Reinheitsgebot. Heißt, auch die Bäckereien dürfen für ihr Gebäck nach Belieben Zusatzstoffe verwenden.

Und so kann man mit abgepacktem Brot aus dem Supermarktregal manchmal sogar gesünder fahren – denn das ist häufig ohne Konservierungsstoffe, und falls doch Zusatzstoffe drinstecken, sind die immerhin auf der Verpackung gelistet.

NICHT VERGESSEN!

* Vollkorn sollte auf der Zutatenliste immer an erster Stelle stehen.

* Leinsamen liefert zusätzliche Ballaststoffe.

* Pumpernickel ist vorbildlich – nur aus geschrotetem Roggenvollkorn und Wasser gebacken.

* Weizenbrote trocknen schnell aus, Brot mit viel Roggen bleibt tagelang frisch.

* Brot ist auch ohne Aufschnitt lecker – zum Beispiel zerbröseltes Knäcke in Joghurt.

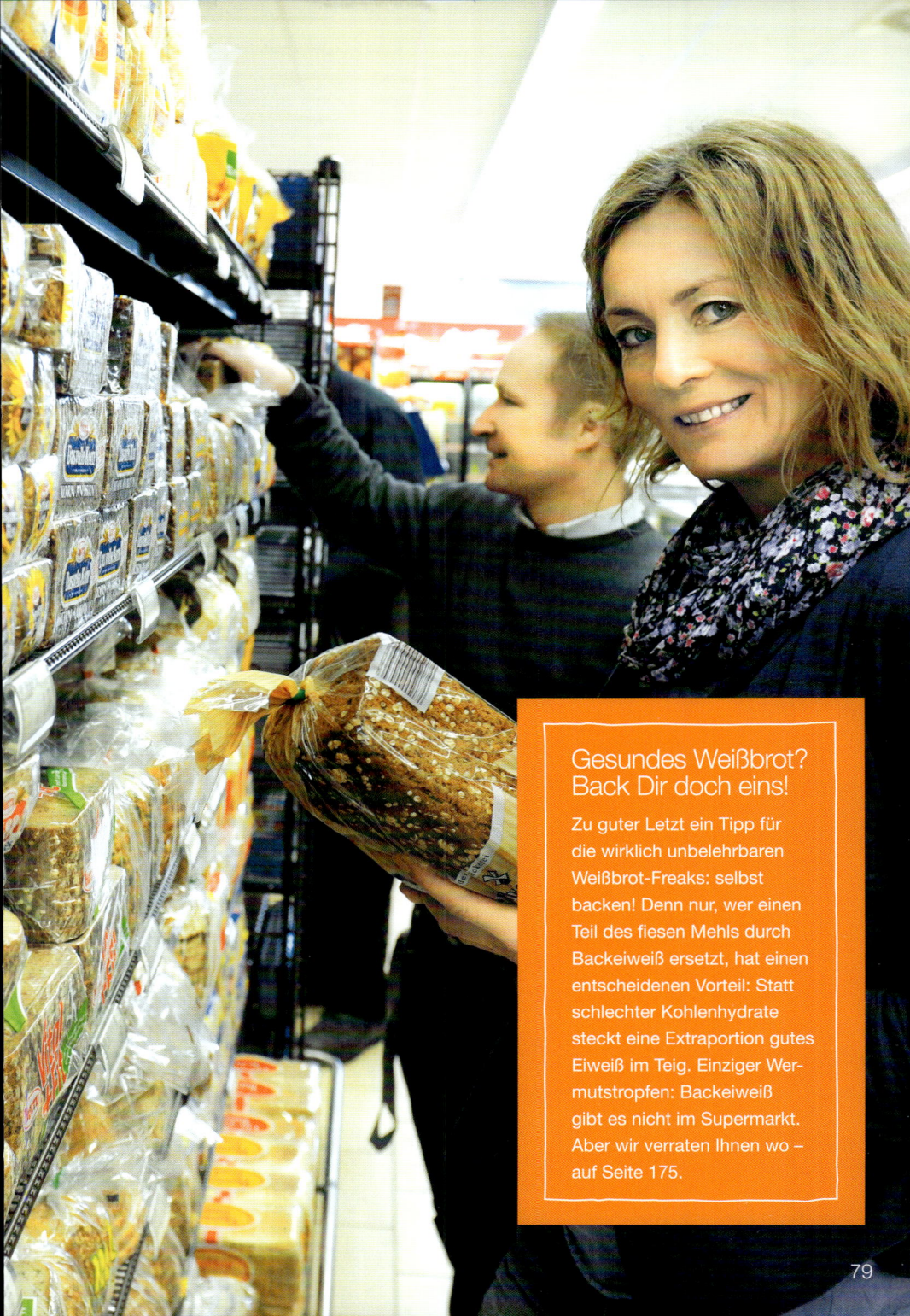

Gesundes Weißbrot?
Back Dir doch eins!

Zu guter Letzt ein Tipp für
die wirklich unbelehrbaren
Weißbrot-Freaks: selbst
backen! Denn nur, wer einen
Teil des fiesen Mehls durch
Backeiweiß ersetzt, hat einen
entscheidenen Vorteil: Statt
schlechter Kohlenhydrate
steckt eine Extraportion gutes
Eiweiß im Teig. Einziger Wer-
mutstropfen: Backeiweiß
gibt es nicht im Supermarkt.
Aber wir verraten Ihnen wo –
auf Seite 175.

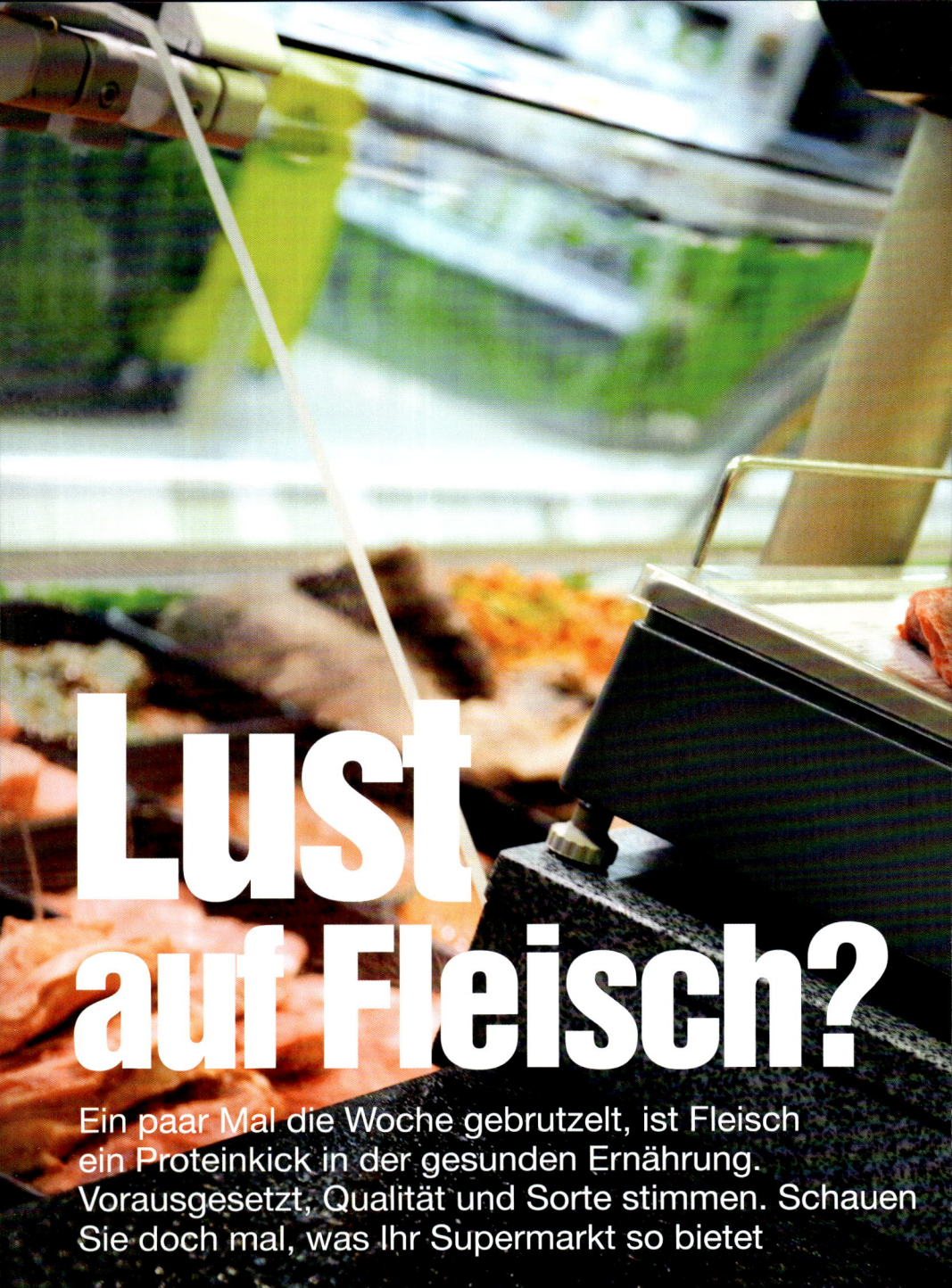

Lust
auf Fleisch?

Ein paar Mal die Woche gebrutzelt, ist Fleisch ein Proteinkick in der gesunden Ernährung. Vorausgesetzt, Qualität und Sorte stimmen. Schauen Sie doch mal, was Ihr Supermarkt so bietet

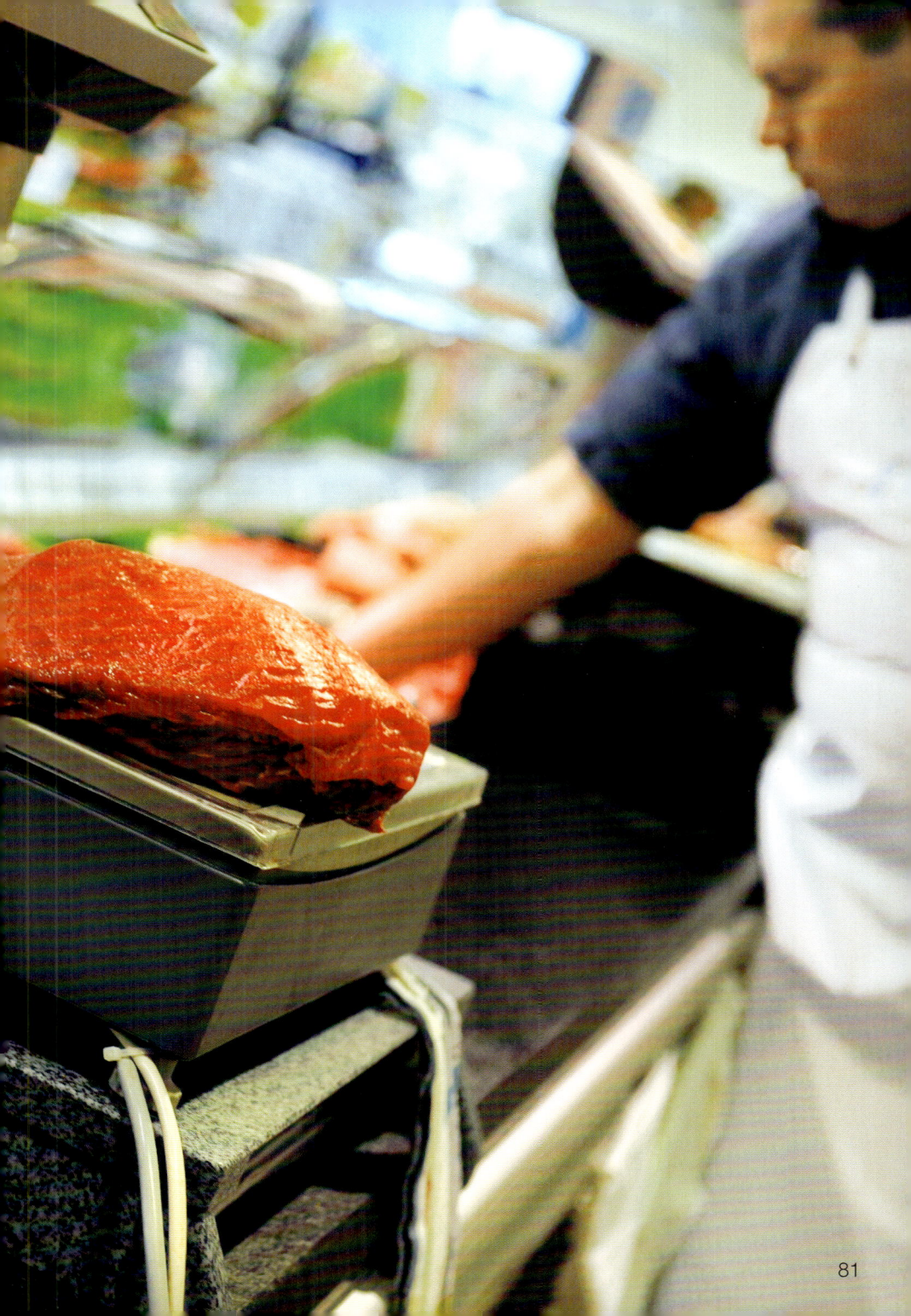

Ob es magerer Aufschnitt sein soll, ein Lammkotelett zum Grillen oder Hack für die Pastasoße, unser Weg führt zielsicher in Richtung Fleisch und Wurst. Aber ist der Sonntagsbraten aus dem Supermarkt denn überhaupt gut? Darauf ein klares Ja – mit einer Einschränkung: Sie erledigen Ihre Einkäufe in einem Laden mit gut sortierter Fleischtheke und fachkundiger Beratung. Dann sind „Qualität" und „Supermarkt" schon lange kein Widerspruch mehr.

Bei Antje um die Ecke gibt's beispielsweise Bio- und zertifiziertes Fleisch aus der Region – mit allen Nachweisen über Herkunft und Verarbeitung, Gütesiegeln sowie strengen Qualitätskontrollen. Der Preis ist dann auch hier im Supermarkt höher, der Genuss dafür aber deutlich größer. Gerade beim Fleisch wird besonders deutlich: Wer immer nur ganz billig kauft, am besten vorpaniert und wochenlang haltbar, der darf sich nicht wundern, wenn es ihm weder schmeckt noch guttut.

Also lieber weniger Fleisch auf den Speiseplan setzen, dafür gutes aus artgerechter Tierhaltung oder, was uns angeht, aus ökologischen Betrieben. Das enthält doppelt so viele gesunde Omega-3-Fettsäuren. Außerdem leben und fressen die Tiere dort ganz nach ihrer Natur – was uns wiederum zugute kommt.

Doch Bio hin oder her – grundsätzlich sollte, was die Fleischmenge angeht, das folgende Motto gelten: Gemüse mit Fleisch zu essen und nicht Fleisch mit Gemüse.

Darf's ein bisschen mehr sein? Nein, danke …

Das heißt: Es muss kein 400 Gramm-Steak sein, um satt zu werden – die Hälfte reicht auch. Und die am besten auch nur jeden dritten Tag. Am gesündesten ist es, in der Woche nicht mehr als 600 Gramm Fleisch (inklusive Wurst) zu essen. Eiweiß gibt es schließlich noch in anderen Lebensmitteln – auch Fisch, Hülsenfrüchte und Salat helfen in den Fleischpausen dabei, Ihren Körper eiweiß- und abwechslungsreich zu ernähren.

So viel zur Theorie. Nun stehen Sie aber an der Fleischtheke und haben trotzdem keinen Schimmer, was Sie kaufen sollen? Wir kennen viele, die dann einfach zum Sonderangebot des Tages greifen. Warum nicht, wenn das zufällig auch noch mager ist und in den Speiseplan passt?

Und zu was greifen die Deutschen außerdem besonders gerne? Das belegt ein Blick in die Welt der bunten Frauenzeitschriften: Auf jedem zweiten Titel lockt die

Weniger Fleisch tut gut – und zwar allen

Wer vegetarisch lebt, produziert weniger Treibhausgase – das ist bekannt. Man muss aber nicht gleich komplett auf Fleisch verzichten, um klimabewusst zu essen, sondern es mit Köpfchen genießen: auf Qualität achten, regionale Erzeuger bevorzugen, weniger, aber besseres Fleisch kaufen.

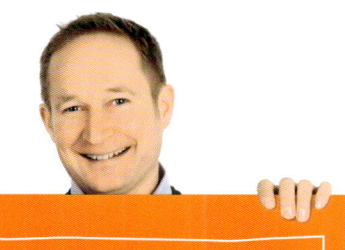

Schmorbraten à la Benthe

Bratwurst und Hack gelingt immer, aber an einen Braten trauen Sie sich nicht ran? So klappt's! Gemüsewürfel (zum Beispiel das fertig zusammengestellte Suppengemüse aus dem Supermarkt: Möhre, Sellerie, Kohlrabi, Zwiebel) in einem mittelgroßen Topf bei starker Hitze scharf anbraten, einen Teelöffel Tomatenmark kurz mitrösten und alles mit 0,7 Liter Rotwein ablöschen. Den gesalzenen Schmorbraten (600 g) dazugeben, alles aufkochen und Kräuter wie Lorbeer und Thymian hineingeben. Der Braten ist je nach Fleischqualität in ca. einer Stunde bei mittlerer Hitze schön zart. Nach dem Garen das Gemüse rausfischen, den Bratensaft ein wenig weiterkochen, bis er sämig ist.

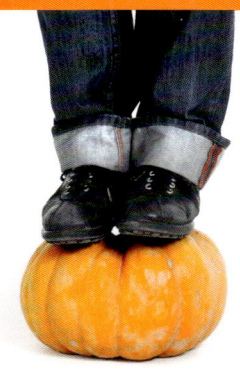

Zeile „Neues mit …" – genau, mit Hack! Warum auch nicht, das durchgedrehte Fleisch peppt Paprika & Co. aufs Leckerste auf. Es liefert viel Eiweiß – und noch mehr davon, wenn Sie etwas Magerquark hineinkneten. Doch vor allem sollte es eins sein: mager. Also besser das vom Rind ins Chili con Carne krümeln, und beim Frikadellenbraten sogar auf Tatar setzen.

Hack übrigens immer sofort verarbeiten – oder übergangsweise ab ins Tiefkühlfach damit, denn das Wort Haltbarkeit kennt Kleingehacktes nicht.

Wenn es mal nicht das Angebot sein soll oder Sie Hack nicht mehr sehen können, gilt auch an der Fleischtheke – Einkaufszettel raus und genau das kaufen, was Sie geplant haben, passend zu den Beilagen und zur Heizmann-Ernährungsuhr. Außerdem wichtig: Bleiben Sie bei der angepeilten Menge. Und antworten auf die Frage: „Darf's ein bisschen mehr sein?" höflich, aber bestimmt „Nein, danke." Denn das „Mehr" verführt nur zum mehr Essen. Also am besten immer vorher planen: Geflügel oder Rind? Filet oder Kotelett? Brust oder Keule? Soll's die Suppe veredeln, einfach mal schnell gehen oder auf dem Grill geröstet auch Gäste begeistern?

Apropos Grill. Die Kalorienbombe Bratwurst bleibt dabei besser außen vor. Auch wenn sie auf der Beleibtheitsskala ein Dauerbrenner wie das Hack ist. Liegt's vielleicht daran, dass beides besonders einfach zuzubereiten ist? Frei nach dem Motto „Rein in die Pfanne, raus aus der Pfanne, möglichst bevor Rauchzeichen aufsteigen – und guten Appetit." Dabei gibt es viele figurfreundliche Alternativen, die ebenfalls ratzfatz fertig sind.

Besonders mager und vielseitig ist weißes Fleisch. Ob Hühnchenbrust, Putenmedaillons oder Straußensteak – alle sind blitzschnell gar und damit sogar für Wok-Gerichte ideal. Putenbrust eignet sich als Schmor- oder Rollbraten, Suppenhühner geben einen tollen Fond für Suppen aller Art ab. Überhaupt: Geflügel schmeckt auf Salat, zu beinahe jedem Gemüse, heiß, kalt auf Brot, scharf gewürzt oder mild und magenfreundlich in heller Soße, da bleiben keine Wünsche offen.

Weihnachtszeit – Wenn die Ente die Gans vom Tisch fegt

Wer zum Weihnachtsfest dann noch die üppige Gans (31 % Fett) vom Festtagstisch verbannt und stattdessen eine Ente (17 % Fett) in den Ofen schiebt, kann eigentlich gar nichts mehr falsch machen. Nur bei der Zubereitung ist Vorsicht geboten, sofern Geflügel statt frisch an der Theke tiefgekühlt gekauft wird. Das gefrorene Fleisch am besten langsam im Kühlschrank auftauen – im Sieb über einer Schüssel. Das Auftauwasser dann wegschütten, Schüssel und Sieb heiß abspülen. Das Fleisch gut waschen und mit Küchenkrepp abtrocknen.

Wer rotes Fleisch dem weißen vorzieht, hat zwar in der Regel mehr Fett auf dem Teller, aber die größeren Mengen an Mineralstoffen. Deshalb, wo immer es geht, das Fett an Rumpsteak & Co. entfernen, das spart einige überflüssige Kalorien.

Die Qual der Wahl: Flotte Scheibe oder feiner Braten?

Sogar vom Schwein gibt es magere Sorten: ein Filet oder Schnitzel (natürlich unpaniert) bringt Schwung in cen Speiseplan, ohne den Esser zu beschweren. Auch das edle Rinderfilet schlägt nur mit megamageren vier Prozent Fett aufs Kalorienkonto. Entsprechend oft findet es sich auf der Einkaufsliste all derer wieder, die vor dem nächsten Badeurlaub noch ein wenig Körperschliff brauchen. Ob Sie Ihrer Familie die flotten Scheiben oder einen feinen Braten servieren, ist je nach Anlass

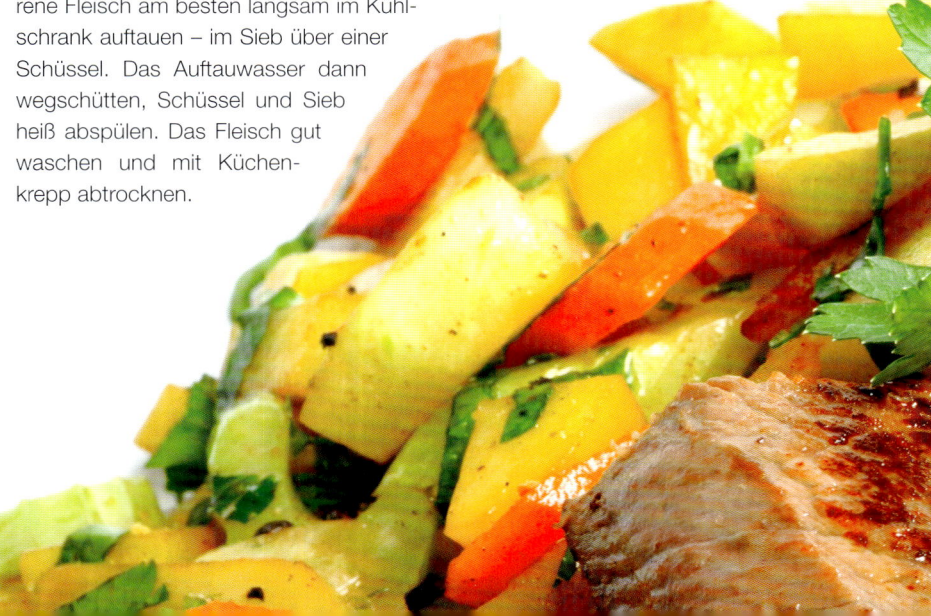

Nährwerte pro Portion (450 g)
Kalorien: 425 kcal | Proteine: 42 g
Kohlenhydrate: 25,3 g | Fette: 15,5 g

Zubereitung:

Die Kartoffeln schälen, zweimal halbieren, in kleine Würfel schneiden und in Salzwasser weich kochen. Das restliche Gemüse schälen und in gleich große dünne Scheiben/Stücke schneiden. Die Rinderhüftsteaks waschen, halbieren, trocken tupfen. Die Petersilie fein hacken. Nun das Gemüse in einer beschichteten Pfanne mit 1 Esslöffel Olivenöl anbraten und bei mittlerer Hitze weitergaren, bis es bissfest gedünstet ist. Dann die gekochten, trockengetupften Kartoffelwürfel hinzugeben, etwas Farbe nehmen lassen und alles mit Salz, Pfeffer und der Petersilie würzen. Während die Kartoffeln mitbraten, in einer zweiten Pfanne bei großer Hitze die gesalzenen und gepfefferten Hüftsteaks von beiden Seiten ca. 1,5 Minuten scharf anbraten. Sie sind fertig, wenn etwas Bra-

Rinderhüftsteaks mit frischen Wurzeln und Kartoffelwürfeln

Zutaten für 2 Personen:
250 g Kartoffeln (4 kleine)
100 g Möhren
100 g Kohlrabi
100 g Staudensellerie
1 rote Zwiebel
340 g Rinderhüftsteaks (2 Stück)
2 EL Olivenöl
Salz, Pfeffer
1 Handvoll glatte Petersilie

tensaft aus den Poren austritt. Nun das Gemüse mit dem Fleisch gleich servieren.

Tipp: Das Gemüse eignet sich auch toll zu Lachs oder anderen Fischen, die je nach Gewicht und Dicke genauso gebraten werden können wie die Hüftsteaks.

Zubereitungszeit: ca. 18 Minuten

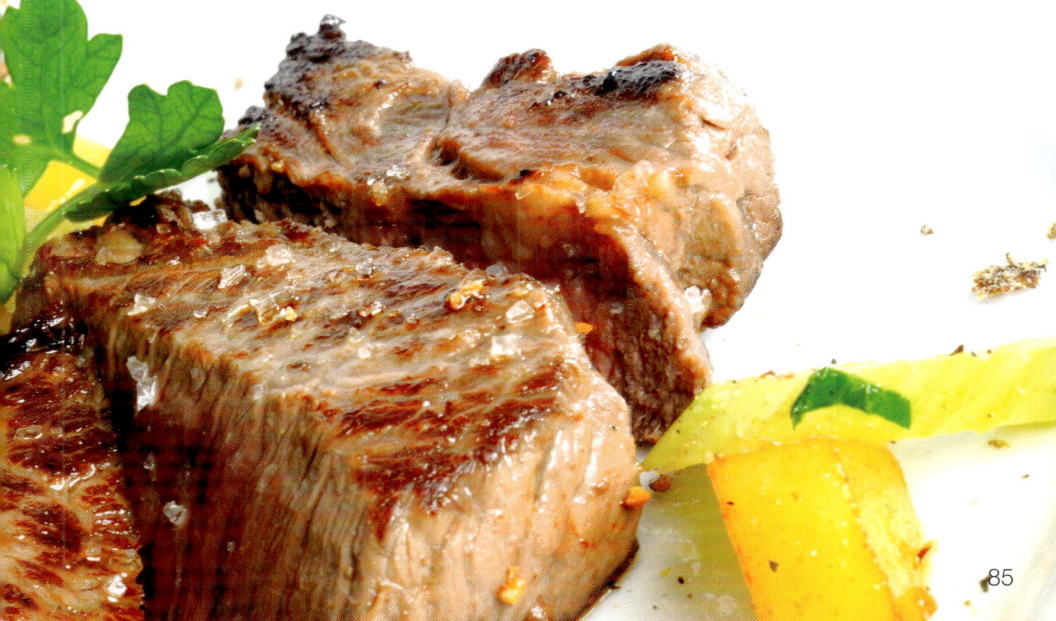

Orientalische Barbecuesoße

Für 700 ml:

1 Zwiebel, 1 Stück Ingwer, 400 ml Espresso (2 gr. Gläser), 2 EL Sojasoße, 2 TL Korianderpulver, 2 TL Kreuzkümmel, 3 TL Currypulver, 3 getrocknete Chilischoten, 3 Sternanis, 50 g Zartbitterschokolade, 300 ml passierte Tomaten, 200 g Tomatenmark, 1 TL Agavendicksaft, 1 EL Branntweinessig, je 1 TL Salz und Pfeffer, 1 EL Rapsöl

Zubereitung:

Die Zwiebel und das Ingwerstück schälen, klein schneiden, in einem Topf anschwitzen, mit Espresso (oder Kaffee) ablöschen: Die Gewürze dazugeben, die Flüssigkeit zur Hälfte einreduzieren, die Schokolade hineingeben. Sobald die geschmolzen ist, die Tomaten, den Essig, den Agavendicksaft und das Tomatenmark dazugeben und unter Rühren noch ein wenig einreduzieren, abschmecken. Die drei Sternanis entfernen, alles durchpürieren.

Tipp: Die Soße hält verschlossen zwei Wochen im Kühlschrank.

Zubereitungszeit: ca. 15 Minuten

Nährwerte pro Portion (ca. 50 g)
Kalorien: 54 kcal | Proteine: 0,9 g
Kohlenhydrate: 6,8 g | Fette: 1,2 g

einfach Geschmackssache. Sebastians Profi-Tipp: Wer sein Fleisch blitzschnell auf dem Teller haben möchte, sollte wissen: je kleiner, hochwertiger und kurzfaseriger das Stück ist, desto kürzer die Bratzeit. Die edelsten Stücke sind beim Rind aus dem Filet (z. B. Chateaubriand, Tournedos, Filet mignon). Das zarteste Schnitzelfleisch ist das vom Kalb, das saftigere vom Schwein.

Minutenschnitzel von Pute oder Huhn sind die Expressvarianten und in Streifen perfekt für den Wok. Wer gerne Lamm isst – das Kotelett mit Knochen schmeckt besonders aromatisch.

Starten Sie doch mal das „Experiment Sonntagsbraten"

Das Größte an der Fleischtheke ist natürlich der Braten. Die Zubereitung ist gar nicht so schwierig, auch wenn das komischerweise viele denken. Und – ein Plus – falls etwas übrigbleibt, kann das am nächsten Tag aufs Brot, in den Salat, mit ins Büro oder ab in die Mikrowelle. Wer also sehr im Stress ist, sollte gleich am nächsten Wochenende das „Experiment Braten" starten.

Bei der Zubereitung gilt: Er wird rundherum in Fett angebraten und schmort nach Zugabe von Wasser oder Fond in der Flüssigkeit pflegeleicht vor sich hin, bis er gar ist. Auch hier verkürzt sich die Garzeit mit besserer Fleischqualität.

Die magersten Teile sind beim Rind das Filet oder Roastbeef, vom Kalb Nuss, Brust und Schulter, vom Schwein die Lende. Einsteigern empfehlen wir wärmstens Benthes Schmorbraten auf Seite 83.

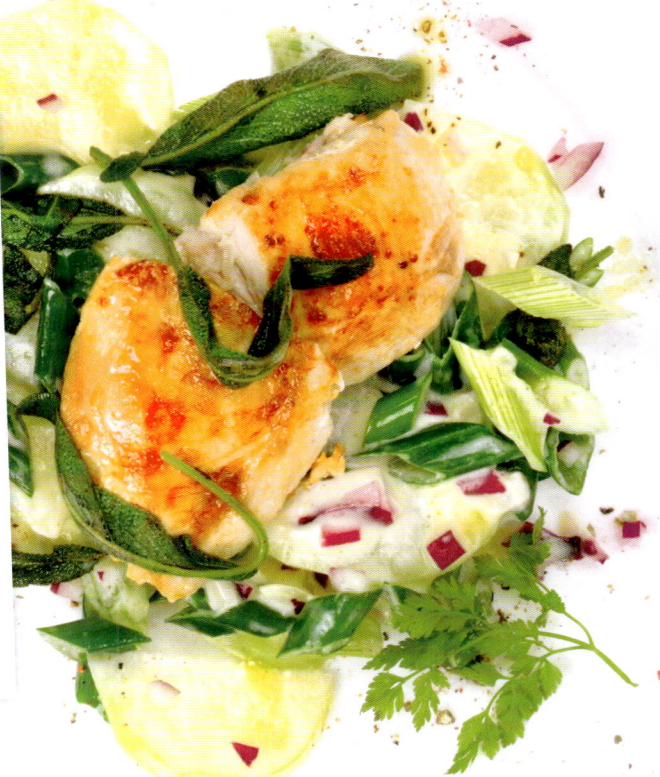

Hähnchenbrustfilet mit Kohlrabi in Salbeirahm

Zutaten für 2 Personen:

200 g Kohlrabi
1 Lauchzwiebel
1 Knoblauchzehe
250 g Hähnchenbrustfilet (2 Stück)
2 EL Olivenöl
100 ml saure Sahne
Salz, Pfeffer
1 Handvoll frischer Salbei (ca. 10 g)

Nährwerte pro Portion (325 g)
Kalorien: 368 kcal | Proteine: 32,5 g
Kohlenhydrate: 7,6 g | Fette: 20 g

Zubereitung:

Den Kohlrabi schälen, längs vierteln, in gleich große Scheiben schneiden. Die Lauchzwiebel und den Knoblauch in kleine Stücke schnippeln. Die Hähnchenbrustfilets waschen, von kleinen Äderchen und Sehnen befreien, salzen und pfeffern und in einem guten Esslöffel Olivenöl von beiden Seiten kross anbraten. Die Stücke dann aus der Pfanne in eine kleine Auflaufform legen und im vorgeheizten Ofen bei 200 Grad ca. 7 bis 8 Minuten garen. In der Zwischenzeit das Gemüse zusammen in der gleichen Pfanne bei mittlerer Hitze andünsten, bis der Knoblauch Farbe annimmt, würzen, mit der Sahne ablöschen, den gehackten Salbei dazugeben und köcheln, bis die Sahne angedickt ist. Das Hühncher aus dem Ofen nehmen, in schräge Scheiben schneiden und auf dem Kohlrabi anrichten.

Tipp 1: Wenn es einmal etwas schneller gehen muß, schneiden Sie das Hühnchen in Streifer, braten es von einer Seite an und geben vor dem Wenden das Gemüse hinzu, dann weiter wie beschrieben.

Tipp 2: Ohne Sahne kommt der Salbei erst zum Schluss in die Pfanne, da er sonst schnell verbrennt.

Zubereitungszeit: ca. 15 Minuten

Feuer und Flamme: Grillen bis der Arzt kommt!

Natürlich zählt auch beim heißersehnten Sommervergnügen Qualität. Damit der kulinarische Saisonspaß nicht als freundliche Erinnerung an den Hüften hängen bleibt, sollten Sie auch hier statt fettreiche Bratwürste, Nacken oder Bauchfleisch lieber mal ein Filetstück oder – etwas deftiger – ein nicht zu durchwachsenes Steak auf den Rost legen. Prima lassen sich dazu Pute, Hähnchenbrust, Straußenfilet oder Fisch grillen. Die aber besser nicht fertig mariniert kaufen, sondern in selbstgemachte Marinade aus natürlichen Zutaten tauchen. Dabei sind der Fantasie und dem Geschmack keine Grenzen gesetzt. Mischen Sie Selfmade-Marinaden, was das Zeug hält: Als Grundlage passen Olivenöl,

Gemüse oder Obstsaft, Wein, Milch, Buttermilch oder Joghurt. Dann einfach alles dazugeben, was Ihnen schmeckt (nur kein Salz, das kommt erst nach dem Grillen aufs Fleisch). Lecker ist zum Beispiel ein Olivenöl-Rosmarin-Knoblauch-Mix. Das Fleisch am besten über Nacht darin einlegen. Etwa eine Tasse Marinade brauchen Sie pro Kilo Fleisch.

Weiter geht's: Am gesündesten ist es, das komplette Grillgut in Alusschalen auf den Rost zu legen. Alles? Nein, besser kein gepökeltes Fleisch (wie Kasseler, Leberkäse, Schinken, Wiener Würstchen) brutzeln, denn aus Pökelsalz entsteht gesundheitsschädigendes Nitrit. Und auf keinen Fall mit Bier hantieren: Es enthält organische Substanzen und darf nicht ins Feuer geraten, weil sonst die krebserregenden polyzyklischen aromatischen Kohlenwasserstoffe (PAK) entstehen.

Wer mehr als einmal in der Woche den Grill anwirft, sollte neben dem Fleisch als gesunde fleischlose Abwechslung Tofu oder bunte Spieße aus mariniertem Gemüse rösten. Aber auch Halloumi-Käse schmeckt nicht nur den Vegetariern. Die würzige Spezialität aus Zypern mit etwas Öl bepinseln und losgrillen.

Übrigens: Wenn das köstliche magere Fleisch nun auf dem Teller liegt, sollte es nicht unbedingt mit fetten Grillsoßen kalorienmäßig wieder auf Bauchfleisch mit Schwarte getunt werden. Besser sind simpler Senf und Ketchup oder eine selbstgemachte Grillsoße wie auf der vorherigen Seite.

Und als Beilage servieren Sie doch einfach statt Brot einen gemischten Salat mit leichtem Dressing.

NICHT VERGESSEN!

* Qualität statt Quantität - Fleisch reduzieren, dafür auf Qualität setzen.

* Marinieren Sie Ihr Fleisch selbst - so ist es ohne fiese Zusatzstoffe.

* Regionale Ware ist meist nicht lange zwischengelagert.

* Bei abgepacktem Fleisch können Tropfen von innen an der Folie ein Hinweis für schlechte Kühlung sein - besser nicht kaufen.

Alles Wurst!

Auch wenn das Butterbrot am Abend passé ist – morgens darf gerne eine Scheibe Aufschnitt aufs Vollkornbrot.

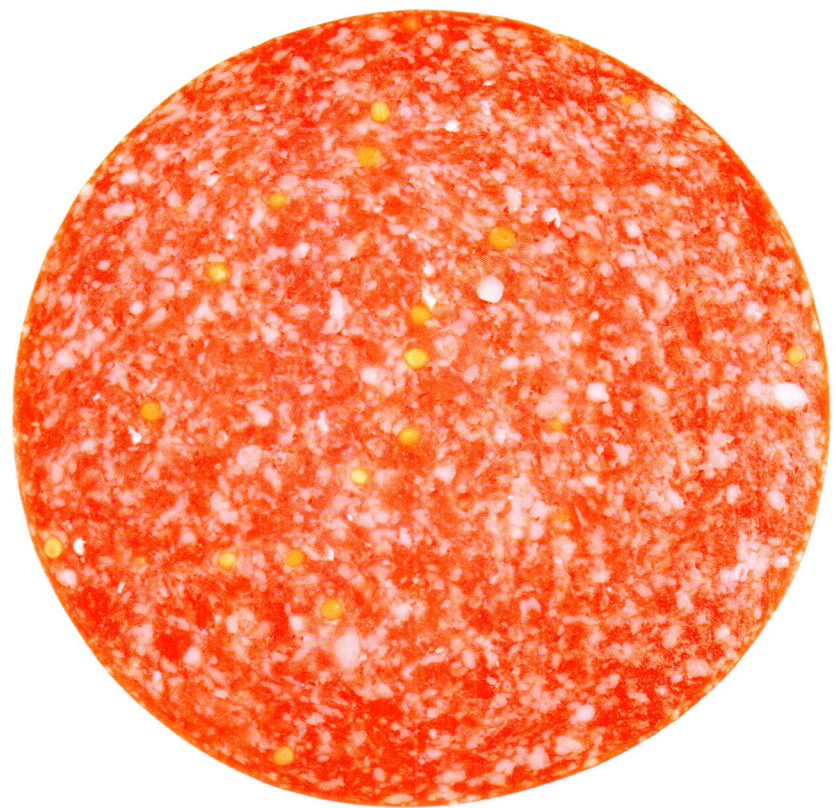

Neben dem Fleisch lockt die Wursttheke – und im Gegensatz zu den verpackten Sorten, die oft Zucker enthalten, hat die frische Ware meist die bessere Qualität zu bieten. Wer sicher sein will, gute Fettqualität und möglichst ohne Nitritpökelsalz behandelte Sorten zu bekommen, greift zu Bio. Ansonsten können Sie sich eine gesunde Aufschnitt-Mischung zusammenstellen: Schinken, Putenbrust, Braten und Corned Beef haben eine besonders niedrige Energiedichte. Auch Edel-oder Gourmetsalami hat weniger Fett als normale Sala-mi. Übrigens: Fettreduzierte Sorten sind nicht geschmackloser als vollfette Sorten.

Ölwechsel

Fett macht fit statt dick. Allerdings nur, wenn es das richtige ist – und in Maßen dosiert wird

Ohne Fett geht's nicht. Unser Körper braucht es. Fett macht wichtige Vitamine wie A, D, E und K für den menschlichen Organismus lösbar, versorgt uns mit essentiellen Fettsäuren und bringt Geschmack an vieles, was völlig fettbefreit einfach nicht schmecken würde. Trotzdem hat es ein schlechtes Image. Die Frage, ob Fett denn nun gesund oder ungesund ist oder ob es dick oder dünn macht, lässt sich nicht eindeutig beantworten, sondern immer mit einem „Es kommt darauf an ..."

Wie viel Fett darf es denn überhaupt sein?

Wie viel einem guttut, lässt sich noch recht einfach beantworten: Zu viel ist schlecht, es lagert sich ab (besonders gerne am Bauch) und setzt schädliche Prozesse in Gang. Herz-Kreislauf-Erkrankungen sind die Folge. Wer jedoch Fett-Risiken wie Übergewicht vermeiden will, setzt hochwertiges Fett wohldosiert ein. Versorgen Sie sich ruhig mit guten Fetten

Beim Braten
das Öl mit einem Teelöffel abmessen. Gießt man es, schwappt meist zu viel aus der Flasche

in angemessenen Mengen, und holen Sie die schlechten gar nicht erst auf Ihren Teller – am besten einfach im Supermarktregal stehen lassen.

Aber was sind schlechte Fette? Die finden sich vor allem in Fertigprodukten und in vielen tierischen Lebensmitteln – von Pommes und Pizza über die Bratensoße bis zu Fleisch, Wurst oder Käse. Darin stecken größtenteils gesättigte Fettsäuren, die zu ungesund hohen Blutfettwerten führen.

Gehärtetes Fett gleich im Supermarkt stehen lassen

Ganz übel sind die sogenannten Transfettsäuren, die beim Härten und Verarbeiten von Pflanzenfetten entstehen. Meist findet man sie in „Leckerschmeckern" wie Kartoffelchips, Blätterteig, Knabbereien, Snacks oder Frittiertem. Besonders schlimme Folgen haben diese Transfettsäuren für die Blutfettwerte. Sie erhöhen das schlechte Cholesterin und senken das gute, was ebenfalls Herz-Kreislauf-Erkrankungen begünstigt. Wenn auf

**Butter von
glücklichen Kühen**

Kaufen Sie Butter von
Weidekühen. Die mampfen
frische Gräser und Kräuter,
was zu guten Fettsäure-
verhältnissen in der Milch führt.
Butter aus Irland – da haben
die Kühe immer grüne Wiesen –
ist deshalb empfehlenswert.

einer Verpackung „gehärtetes Fett" oder „pflanzliches Fett, zum Teil gehärtet" steht, sollten Sie das Produkt links liegen lassen. Dann stecken Transfettsäuren drin. Hinter dem Begriff „Pflanzliche Öle" versteckt sich häufig Palmöl, das zur Hälfte aus gesättigten Fettsäuren besteht. Das ist in der Herstellung das billigste Pflanzenöl und sollte unbedingt gemieden werden.

Gute Fette haben dagegen ein ausgewogenes Omega-6- zu Omega-3-Verhältnis, zum Beispiel 8:1 (Weizenkeimöl) oder 3:1 (Rapsöl).

Auch Olivenöl ist für die gesunde Küche empfehlenswert, weil es einen hohen Anteil der einfach ungesättigten Ölsäure enthält. Walnuss- und Leinöl liefern ebenfalls sogenannte essentielle Fettsäuren, die für unseren Organismus lebenswichtig sind. Wir müssen sie über die Nahrung aufnehmen, weil unser Körper sie nicht selbst produzieren kann. Trotzdem sollten Sie nicht vergessen, dass auch gutes Fett nur in Maßen gesund ist.

Fazit: Kaufen Sie wenige, aber gute Öle. Sonnenblumenöl, Distelöl, Maiskeimöl und Palmöl dürfen im Supermarkt bleiben.

Butter oder Margarine – Hier entscheidet der Geschmack

Und was darf direkt aufs Brot? Das ist eine Glaubensfrage. Wer natürliche, reine Produkte bevorzugt, wählt automatisch Butter. Margarine hingegen ist ein industrielles Produkt, in dem gern und oft Fette künstlich gehärtet und Vitamine und Fettsäuren künstlich zugesetzt werden.

Bei „Light"-Margarine greifen die Hersteller häufig noch zu anderen Zusatzstoffen, damit das wässrige Etwas überhaupt schnittfest wird.

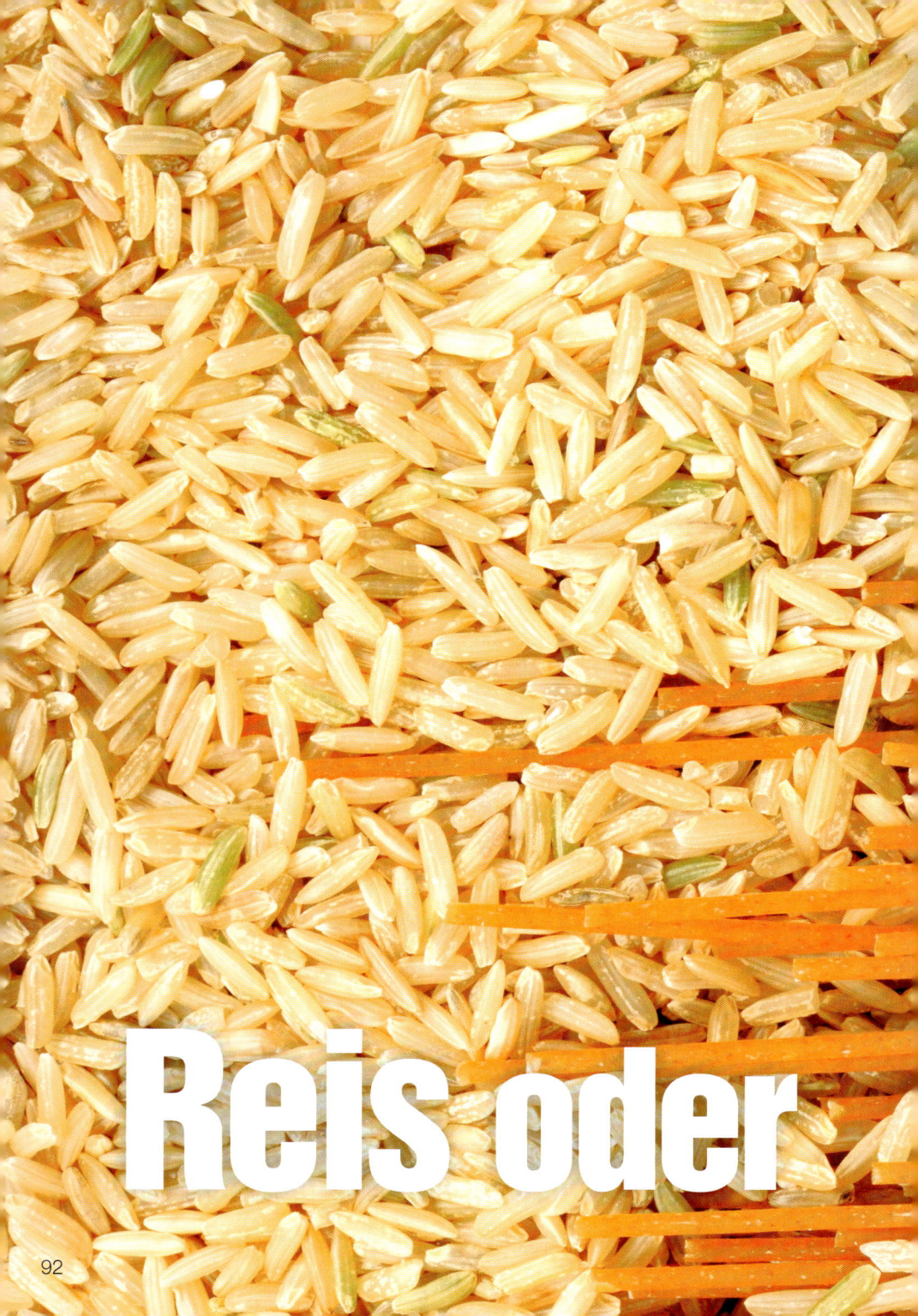

Reis oder

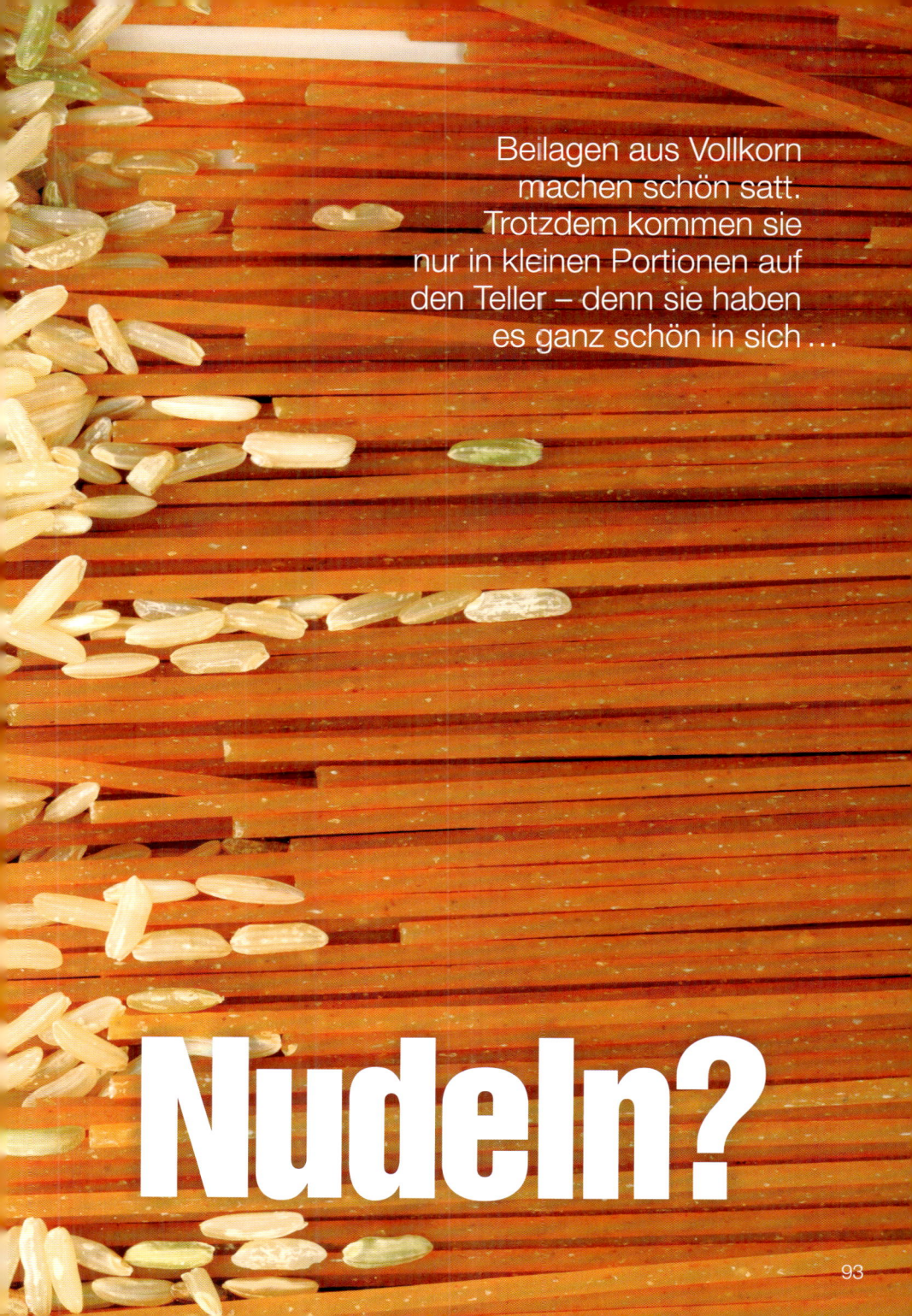

Beilagen aus Vollkorn
machen schön satt.
Trotzdem kommen sie
nur in kleinen Portionen auf
den Teller – denn sie haben
es ganz schön in sich …

Nudeln?

Dieser Gang ist schnell abgehakt, denn Beilagen liegen meist in direkter Nachbarschaft – also wo Nudeln sind, ist auch der Reis nicht weit, wo die beiden liegen, sind auch ihre exotischen Verwandten in der Nähe. Wo Sie zugreifen, bleibt – wie immer – Geschmackssache. Falls Sie auf den richtigen Biss abfahren, ist Pasta höchstwahrscheinlich Ihre absolute Nummer eins.

Sie wären damit in bester Gesellschaft. Kaum ein Gericht landet weltweit öfter auf dem Teller als Nudeln. Und nicht wenige der Spaghetti, Makkaroni und Tortellini wandern in unsere Kochtöpfe – über 7 Kilogramm verputzt jeder Deutsche im Jahr.

Auch im Ich-bin-dann-mal-schlank-Programm brauchen Sie auf Ihre Lieblingsnudeln nicht zu verzichten, allerdings sollten Sie die Portionen klein halten. Denn die Beilage liefert bis zu 70 Prozent Kohlenhydrate. Und sollte – da Sie der Figur und Gesundheit zuliebe Fett und Kohlenhydrate möglichst trennen – nicht in fetten Pastasoßen baden. Zu Nudeln also lieber fettarme Varianten, etwas Olivenöl mit Knoblauch oder viel Gemüse servieren.

Aber keine Sorge. Selbst, wenn die Portion nun etwas kleiner ist, satt werden Sie trotzdem – wenn Sie die Vollkornsorten aus Weizen oder Dinkel vorziehen. Die sind nach einer kurzen Umgewöhnung genauso lecker wie die helleren Verwandten.

Wer meint, er kann nicht ohne Pasta mit fetter Soße leben, für den hat übrigens Patric Heizmann einen tollen Tipp: Einfach mal eine große Portion Nudeln ohne alles essen. Schmeckt nicht toll? Genau. Es ist die Soße, die Nudeln und Reis lecker macht. Also genießen Sie Tomaten- oder Käsesoße doch ab jetzt ruhig mit Gemüse …

Mit Ei, ohne Ei? So nudelt man richtig

Pasta gibt es eifrei aus reinem Hartweizengrieß oder als Eiernudeln, die einen unterschiedlich hohen Eigehalt haben. Wir empfehlen Vollkornnudeln, die in der Regel ohne Eier hergestellt werden – al dente, also bissfest gekocht. Auf diese Weise nimmt man die Kohlenhydrate in so komplexer Form auf, wie es nur geht. Wem Vollkornnudeln aus Hartweizen zu streng schmecken, sollte Dinkelvollkornnudeln probieren. Sie sind heller und schmecken weniger „vollkornig".

Parboiled: Ist der Reis dann überhaupt noch gesund?

Auch Reis kommt in Deutschland regelmäßig auf den Tisch. Hier sollten Sie ebenfalls das volle Korn bevorzugen. Die braune, ungeschälte Sorte wird von den Magenenzymen langsamer gespalten als die weiße, der Blutzuckerspiegel weniger in die Höhe getrieben. Zudem hat Vollkornreis mehr Vitamine, Mineralstoffe und Ballaststoffe in petto – und er schmeckt

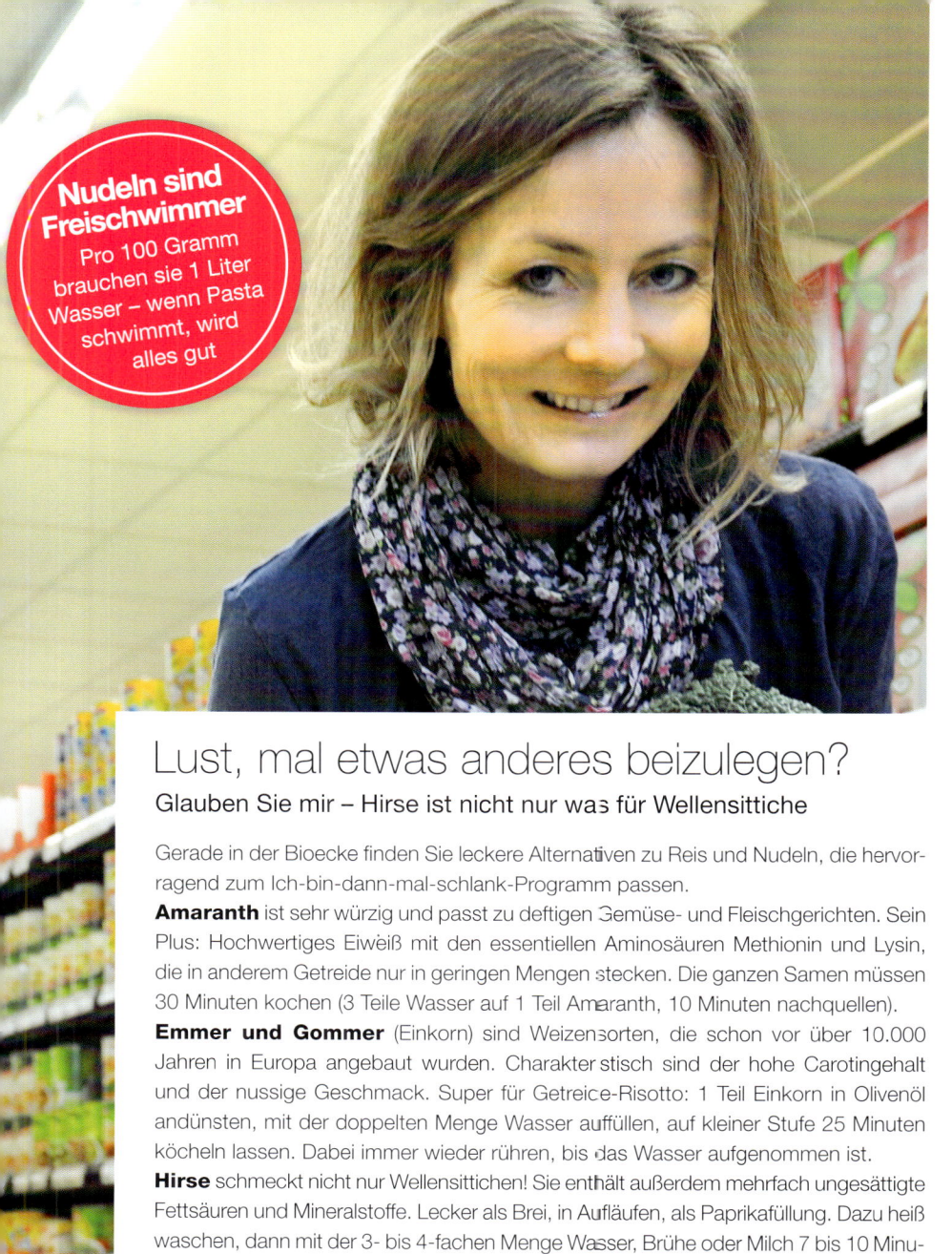

Nudeln sind Freischwimmer
Pro 100 Gramm brauchen sie 1 Liter Wasser – wenn Pasta schwimmt, wird alles gut

Lust, mal etwas anderes beizulegen?

Glauben Sie mir – Hirse ist nicht nur was für Wellensittiche

Gerade in der Bioecke finden Sie leckere Alternativen zu Reis und Nudeln, die hervorragend zum Ich-bin-dann-mal-schlank-Programm passen.

Amaranth ist sehr würzig und passt zu deftigen Gemüse- und Fleischgerichten. Sein Plus: Hochwertiges Eiweiß mit den essentiellen Aminosäuren Methionin und Lysin, die in anderem Getreide nur in geringen Mengen stecken. Die ganzen Samen müssen 30 Minuten kochen (3 Teile Wasser auf 1 Teil Amaranth, 10 Minuten nachquellen).

Emmer und Gommer (Einkorn) sind Weizensorten, die schon vor über 10.000 Jahren in Europa angebaut wurden. Charakteristisch sind der hohe Carotingehalt und der nussige Geschmack. Super für Getreide-Risotto: 1 Teil Einkorn in Olivenöl andünsten, mit der doppelten Menge Wasser auffüllen, auf kleiner Stufe 25 Minuten köcheln lassen. Dabei immer wieder rühren, bis das Wasser aufgenommen ist.

Hirse schmeckt nicht nur Wellensittichen! Sie enthält außerdem mehrfach ungesättigte Fettsäuren und Mineralstoffe. Lecker als Brei, in Aufläufen, als Paprikafüllung. Dazu heiß waschen, dann mit der 3- bis 4-fachen Menge Wasser, Brühe oder Milch 7 bis 10 Minuten bei mittelstarker Hitze kochen. Danach 15 Minuten ausquellen lassen.

kräftiger. Also, wenn schon, denn schon: Gönnen Sie sich doch die gesündere, sattmachende Sorte.

Für Sie ist nur weißer Reis „echter" Reis? Greifen Sie immer zu Parboiled-Sorten. Denen wurde zwar, wie dem weißen Reis, die Silberhaut entzogen, aber durch ein besonderes Produktionsverfahren, bei dem Vitamine und Mineralstoffe aus den Randschichten ins Innere gedrückt werden, bleiben viele Nährstoffe in den Körnchen stecken. Das gilt auch für den Expressreis, der oft in wenigen Minuten fertig ist. Doch der sollte eine Notlösung bleiben, falls Ihr Gast kurz vor dem Verhungern steht, denn der Geschmack bleibt bei Blitzsorten gerne mal auf der Strecke. Ist der Reis nicht vorbehandelt, gilt: Je weißer die Körner, desto weniger Inhaltsstoffe.

Auch preiswerter Reis liefert die wertvollen Nährstoffe

Ob weiß, braun oder parboiled, alle drei gibt es als Langkorn- (mindestens 6 mm) und Rundkornreis (mindestens 4 mm). Die lange Sorte bleibt sehr locker, passt zu pikanten Gerichten und ergibt mit frischem Gemüse einen prima Reissalat. Die beliebtesten Sorten sind der Patna, der aromatische Thailändische Duftreis und der Basmati mit dem besonders feinen Geschmack. Reis mit runden Körnern klebt eher zusammen und ist daher prima für Milchreis und Desserts geeignet, aber auch ungesüßt für Pilaw und Paella. Risotto hingegen gelingt am besten mit dem dafür vorgesehenen Risottoreis. Wer gerne chinesisch kocht, der sollte zum Kleb-Reis greifen. Er erleichtert das

Reis ist langweilig?
Na, dann peppen Sie ihn doch einfach mal auf!

✦ Bunte Tupfen bekommt Reis, wenn Sie Möhrenwürfel und Erbsen untermischen.
✦ Frische Farbe bringen Tomatenmark (rot) oder Safran (gelb). ✦ Neues Aroma durch Gartenkräuter: gehackten Schnittlauch, Petersilie, Basilikum oder Rucola unter den gegarten Reis mengen.

Mit-Stäbchen-Essen ungemein … Beim Kochen ist loser Reis der Variante aus dem Kochbeutel vorzuziehen. Er nimmt das Wasser beim Quellen ganz auf, und Vitamine und Mineralien schwemmen nicht mit dem Kochwasser weg.

Zu guter Letzt: Ist teurer Reis besser als preiswerter? Nein. Die Qualitätsstufe gibt zwar Auskunft darüber, wie viel vom preiswerten Bruchreis beigemischt wurde, hat aber keinen Einfluss auf Nährwerte und Haltbarkeit. Beides ist bei Premium (bis zu 5 % Bruchreis, Standard (bis zu 15 % Bruchreis), Haushaltsqualität (bis zu 25 % Bruchreis) und Reis mit erhöhtem Bruchanteil (bis 40 %) gleich. Also gerne zu den preiswerten Sorten greifen.

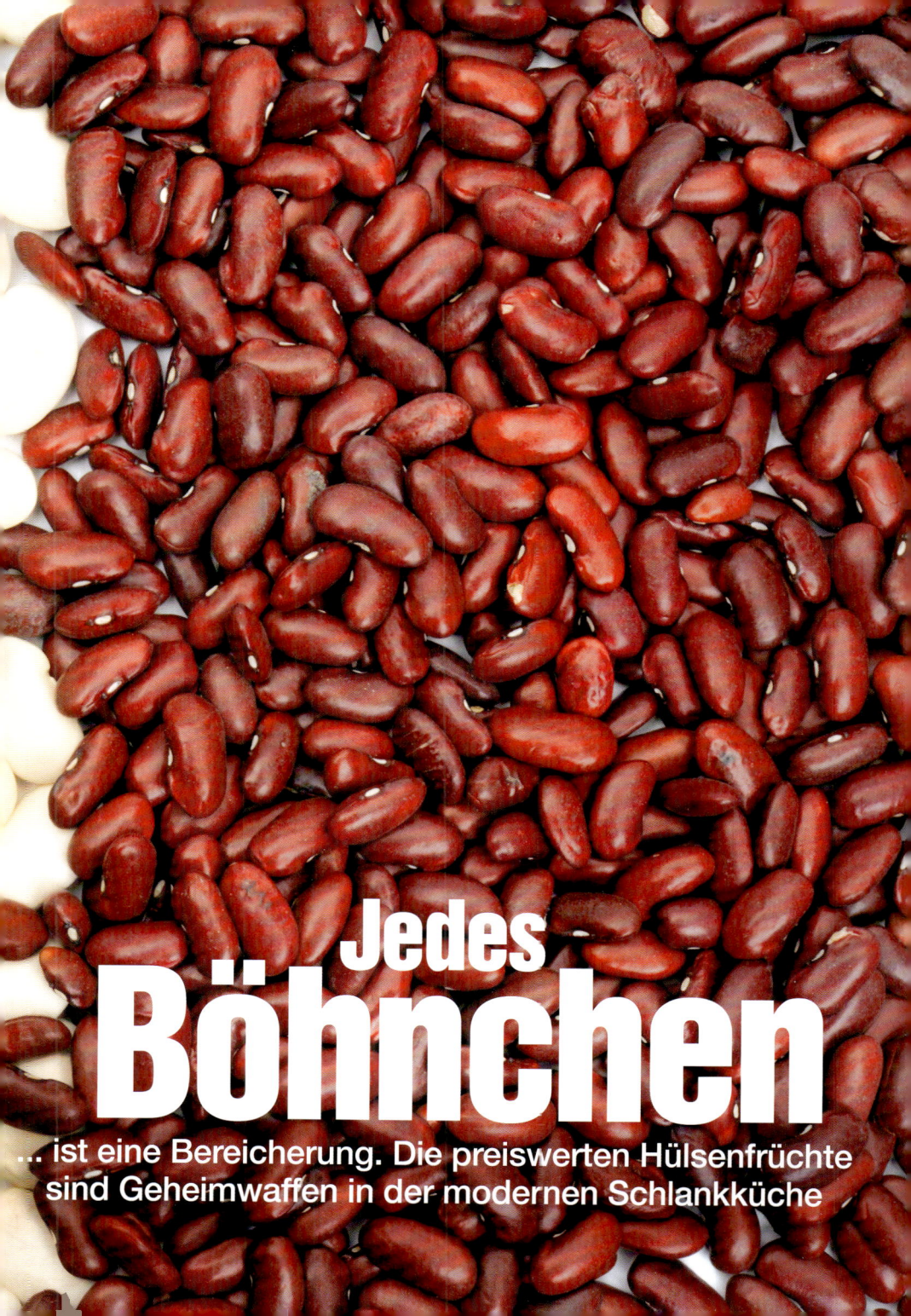

Jedes
Böhnchen

... ist eine Bereicherung. Die preiswerten Hülsenfrüchte
sind Geheimwaffen in der modernen Schlankküche

Meist nahe beim Reis und den Nudeln stapeln sich getrocknete Hülsenfrüchte wie Bohnen, Linsen und Erbsen. Die sollten Sie immer auf Vorrat im Haus haben, denn die kleinen Powerkugeln sind unglaublich vielseitig, halten sich monatelang und sättigen so unvergleichlich, dass man manchmal sogar noch am nächsten Tag weniger Hunger verspürt als üblich. Aber das ist noch nicht alles: Die kleinen Hülsenfrüchte sind ganz groß, wenn es darum geht, Fett in Muskeln umzuwandeln.

Das Besondere ist ihr hoher Eiweißanteil, der bei 20 bis 35 Prozent liegt – Werte, die sonst nur tierische Lebensmittel erreichen. Auch in der Qualität des Proteins – der biologischen Wertigkeit – stehen sie Milch, Fleisch und Co. in nichts nach. Gegen Gemüse punkten sie außerdem mit einem extrem guten Ballaststoffgehalt. Und als i-Tüpfelchen sind sie fettarm, enthalten nur 1 Gramm pro 100 Gramm.

Beginnen wir mal mit den Bohnen. Sie sind besonders resistent gegen schädliche Umwelteinflüsse und nehmen nur wenig Schadstoffe auf. Die bleiben nämlich auf der Hülse und können durch sorgfältiges Waschen entfernt werden.

Bohnen schmecken natürlich frisch genial, aber auch bei den getrockneten können Sie munter zugreifen: Ob weiß, groß, klein, dick oder Kidney – alle sind fettarm, bringen genauso viel Eiweiß wie Hühnerfleisch mit sich und eine Portion Eisen noch dazu. Und – sie halten bis zu einem Jahr. Einzige Ausnahme: „Baked beans" in Dosen sollten im Regal bleiben – die gekochten Bohnen in Tomatensoße bringen wahre Zuckerberge mit sich.

Für die Suppe zu schade: Die Super-Linse für Kaviarfans

Linsen meinen es genauso gut mit uns wie die Bohnen – und sind in der Farbenpracht nicht zu überbieten. Es gibt schwarze, braune, rote und gelbe Sorten – je kleiner sie sind, desto größer der Geschmack. Die grüne Linse, die eigentlich bräunlich ist, kennen und verwenden die meisten. Besonders klein sind die sogenannten Belugalinsen. Sie sind glänzend schwarz und meist bei den Biosorten zu finden. Kocht man sie, werden sie kaviargrau – daher der ungewöhnliche Name. Wer es eilig hat, kauft am besten rote Linsen. Die sind geschält erhältlich, dadurch ist ihre Garzeit besonders kurz.

Komischerweise denken die meisten bei der Linse erst einmal an Suppe. Dabei ist die Hülsenfrucht total vielseitig verwendbar. Gekocht, püriert und gut gewürzt schmeckt sie warm zu Fleisch und kalt als Salat oder püriert als Aufstrich. Die rote Linse gibt dem Essen eine orientalische Note und verträgt sogar süße Nebenbuh-

Die biologische Wertigkeit

Ist der Bewertungsmaßstab für die Qualität von Nahrungseiweiß. Je höher die biologische Wertigkeit, umso wertvoller ist ein Eiweiß für den menschlichen Organismus.

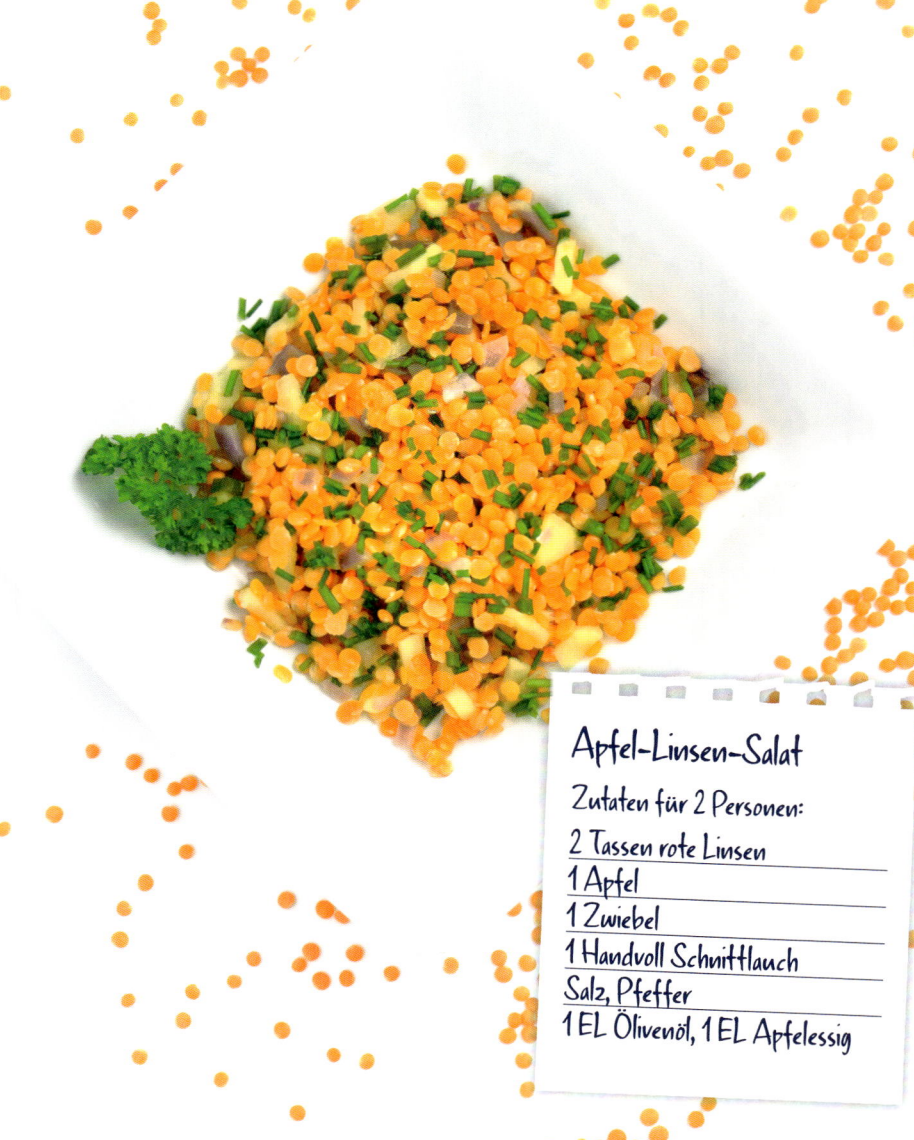

Apfel-Linsen-Salat

Zutaten für 2 Personen:

2 Tassen rote Linsen

1 Apfel

1 Zwiebel

1 Handvoll Schnittlauch

Salz, Pfeffer

1 EL Olivenöl, 1 EL Apfelessig

Nährwerte pro Portion (125 g)

Kalorien: 145,8 kcal | Proteine: 7 g
Kohlenhydrate: 17,5 g | Fette: 3,7 g

Zubereitung:

Die Linsen in kochendes Wasser geben, 4 Minuten kochen, abgießen. Den Apfel und die Zwiebel fein würfeln, in dem Olivenöl glasig dünsten. Die Linsen dazugeben, salzen, pfeffern, mit dem Essig ablöschen und vom Herd nehmen. Den Schnittlauch fein hacken, mit dem Salat vermengen.

Tipp: Lecker zu Zander oder Entenbrust!

Zubereitungszeit: 10 Minuten

ler. Gekocht kann sie mit geschnippeltem Obst gemischt werden. Klasse!

Auch Erbsen sind pflanzliche Eiweißpower pur, dazu äußerst nitratarm, weil ihre Schalen sie ebenfalls vor Schadstoffen schützen. Getrocknet bleiben sie ein Jahr haltbar. Die gängige Sorte ist die Palerbse. Sie ist mehlig und für Eintöpfe geeignet. Die süßeren Markerbsen sind in der Tiefkühltruhe oder Dose zu finden. Zuckersüß sind, wie der Name schon verrät, die Zuckerschoten. Frisch in der Gemüseabteilung gekauft, eignen sie sich super für Wokgerichte.

Machen Kichererbsen uns besonders gute Laune?

Eine enge Verwandte der Erbse ist die Kichererbse, die hier fast nur getrocknet zu finden ist. Sie heißt übrigens nicht so, weil man nach dem Verzehr besonders gut gelaunt ist. Ihr Namen ist wenig originell vom lateinischen Wort für Erbse – „cicer" – abgeleitet. Trotzdem hat die Exotin vor allem die Mägen der Vegetarier im Sturm erobert. Kein Wunder bei der Vielseitigkeit. Sie ist als Suppe ebenso lecker wie als Püree, in Salaten oder als Bällchen.

Kichererbsen sind auch etwa ein Jahr haltbar, haben aber eine besonders harte Schale und müssen deshalb 12 Stunden eingeweicht werden, dann zusätzlich drei Stunden weich kochen. Samen, die im Wasser oben schwimmen, sollten aussortiert werden. Übrigens: Das Einweichwasser wegschütten, die Erbsen vor dem Kochen noch einmal mit frischem Wasser waschen. Wenn's eilt: Kichererbsen aus der Dose sind schon fertig gekocht. Sie müssen nur noch abgespült und kurz erhitzt oder püriert werden.

Bei der Zubereitung sollten Sie beachten: Alle Hülsenfrüchte, außer geschälten Erbsen und Linsen, müssen eingeweicht werden. Und zwar in der dreifachen Menge kaltem Wasser, am besten über Nacht, so werden sie später schneller gar. Das Einweichwasser unbedingt wegschütten, da es „Pups"-Stoffe enthält. Apropos: Vorbeugend gegen „Tönchen" nach dem Verzehr von Hülsenfrüchten wirken verdauungsfördernde Gewürze wie zum Beispiel Kümmel, Fenchel, Anis, Thymian, Rosmarin oder Bohnenkraut.

Übrigens – auch die Erdnuss gehört ins Powerkugel-Team. Zwar trägt sie die Nuss im Namen, ist aber eine Hülsenfrucht. Wegen ihres hohen Eiweißgehaltes sollte sie gerne immer wieder in kleinen Mengen in Salaten oder im Gemüse landen.

Hülsenfrüchte immer kochen

Getrocknete Hülsenfrüchte sollten nicht roh gegessen werden. Sie enthalten im rohen Zustand einige Substanzen, wie Lektine und Protease-Inhibitoren, die schädlich sind. Deshalb vor kleinen Kindern in Sicherheit bringen und immer kochen. Weil dabei Vitamine verloren gehen, mit frischem Gemüse wie Paprika oder Möhren ausgleichen.

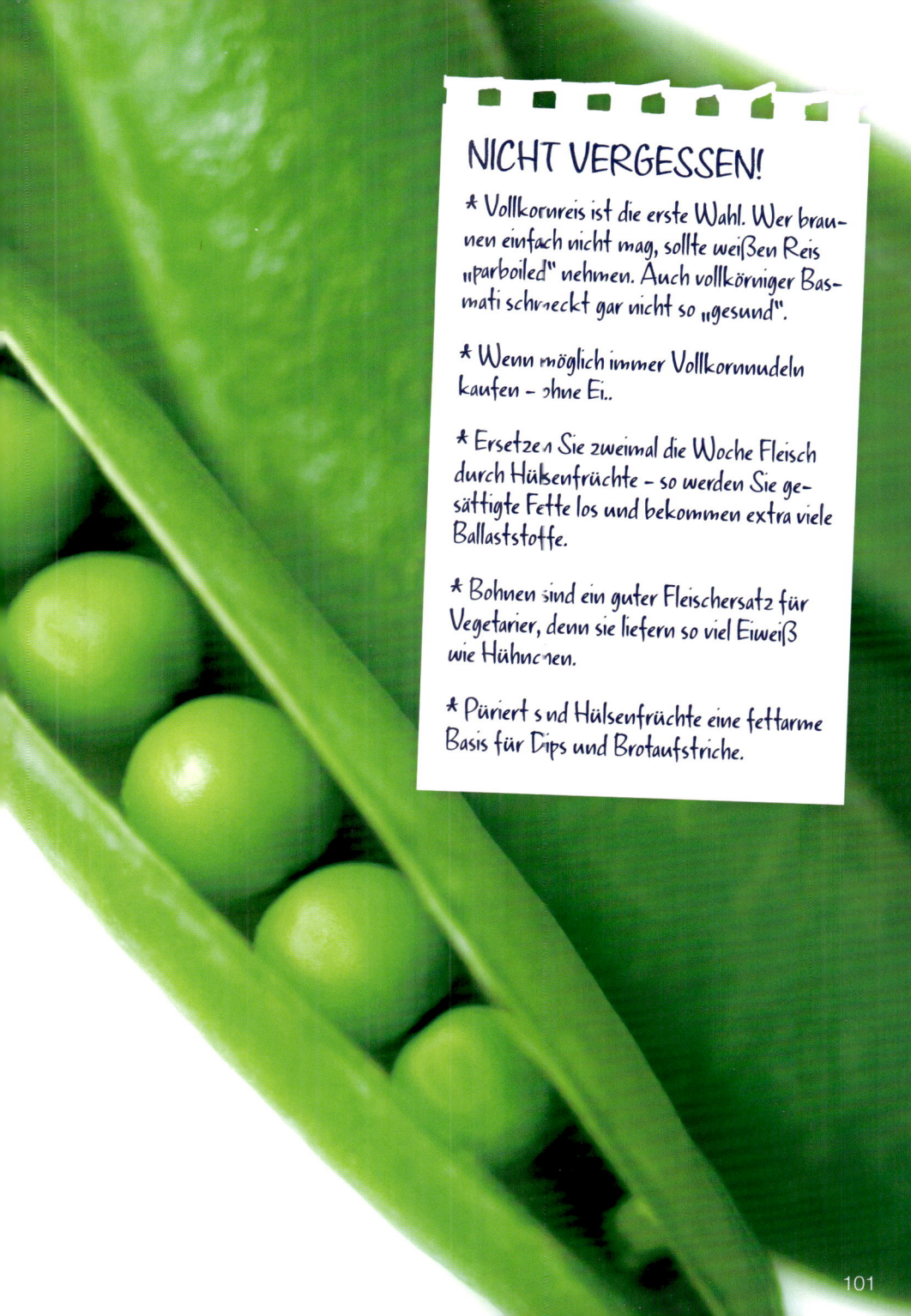

NICHT VERGESSEN!

★ Vollkornreis ist die erste Wahl. Wer braunen einfach nicht mag, sollte weißen Reis "parboiled" nehmen. Auch vollkörniger Basmati schmeckt gar nicht so "gesund".

★ Wenn möglich immer Vollkornnudeln kaufen - ohne Ei..

★ Ersetzen Sie zweimal die Woche Fleisch durch Hülsenfrüchte - so werden Sie gesättigte Fette los und bekommen extra viele Ballaststoffe.

★ Bohnen sind ein guter Fleischersatz für Vegetarier, denn sie liefern so viel Eiweiß wie Hühnchen.

★ Püriert sind Hülsenfrüchte eine fettarme Basis für Dips und Brotaufstriche.

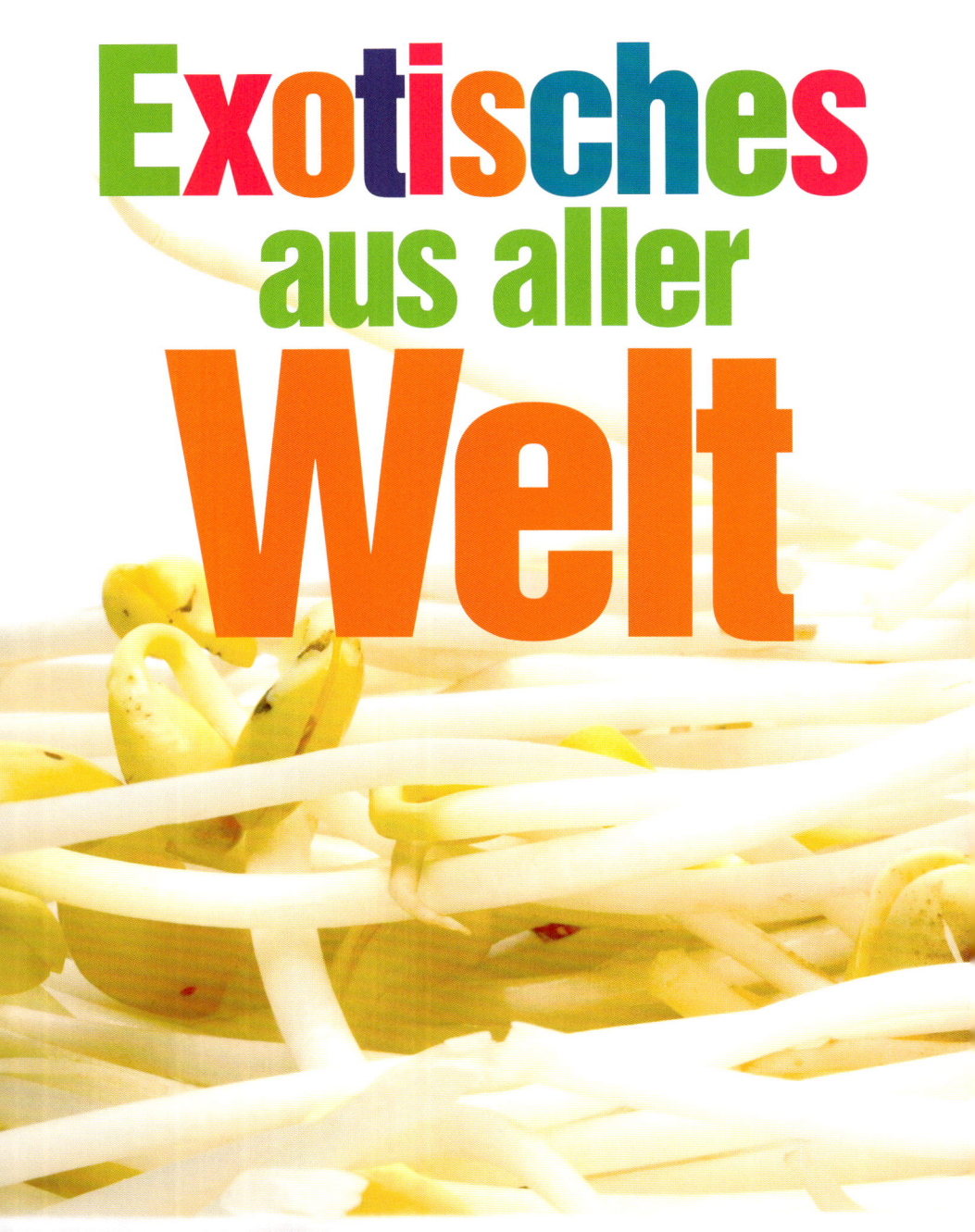

Exotisches
aus aller
Welt

Multikulti auf dem Teller schmeckt nach Urlaub – und ist eine kulinarische Abwechslung, die dafür sorgt, dass gesunde Küche nie langweilig wird

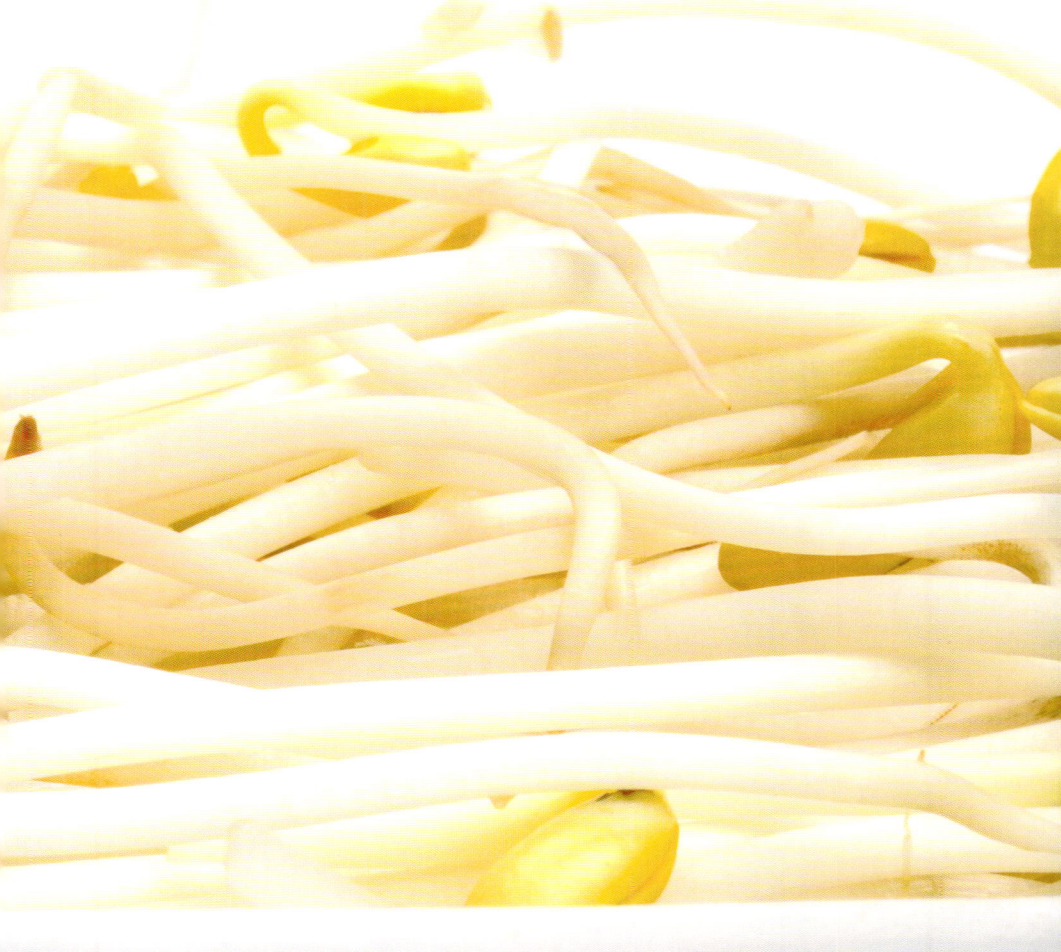

E xotisches Obst und Gemüse ist längst selbstverständlich, aber es gibt noch viele andere Köstlichkeiten aus aller Welt, die jede gesunde Ernährung ordentlich aufpeppen. Schon bei den Beilagen sind zwei echte Highlights zu finden, die ruck, zuck zubereitet sind und lecker schmecken.

Couscous und Bulgur – „Fast Food" aus dem Orient

Wer einmal in Tunesien, Marokko oder Ägypten war, hat sicher seine Bekanntschaft gemacht. Couscous, der fast kein Fett und mehr Eiweiß als Nudeln hat, ist eine vielseitige Säule der nordafrikanischen Küche. Dort werden die Sattmacher-Kügelchen aus Grieß zu Fleisch,

Eiern, Gemüse und auch als Süßspeise mit Obst und Joghurt geschlemmt – und das sollten Sie hier auch tun. Kompliziert ist es nicht – im Gegenteil. Couscous wird Freunde der Blitzküche begeistern. In den Regalen unserer Supermärkte gibt es ausschließlich die Instant-Variante, die mit heißem Wasser oder Gemüsebrühe übergossen in fünf Minuten fix und fertig ist.

Der Bulgur bildet eines der Hauptnahrungsmittel im Vorderen Orient und besteht aus Hartweizen. Er wird genauso zubereitet wie Kollege Couscous und ist ein ebenso flexibler Partner für Gerichte aller Art, allerdings nicht ganz so fein. Würzen kann man beide flotten Beilagen von süß bis orientalisch – fertige Würzmischungen, zum Beispiel afrikanische, passen perfekt. Vegetarier mögen besonders Bulgur in fleischfreier Tomatensoße Bolognese.

Der Eiweißkracher – nicht nur Vegetarier lieben Soja

Auch bei den Hülsenfrüchten kommt ein echter Knaller aus der Fremde. Die asiatische Sojabohne ist zwar nicht so fettarm wie ihre einheimischen Alternativen, aber als Fettpflanze punktet sie nicht nur mit 39 Prozent Eiweiß von hoher biologischer Wertigkeit und null Cholesterin, sondern auch mit 17 Prozent Öl, aus dem Sojaöl gewonnen wird.

Eine halbe Tasse Sojabohnen enthält etwa so viel Eiweiß wie ein 150-Gramm-Steak und ist eine gesunde pflanzliche Alternative zu Fleisch. In welcher Form auch immer: gegarte Sojabohnen, ihre Sprossen in Salat oder zu Gemüse oder als Tofu. Egal wo Sie Soja in Ihre Ernährung

Spartipp:

Reste von Couscous und Bulgur werden ratzfatz zu neuen Leckerbissen, die auch prima zum Mitnehmen ins Büro geeignet sind:

✦ Mit gedünstetem Gemüse, verfeinert mit Olivenöl und Balsamico.

✦ Gemischt mit Petersilie, Minze und Koriander.

✦ Nüsse, Trockenfrüchte oder frisches Obst, Kokosmilch oder Joghurt machen das Duo zum frischen Dessert oder zur süßen Hauptspeise.

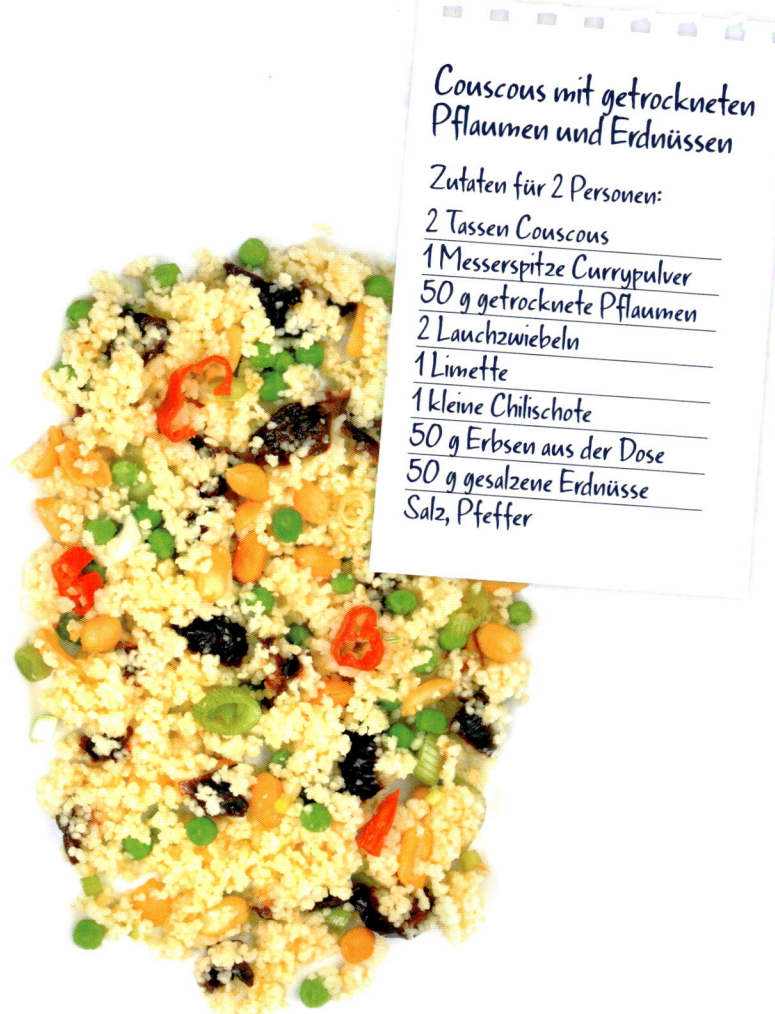

Couscous mit getrockneten Pflaumen und Erdnüssen

Zutaten für 2 Personen:

2 Tassen Couscous

1 Messerspitze Currypulver

50 g getrocknete Pflaumen

2 Lauchzwiebeln

1 Limette

1 kleine Chilischote

50 g Erbsen aus der Dose

50 g gesalzene Erdnüsse

Salz, Pfeffer

Nährwerte pro Portion (225 g)

Kalorien: 403 kcal | Proteine: 13 g
Kohlenhydrate: 45 g | Fette: 15 g

Zubereitung:

Den Couscous nach Packungsangabe zubereiten, dabei das Currypulver vorher ins kochende Wasser geben. Die Pflaumen, Zwiebeln und die Limette in kleine, gleiche Stücke schneiden. Die Chilischote fein hacken und mit den Erbsen, den Erdnüssen und dem Couscous zu einem Salat vermengen, solange der Couscous noch warm ist, und abschmecken.

Tipp: Dazu gegrillte Paprika oder Zucchini servieren. Der Couscous-Mix ist auch super als Beilage zum Grillen.

Zubereitungszeit: 6 Minuten

105

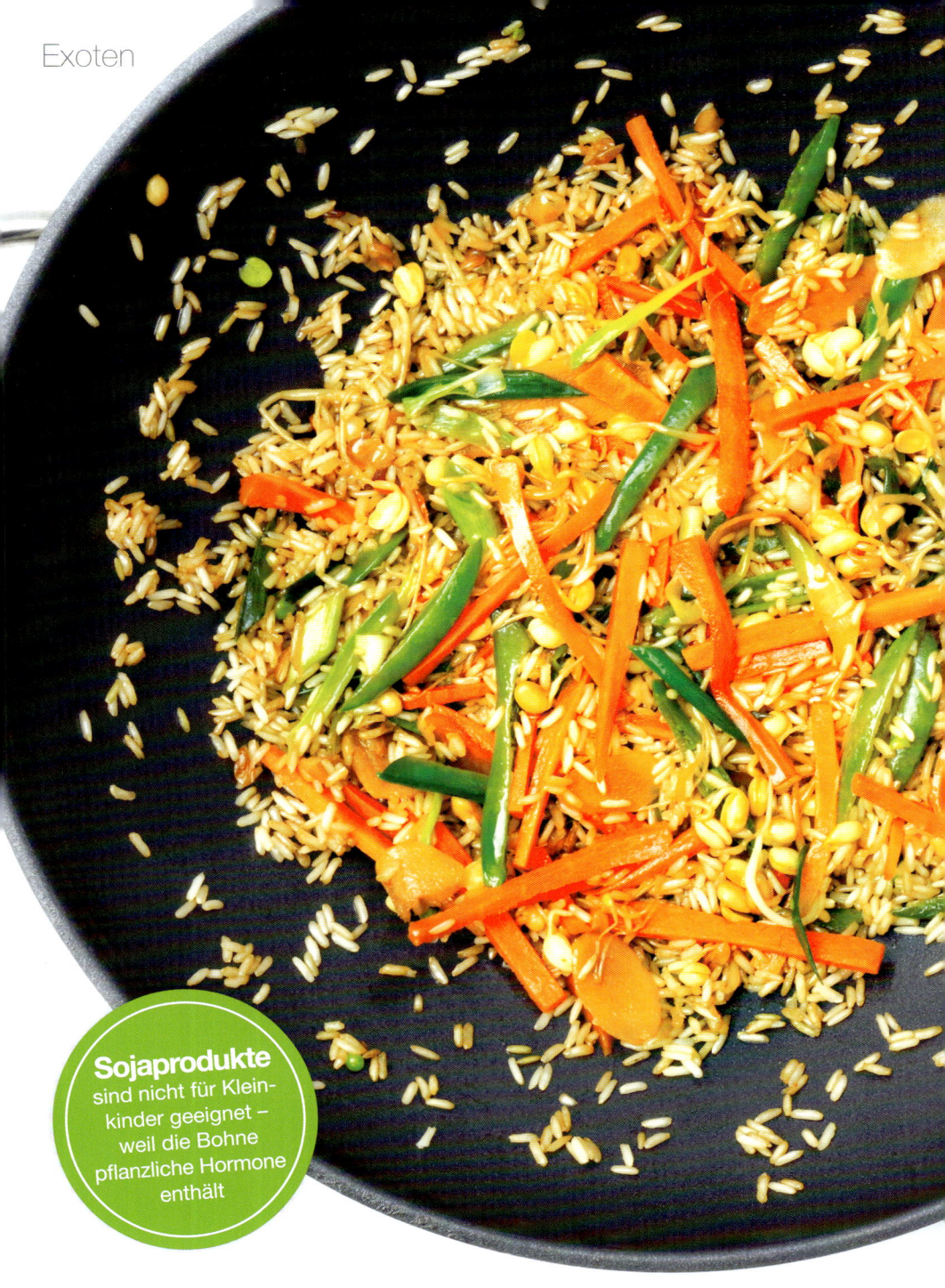

Sojaprodukte
sind nicht für Klein-
kinder geeignet –
weil die Bohne
pflanzliche Hormone
enthält

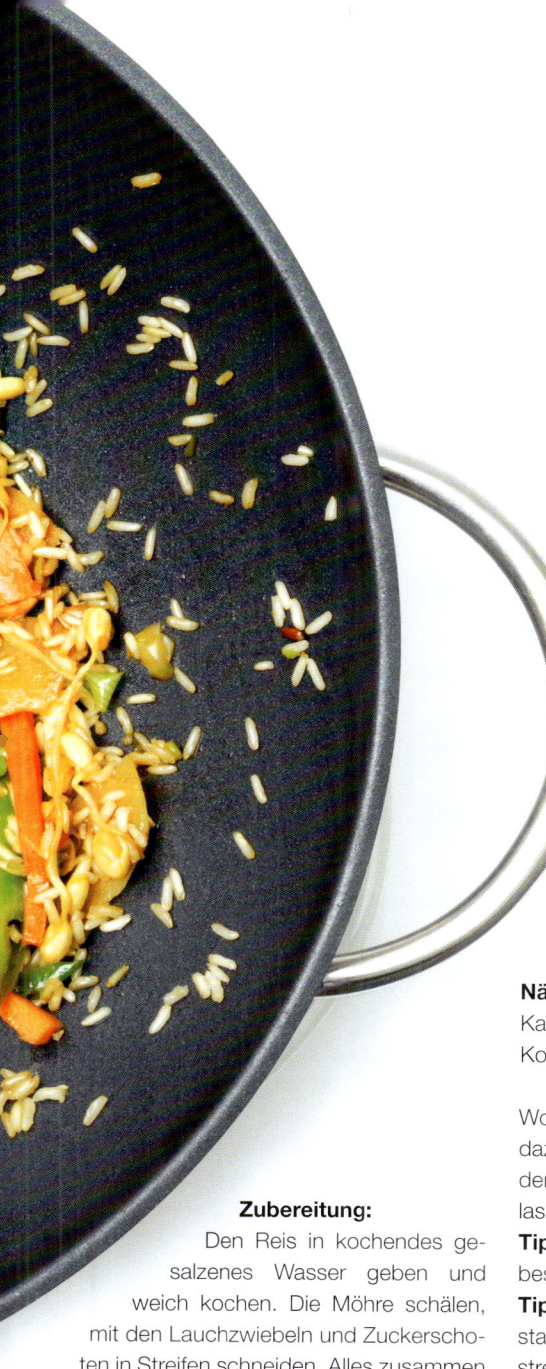

Knackiges Wokgemüse mit Bratreis

Zutaten für 2 Personen:

2 Tassen Reis

1 große Möhre

2 Lauchzwiebeln

50 g Zuckerschoten

100 g Sojasprossen im Glas

50 g eingelegter Ingwer

3 EL Sojasoße

Nährwerte pro Portion (250 g)
Kalorien: 345 kcal | Proteine: 10 g
Kohlenhydrate: 55 g | Fette: 7 g

Zubereitung:

Den Reis in kochendes ge-
salzenes Wasser geben und
weich kochen. Die Möhre schälen,
mit den Lauchzwiebeln und Zuckerschoten in Streifen schneiden. Alles zusammen
mit den Sprossen und dem Ingwer im Wok anbraten. Nach 2 Minuten den Reis dazugeben, mitbraten, würzen und mit der Sojasoße ablöschen. Kurz aufkochen lassen, servieren.

Tipp 1: Wer keinen Wok hat, kann eine beschichtete Pfanne nehmen.

Tipp 2: Abends auf den Reis verzichten, stattdessen einfach mit Hähnchenbrust-streifen servieren.

Zubereitungszeit: 18 Minuten

einbauen, Sie schlemmen reichlich Eiweiß sowie gesunde Omega-3- und 6-Fettsäuren. Besonders vielseitig und daher ein guter Lieferant hierfür ist Tofu, ein kulinarischer Verwandlungskünstler.

Ein Verwandlungskünstler aus der Bohne

Er kann gebraten werden, gegrillt, gedämpft und zu Veggie-Frikadellen oder -Schnitzeln werden. In Salaten schmeckt er auch kalt, in Pastafüllungen pikant. Da der Natur-Tofu jede Geschmacksrichtung annimmt, einfach nach Wunsch würzen oder marinieren oder bereits gewürzt kaufen. Lecker: Mit Sojasoße beträufeln, in Sesam wälzen und braten.

NICHT VERGESSEN!

* Wer Couscous im Haus hat, kann immer perfekt improvisieren.

* Ein Soja-Drink ist ein Super-Snack vor und nach dem Sport.

* In Sojasoße kann eine Spur Alkohol enthalten sein.

* Helle Sojasoße schmeckt milder als dunkle, passt toll zu Salat.

* Da das Aroma schnell verfliegt, Sojasoße erst kurz vor oder nach dem Garen zufügen.

Das Halal-Siegel

auf Lebensmitteln signalisiert Muslimen, dass die Produkte aus islamischer Sicht „rein, erlaubt" sind. Sie müssen z. B. alkoholfrei, ohne Schweinefleisch, nach islamischen Regeln geschlachtet sein.

Soja zum Trinken – wer Kuhmilch nicht verträgt, schwört längst auf die Alternative aus Soja. Aber gesund sind Sojadrinks für alle. Ungesüßt kommen sie auf gerade mal 42 Kalorien pro 100 Milliliter und liefern mehrfach ungesättigte Fettsäuren.

Würzen Sie mal mit dem fünften Geschmack

Sojasoße aus der gleichnamigen fermentierten Bohne hat eine ganz eigene Würze, die in Japan „unami" genannt wird. Das steht für vollmundig und vorzüglich und bildet neben süß, sauer, salzig und bitter den fünften Geschmack. Sojasoße schmeckt den Japanern „unami". Und auch den Deutschen offenbar sehr gut. Immer mehr greifen zu der Würzsoße. Experimentieren lohnt sich – allerdings erst einmal vorsichtig loslegen, denn viele Soßen sind sehr salzig: Marinieren Sie Geflügel in Sojasoße, oder geben Sie Kohl damit mehr Geschmack sowie Salatsoßen den asiatischen Kick. Ein Super-Snack: Sonnenblumenkerne in einer Pfanne ohne Fett anrösten, mit etwas Sojasoße ablöschen und von der Herdplatte nehmen.

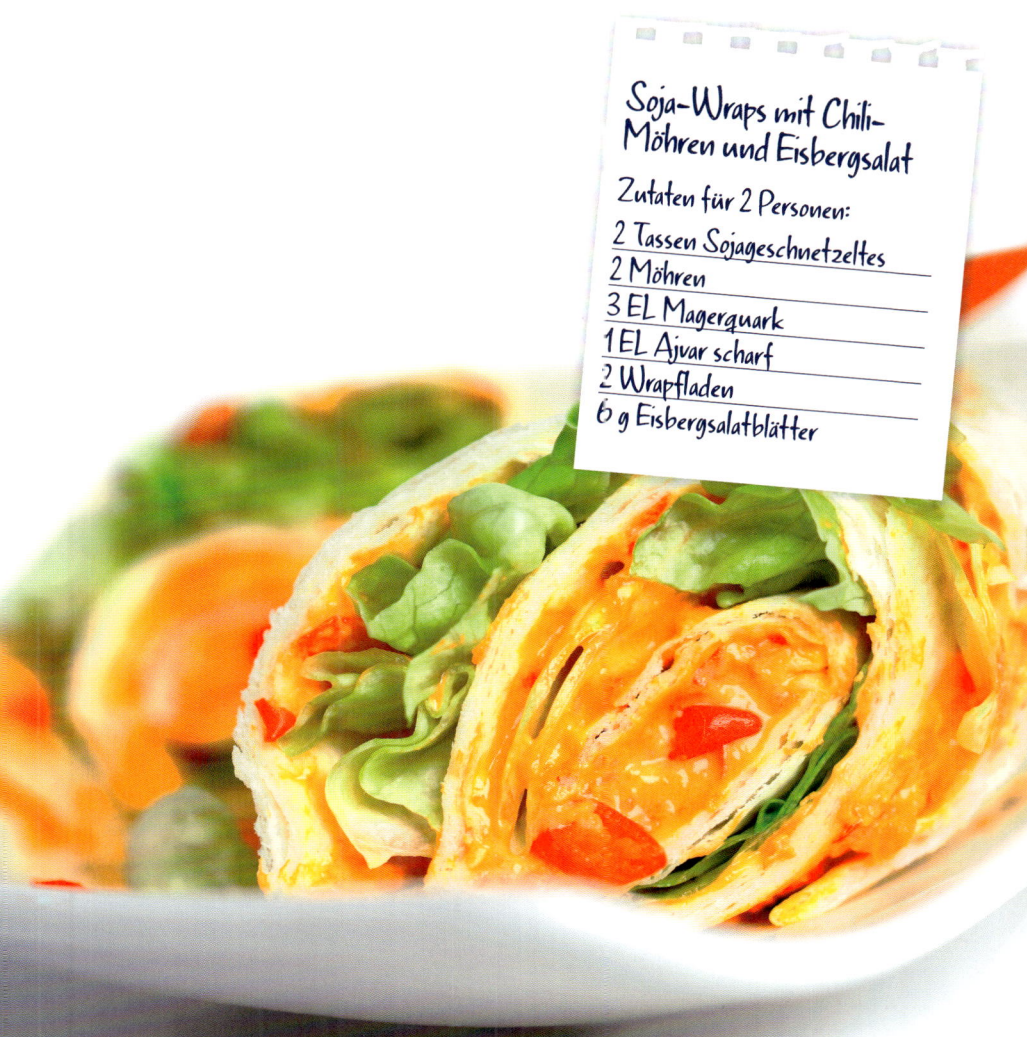

Soja-Wraps mit Chili-Möhren und Eisbergsalat

Zutaten für 2 Personen:

2 Tassen Sojageschnetzeltes
2 Möhren
3 EL Magerquark
1 EL Ajvar scharf
2 Wrapfladen
6 g Eisbergsalatblätter

Nährwerte pro Portion (325 g)

Kalorien: 363 kcal | Proteine: 54 g
Kohlenhydrate: 26 g | Fette: 5 g

Zubereitung:

Das Sojageschnetzelte in kochendes Salzwasser geben, ca. 8 Minuten köcheln lassen und abgießen. Die Möhren schälen und mit einer feinen Küchenreibe raspeln, dann in einer Schüssel mit Quark und Ajvar vermengen, würzen. Den Salat in Streifen schneiden. Die Möhrenpaste auf die Wraps streichen, Salat und Sojageschnetzeltes auf die beiden Wraps verteilen, die Seiten einklappen, aufrollen und halbieren.

Tipp: Je nach Körnung des Soja-Geschnetzelten kann das Einweichen und Kochen auch schneller gehen.

Zubereitungszeit: ca. 9 Minuten

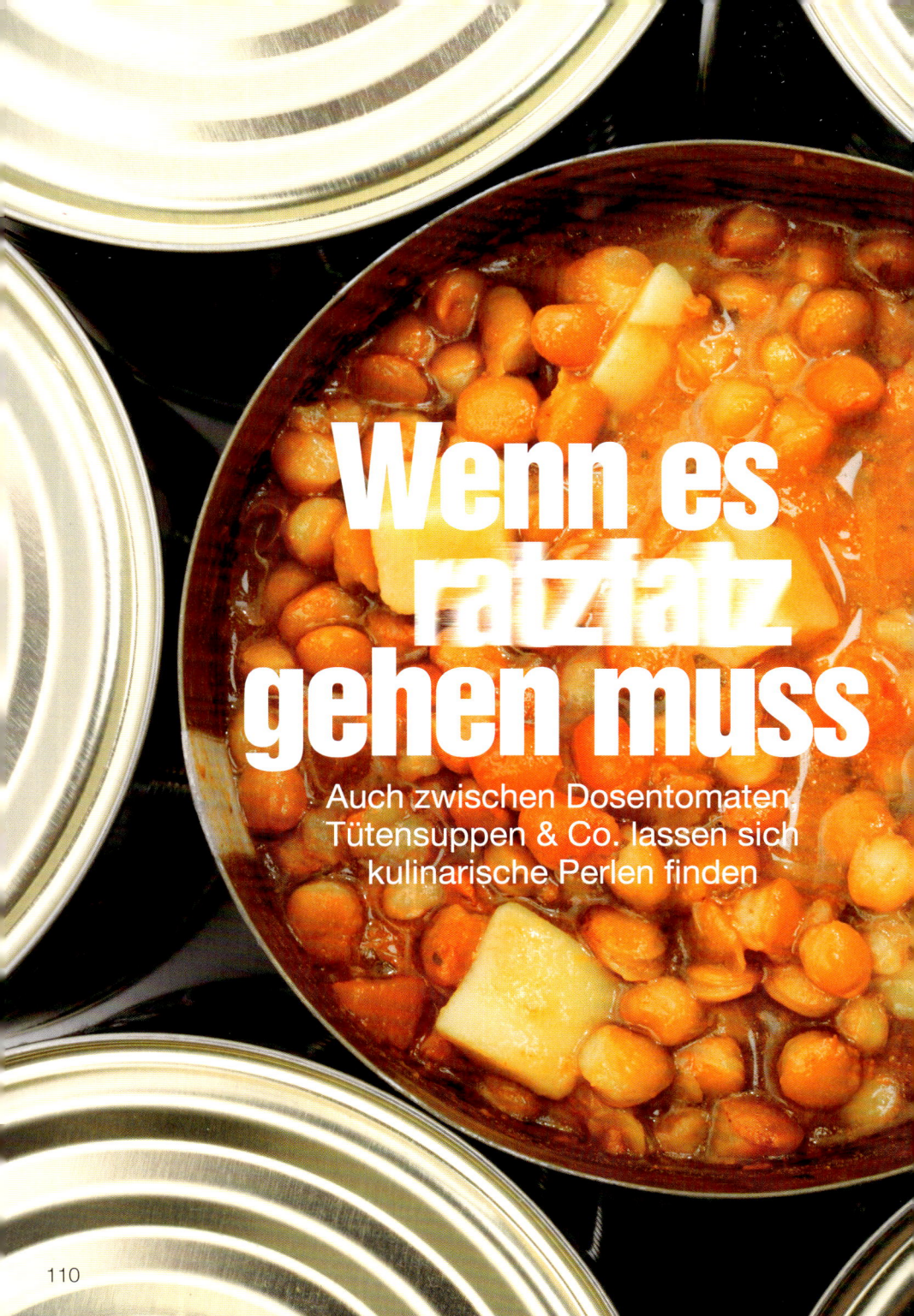

Wenn es ratziatz gehen muss

Auch zwischen Dosentomaten, Tütensuppen & Co. lassen sich kulinarische Perlen finden

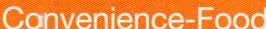

Im Gang mit den Fertiggerichten türmen sich Dosen mit Suppen, Gemüse und Obst. Soßen tummeln sich in Tüten, Gläsern und Tetrapaks, Instant-Kartoffelpüree liegt in Pappkartons neben Gnocchis in Plastik. Doch auch im Kühlregal nebenan gibt's fertige Menüs – Pasta, Pizzateig, Obstportionen in bunten Plastikfläschchen, Komplettmenüs in Aluschalen. Zwei Drittel unserer Lebensmittel sind heute schon industriell verarbeitet – und das Angebot wächst.

Besonders gerne greifen Singles zu Fertigprodukten. Erstens, weil sie selten angemessen kleine Packungsgrößen im Supermarkt finden, zweitens, weil es keinen Spaß macht, für sich alleine zu kochen – und drittens, weil dies der Flirtgang Nummer eins in jedem Supermarkt ist.

Im Ernst: Für alle, die es mal richtig eilig haben, gilt der Griff zu diesen Produkten längst als selbstverständlich. Und – auch wenn im Ich-bin-dann-mal-schlank-Programm viel Wert auf frische Waren gelegt wird, es gibt auch hier gute Produkte, die man gelegentlich ruhig in die gesunde Küche integrieren darf.

Allerdings ist in dieser Ecke des Supermarkts bei schwachen Augen eine scharfe Lesebrille gefragt, denn Spreu von Weizen trennt man hier einzig und allein durch die genaue Lektüre der Zutatenlisten. Und während es sich im Milchprodukte-Regal in erster Linie um das Überprüfen des Fett- und Zuckeranteils drehte, sind hier schon profundere Kenntnisse gefragt.

Wer also gern mal einige Fertiggerichte in den Einkaufswagen schaufelt, muss damit rechnen, dass ihn der ein oder andere Hersteller aufs Kreuz legen will – und

Convenience-Food

Klingt moderner als „Fertigprodukt", ist aber dasselbe. „Convenience" heißt auf gut Deutsch „Annehmlichkeit" – also alles, bei dem die Industrie schon einen Teil der Zubereitung erledigt hat: vom Waschen bis hin zur kompletten Zubereitung. Es gilt: Je weniger das Lebensmittel verändert wurde, desto weniger Zusatzstoffe und Aromen stecken in der Regel drin. Vorbereitete Tiefkühl-Himbeeren oder Salat aus der Tüte sind also naturbelassener als eine pulverisierte „frische Gemüsesuppe" aus der Tüte.

zwar mit sehr kreativen Mogelpackungen und prahlerischen Versprechungen. Aber es kann ein richtiges Vergnügen werden, solche Tricks zu entlarven und sich nicht verdummen zu lassen. Also nehmen Sie's sportlich und los geht's:

Etikettenschwindel – mit Ihnen ab sofort nicht mehr

Auf der Fasta-Soße im Glas steht groß „mit feinstem Olivenöl"? Prima, ist gesund, also ab in den Wagen damit. Stopp! Erst einmal im Kleingedruckten checken, ob

Zur Erinnerung: Transfette sind …

regelrechte Gesundheitskiller, die insbesondere durch „teilweise gehärtete pflanzliche Fette/Öle" entstehen. Die erhöhen das Risiko für Herzerkrankungen sowie Diabetes ganz erheblich. Wird in der Zutatenliste unterschieden zwischen ungesättigten und gesättigten Fettsäuren, ist das positiv. So können Sie sehen, ob die ungesättigten, also gesunden Fettsäuren überwiegen.

das gute Fett auch wirklich den Weg ins Sößchen gefunden hat, und wenn ja, in welchen Mengen. Und siehe da: Manch ein Hersteller, der große Versprechungen macht, hält sie gar nicht ein. Besser gesagt, die guten Zutaten finden sich nur noch in homöopathischen Dosen zwischen Zucker, Geschmacksverstärkern, Aromen und undefiniertem pflanzlichen Öl wieder. Steht Letzteres weit vor dem versprochenen Olivenöl, können Sie davon ausgehen, dass die schlechtere Qualität überwiegt. Überhaupt – gesunde Öle wie Raps-, Lein- oder Olivenöl – werden in den Zutatenlisten natürlich gerne beim Namen genannt, denn sie sprechen für Qualität. Schreibt ein Hersteller stattdessen „pflanzliche Öle" in die Zutatenliste, ohne die genauer zu benennen, sollten Sie skeptisch werden.

Zu oft verstecken sich hinter diffusen Bezeichnungen wie dieser gemeine Transfette, die nachweislich ungesund sind und Ihnen im Hüftgold noch lange Freude bereiten werden. Ein anderes beliebtes Täuschungsmanöver ist das prominent auf die Packung gedruckte Versprechen, „ohne Glutamat" zu arbeiten. Klingt super – ist schließlich genau das, was die gesundheitsbewussten Verbraucher wollen. Aber ob sie es bekommen?

Das wiederum hängt ganz davon ab, ob auf der anderen Seite der Verpackung klitzeklein das Wörtchen „Hefeextrakt" steht. Das signalisiert zunächst zwar Natur pur, enthält aber die geschmacksverstärkenden Substanzen Glutamat, Inosinat und Guanylat. Eine Schummelei, die den Verbraucher frech irreführt, doch gesetzlich im grünen Bereich ist, weil Hefeextrakt nicht als Zusatzstoff und damit nicht als „Geschmacksverstärker" gilt, obwohl er genau das ist. Mehr Beispiele gefällig?

Fertiggerichte – Spielwiese für Schummelpakete

Ist ein Joghurt fettarm, ist er dafür gerne zuckerreich, weil er besonders Kindern sonst zu „gesund" schmeckt. Freuen Sie sich über den Hinweis „ohne künstliche Aromen", schließt der aber leider nicht aus, dass natürliche Aromen drinstecken. Und die können dummerweise aus Holzpilzen oder Bakterien hergestellt sein. Nehmen Sie dafür ab jetzt Produkte, die ausdrücklich „mit Erdbeergeschmack" oder „Vanilla" statt Vanille werben, liegen Sie wieder daneben, denn beides ist ein Indiz für den Zusatz von Aromen.

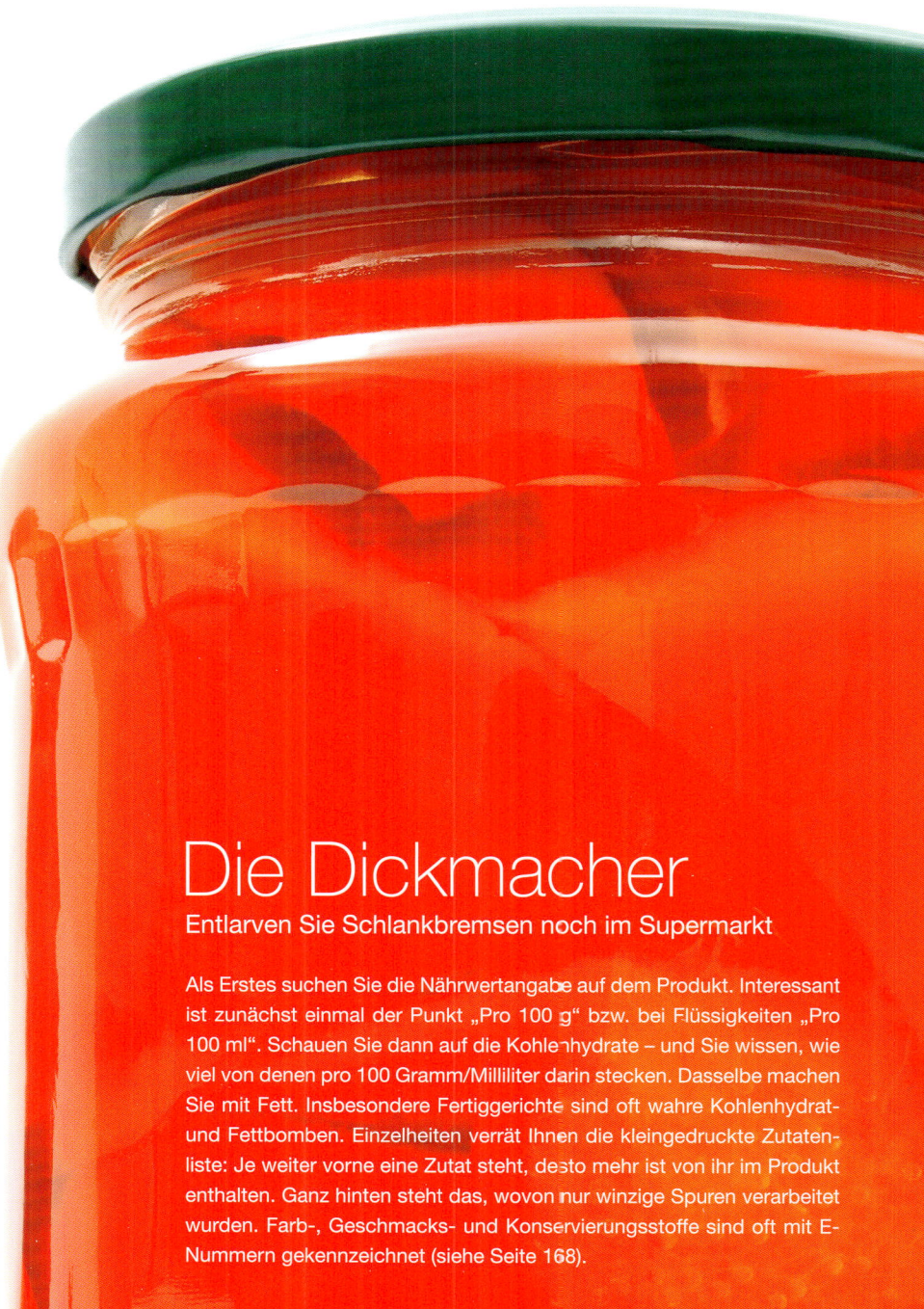

Die Dickmacher

Entlarven Sie Schlankbremsen noch im Supermarkt

Als Erstes suchen Sie die Nährwertangabe auf dem Produkt. Interessant ist zunächst einmal der Punkt „Pro 100 g" bzw. bei Flüssigkeiten „Pro 100 ml". Schauen Sie dann auf die Kohlenhydrate – und Sie wissen, wie viel von denen pro 100 Gramm/Milliliter darin stecken. Dasselbe machen Sie mit Fett. Insbesondere Fertiggerichte sind oft wahre Kohlenhydrat- und Fettbomben. Einzelheiten verrät Ihnen die kleingedruckte Zutaten- liste: Je weiter vorne eine Zutat steht, desto mehr ist von ihr im Produkt enthalten. Ganz hinten steht das, wovon nur winzige Spuren verarbeitet wurden. Farb-, Geschmacks- und Konservierungsstoffe sind oft mit E- Nummern gekennzeichnet (siehe Seite 168).

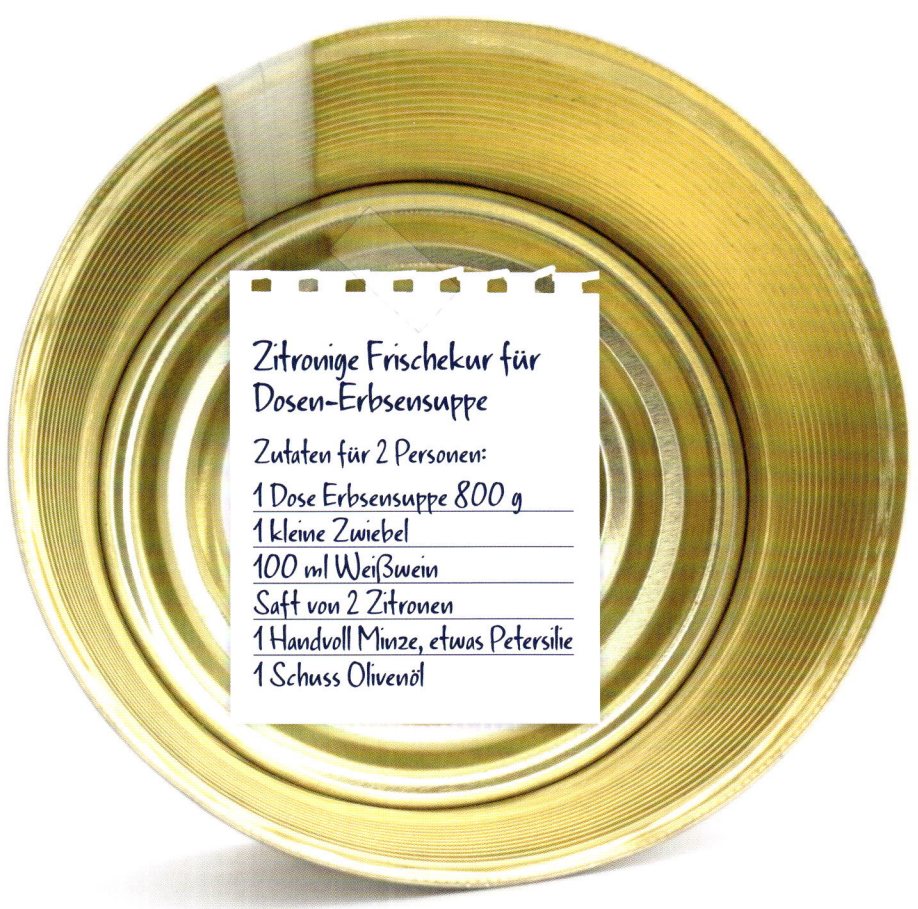

Zitronige Frischekur für Dosen-Erbsensuppe

Zutaten für 2 Personen:

1 Dose Erbsensuppe 800 g
1 kleine Zwiebel
100 ml Weißwein
Saft von 2 Zitronen
1 Handvoll Minze, etwas Petersilie
1 Schuss Olivenöl

Die meisten Dosen-Erbsensuppen sind sehr sämig, mächtig, häufig wegen der Geschmacksverstärker zu salzig und es fehlt an einem ausgewogenen Säure-Frischeverhältnis. So peppen Sie den Doseneintopf im Campingurlaub fix mal auf.

Zubereitung:

Die Zwiebel schälen, würfeln, in einem Topf andünsten, mit dem Weißwein ablöschen. Die Flüssigkeit ganz wegreduzieren, die Suppe dazugeben und kurz aufkochen. In der Zwischenzeit die Minze und die Petersilie fein hacken, unterrühren. Die Suppe mit dem Zitronensaft abschmecken, bis sie eine angenehm spritzige Frische und Säure hat.

Tipp: Bei Bohnensuppen passt dieses Tuning auch ganz gut, bei einem Linseneintopf lassen Sie die Minze besser weg und nehmen stattdessen einfach etwas mehr Petersilie.

Zubereitungszeit: 4 Minuten

Vorsicht Falle – Zucker ist ein fieser Verkleidungskünstler!

Kein Zucker auf der Zutatenliste? Dann fahnden Sie doch mal nach: Dextrose, Saccharose, Maissirup, Maltose, Maltodextrin, Laevulose, Glukose, Galaktose, Kandisfarin, Laktose, Farin, Karamell, Honig, Isoglucose, Raffinade, modifizierter Stärke, Fruktose, allen Sirup-, Zucker- und Glukosearten. Hinter allen spannenden Bezeichnungen verbirgt sich nur ein Schlawiner – Zucker. Und noch ein gemeiner Trick der Industrie: Wenn in der Zutatenliste an Stelle drei, vier und fünf jeweils verschiedene Zuckernamen auftauchen, können die in der Gesamtsumme trotzdem den größten Anteil ausmachen – auch wenn jeder für sich bescheiden hinten in der Liste steht.

Sie sehen, gesunde Fertiggerichte einzukaufen ist gar nicht so einfach. Trotzdem lohnt es sich, genau darauf zu achten, was man isst. Eine einzige Fertigpizza, die in Singlehaushalten oft mehrmals in der Woche abends auf den Tisch kommt, enthält bis zu 80 Gramm Fett, also mehr, als für den ganzen Tag empfohlen wird. Auch viele Komplettgerichte stehen dem kaum nach. Es gibt beispielsweise Bratsoßen, in denen nicht eine Spur von Fleisch steckt.

Doch umgeben von Mogelpackungen finden sich zwischen Dosen, Tüten und Tetrapaks auch Ich-bin-ruckzuck-Fertig-Produkte, die Sie unbesorgt in Ihre Ernährungsumstellung – und Ihren Einkaufskorb packen können (siehe auch Seite 117). Wie Tiefkühlobst und -gemüse. In den ungemütlichen Monaten, wenn die Saisonware Winterschlaf hält, rettet der Griff in die eisige Truhe manches Menü – und die Vitaminzufuhr (mehr dazu ab Seite 118). Hilfreich sind auch Soßen aus dem Glas, die ohne Geschmacksverstärker auskommen und auf Konservierungsstoffe und andere künstliche Hilfsmittel verzichten. Sie lassen sich flott mit Vollkornnudeln oder -reis einsetzen, mit Rinderhack oder Tatar, selbst zum Verfeinern von Aufläufen.

Sie sehen – man sollte wie ein Detektiv prüfen, ob der Inhalt hält, was der Produktname verspricht. Nehmen Sie sich die Zeit, bei allen Fertigprodukten, die Sie gerne verwenden, die Zutatenliste genau zu studieren. Benutzen Sie danach nur noch die Sachen, die in eine gesunde Ernährung passen – und strafen Sie alle Lebensmittel, die Sie krank machen und Ihnen etwas vorgaukeln, mit Nichtachtung.

Suppe mit Bio-Siegel – sicher gesünder?

„Ich kaufe Bio, ist zwar etwas teurer, aber dann bin ich auf der sicheren Seite", hört man oft. Stimmt auch, denn Bio wird unter strengen Auflagen hergestellt und hat generell weniger Schadstoffe als andere Lebensmittel. So weit, so gut. Trotzdem sollte auch hier der Blick auf die Zutatenliste schweifen, denn natürlich schützt kontrollierter Anbau nicht vor zu viel Fett oder Zucker in der Pizza, Suppe oder dem Joghurt.

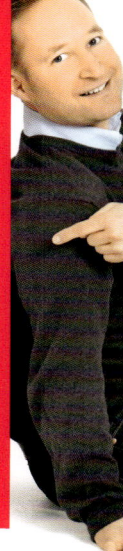

Fix&Fertiggerichte, die niemand braucht

✦ **Überlegen Sie,** welche Schnellgerichte sinnvoll sind. Eine teure pflanzliche Ersatzsahne zum Kochen mit 15 Prozent Fett, Wasser und Zusatzstoffen kaufen? Rühren Sie stattdessen doch einfach die gute saure Sahne mit 10 Prozent in die Soße. Oder Frischkäse.
✦ **Warum zu Tütensalat greifen,** wenn es so einfach ist, einen selbst zu machen. Eisbergsalat hält sich ewig und Sie brauchen ihn nicht einmal zu waschen – er ist also sogar bestens fürs Büro geeignet. ✦ **Statt Früchtchen in der Plastikflasche,** Obstsalat aus der Kühltheke, Fruchtsoßen fürs Dessert, die auf der Zutatenliste „natürliches Aroma" vermelden, lieber in frisches Obst beißen oder es pürieren. Das kommt wunderbarerweise ohne Hilfs-Aroma aus. ✦ **Fertige Schnitzel in Plastik –** viel dickmachende Panade, dazwischen meist geschreddertes Fleisch, das mit jeder Menge Konservierungsstoffen in Form gebracht wird. In der Zubereitungszeit ist auch ein frisches Schnitzel schon gebraten.

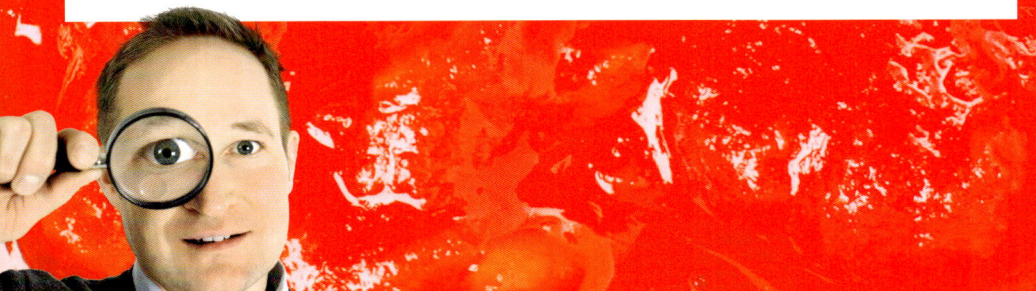

Hier ist 'ne Runde Pimpen angesagt

✦ **Brauchen Gemüsesuppen,** die Sie selbst kochen, die Zugabe von Vitaminen? Nein. Aber Dosensuppen schon. Wenn die zur Konservierung ultrahocherhitzt werden, atomisieren sich bis zu 50 Prozent ihrer Vitamine, wasserlösliche Sorten gehen im Dosenwasser baden. Erste Hilfe: Frisches Gemüse mit reinschnippeln (Anregung auf S. 114). ✦ **Süchtig nach Tiefkühlpizza –** wie kann man diesem Fett-plus-Kohlenhydrate-Schicksal entgehen? Pimp your Pizza! Eine „Margherita" mit möglichst dünnem Teig kaufen (die ist nur mit Tomatensoße und etwas Käse belegt) – und vor dem Backen mit frischem Gemüse nach Wahl aufmöbeln. Ein Rezept finden Sie auf Seite 121. Alternative: Frische Tomatenscheiben in Olivenöl braten, Pita-Brot (aus der Packung) ebenfalls in etwas Olivenöl braten. Beides schichten, Gouda drauf, in der Pfanne schmelzen lassen, fertig. ✦ **Falls Sie keinen Tiefkühlschrank haben,** kommt Dosenobst oder -gemüse besser als gar keins. Der Vitaminverlust ist zwar da, aber einige überleben die Hitzeprozedur doch. Tipp: Zuckerbrühe vom Dosenobst abspülen.

Bei diesen Produkten ruhig zugreifen

✦ **TK-Gemüse und -Obst ohne Zusätze** – frisch vom Feld, Baum oder Strauch geerntet, gereinigt und schockgefroren. Der Vitamin- und Mineralstoffgehalt ist meist höher als bei frischer Ware. Tipp zu Obst: Im Winter ersetzen TK-Früchte lange gereistes Obst aus dem Süden, im Sommer im gefrorenen Zustand mit Halbfettmilch püriert, sind sie ein toller Shake oder mit Joghurt gemixt ein leckerer Eisersatz.
✦ **Tiefkühlkräuter** sind im Winter der ideale Ersatz für frisches Grün. Vorteil: es gibt sie bereits geschnippelt als Mischungen – von mediterran bis provenzalisch. Blitzschnell wird so aus Joghurt ein Dip, aus einer öden Dosensuppe ein Süppchen mit Geschmack. ✦ **Tiefkühl-Fertiggerichte wie Pfannengemüse** oder Fischfilet mit Gemüse sind nicht schlecht, vorausgesetzt, die bereits verfeinerten Lebensmittel begnügen sich mit zwei bis fünf Prozent Fett und fünf Prozent Kohlenhydraten. Achtung: Diese Gerichte sind häufig mit „pflanzlichen Fetten" angereichert. Tipp: Kartoffeln treiben den Anteil an schnellen (schlechten) Kohlenhydraten mächtig nach oben. Besser Gemüsegerichte ohne die tolle Knolle kaufen. ✦ **Gemüse- und Fleischfonds im Glas** für schnelle Soßen und Suppen. Etwa Gemüsesuppe „Schneller geht's nicht": Fond erhitzen, Tiefkühl-Suppengemüse plus Gemüse nach Wahl hineingeben, bissfest kochen, würzen, fertig. Wer es cremiger mag, püriert die Suppe und fügt Frischkäse oder saure Sahne hinzu. ✦ **Büchsentomaten** – auch Profiköche wissen sie im Winter zu schätzen. Sie sind geschmackvoller als aus dem Treibhaus, denn sie kommen im Sommer in die Büchse, wenn sie richtig reif sind. Dann enthalten Tomaten 13 Vitamine, vor allem Vitamin C, und 17 Mineralstoffe wie Kalium und Magnesium – gesünder geht es nicht. Außerdem liefern sie den Farbstoff Lycopin, der sie so schön rot färbt und ebenfalls megagesund ist. Davon ist in verarbeiteten Tomatenprodukten sogar mehr enthalten als in frischem Gemüse. ✦ **Hülsenfrüchte in der Dose** sind prima, sie bergen Eiweiß und Ballaststoffe in konservierter Form. Außerdem wurden Erbsen, Linsen und Bohnen in der Büchse bereits fertig gekocht – das spart jede Menge Koch- und Einweichzeit. Eine Super-Basis für Express-Eintöpfe, Salate, leckere Pasten oder Mus. ✦ **Suppen im Tetrapak** kommen anders als die in der Dose oft ohne Geschmacksverstärker aus und enthalten viel Gemüse. Verfeinert mit frischen Kräutern und Gemüse oder Parmesan ein akzeptabler Notbehelf. ✦ **Pasta aus dem Kühlregal** – hat einen Vorteil gegenüber normalen Nudeln. Sie braucht meist in kochendem Wasser gerade mal zwei Minuten zu ziehen. Leider gibt es so gut wie nie Vollkornnudeln, also nur eingeschränkt zu empfehlen. ✦ **Fertigteig aus dem Kühlregal** Die Schlank-Alternative zur Fertigpizza. Auch ohne Belag mit frischen Gewürzen mittags lecker zu Gemüse oder Suppen.

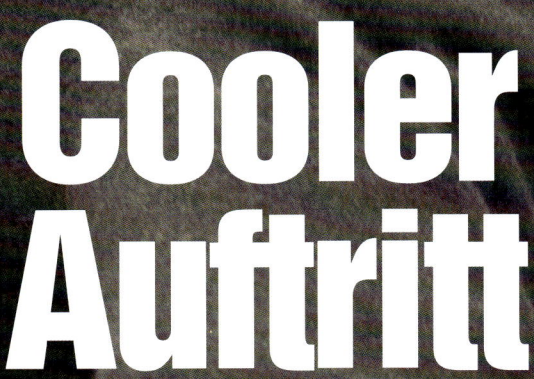

Cooler Auftritt

Kein Schnippeln und kaum Vitaminverlust –
wenn Obst, Gemüse, Fisch oder Fleisch schnell
im Froster und nach dem Auftauen fix
auf dem Teller landen, bleibt das Beste drin

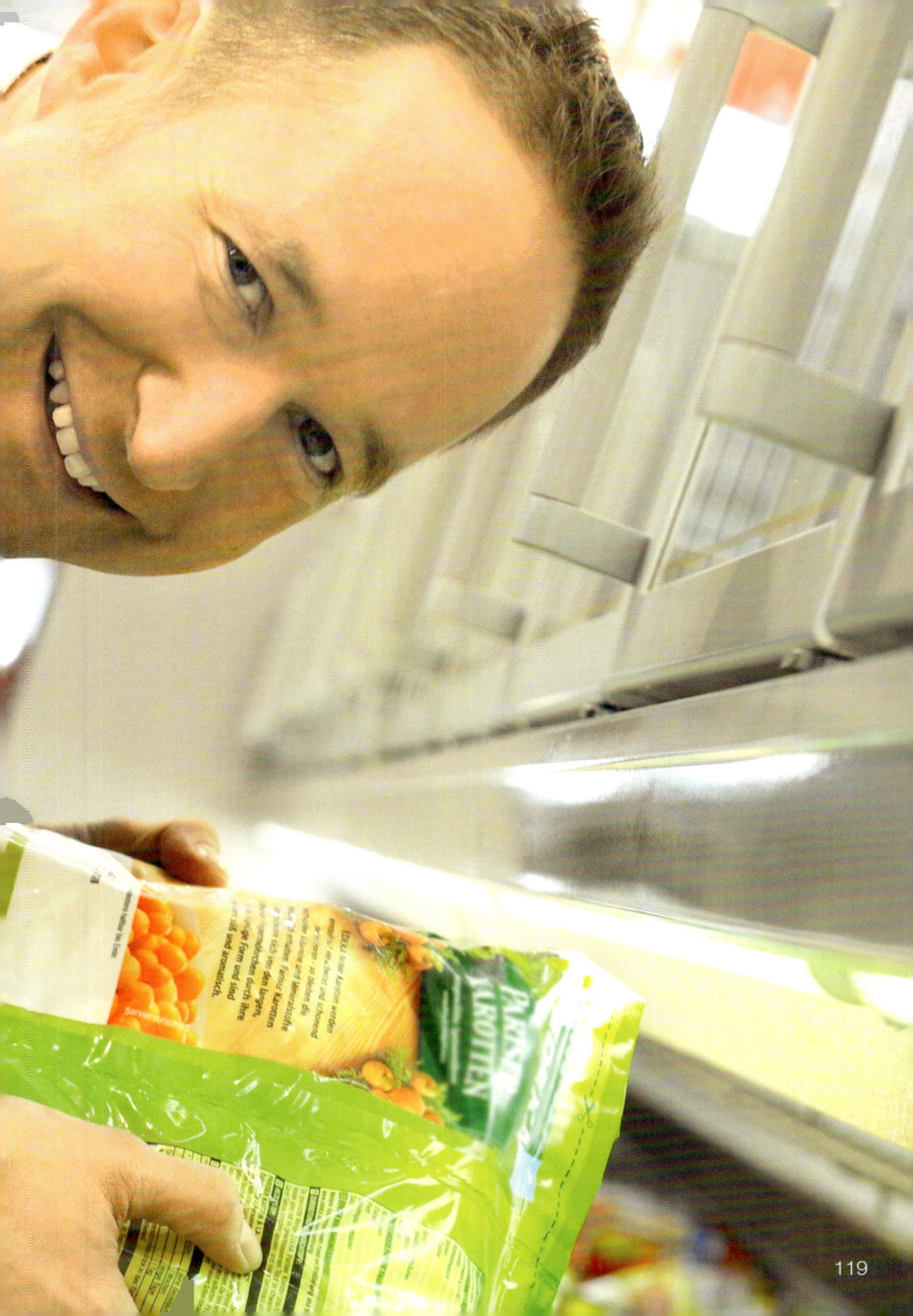

utter aus der Frost-Abteilung wird immer beliebter: Fast 40 Kilo aus der Eiseskälte verzehrt jeder Bundesbürger pro Jahr. Dazu gehören nicht nur Obst und Gemüse, sondern auch Fertigmenüs, Pizza, Backwaren, Fleisch oder Fisch. Früher galt nur die schnelle Zubereitung als Argument für die Truhenkost. Inzwischen machen die eingefrorenen Sachen dank strenger Herkunftskontrollen und vitaminschonender Verarbeitungsverfahren den Frische-Theken ernsthafte Konkurrenz.

Die meisten kennen das: Man kommt hungrig und abgehetzt nach Hause und hat weder Zeit noch Lust, jetzt eine halbe Stunde in der Küche zu stehen und Gemüse zu schnippeln. Also landet erst einmal der Rest vom letzten Mittagessen, das übriggebliebene Pausenbrot der Kinder oder die Kekse, die eigentlich für den nächsten Besuch gedacht waren, im eigenen Mund. „Ich brauche ganz schnell was und koche dann in Ruhe", lautet die Rechtfertigung. Hand aufs Herz – meist wird das mit dem In-aller-Ruhe-Kochen nichts mehr. Ein Happen zieht den zweiten nach sich. Und schon bald ist klar: Ich bin viel zu satt. Jetzt lohnt es auch nicht mehr, Zwiebeln zu hacken, Paprika zu zerlegen oder Möhren zu raspeln.

Vom Feld auf den Tisch mit Umweg durch die Truhe

Da liegt die Überlegung nahe: Könnte ich das Gemüse für den schnellen Teller nicht fix und fertig aus dem Tiefkühlfach nehmen? Schon schaltet sich das schlechte Gewissen ein: Ist das denn noch gesund? Ja, das ist es. Für Ihre Gesundheit treffen Sie mit der einfachen Lösung oft sogar die beste Wahl. Das liegt daran, dass die Wege vom Feld auf den Tisch durch Gefrieren verkürzt werden. Vor allem Vitaminen tut das gut. Sie reagieren empfindlich auf Wärme, Sauerstoff und Wasser. Untersuchungen haben gezeigt, dass Spinat, der zwei Tage bei Zimmertemperatur aufbewahrt wird, 80 Prozent seines Vitamin-C-Gehaltes verliert. Im Kühlschrank geht es ihm zwar etwas besser (Verlust nur etwa 30 %), doch annähernd so frisch wie direkt nach der Ernte bleibt er nur tiefgefroren.

Ein weiteres Plus: Gemüse und Obst, das für die Tiefkühlabteilung gedacht ist, wird genau dann geerntet, wenn es den höchsten Nährstoffgehalt hat. Nur wenig später liegt es bereits im Eis. Bei 40 Grad

Richtig auftauen

Wenn Tiefkühlgemüse direkt in den Kochtopf oder in den Schnellkochtopf kommt und nur gedünstet wird, bleiben besonders viele Nährstoffe erhalten. Butter, Fleisch, Käse oder Fisch tauen am besten langsam über Nacht im Kühlschrank auf. Bei Zimmertemperatur werden sie leicht trocken. Soll es schnell gehen, legen Sie Fleisch im Gefrierbeutel in ein kaltes Wasserbad. Ein heißes Auftaubad macht es zäh.

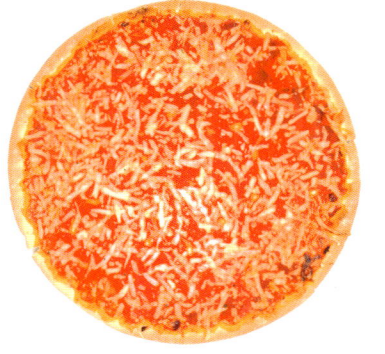

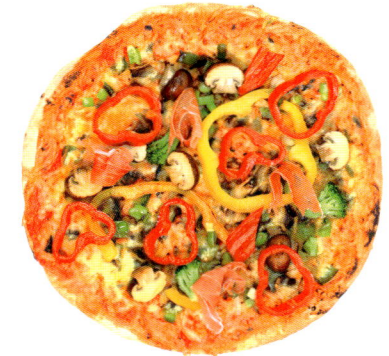

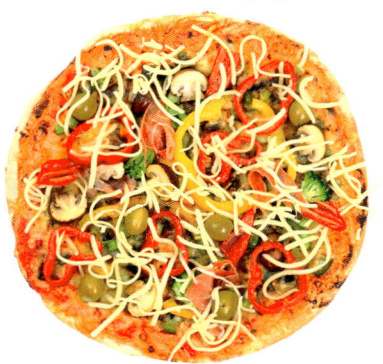

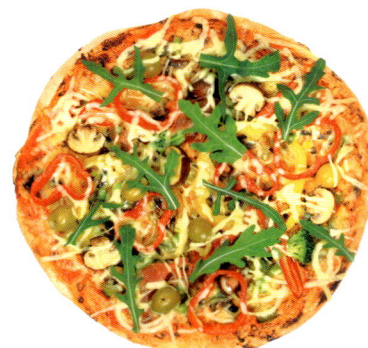

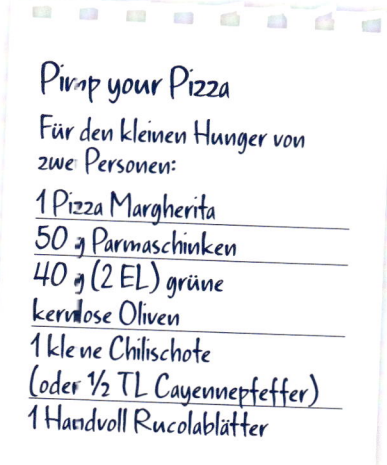

Pimp your Pizza

Für den kleinen Hunger von zwei Personen:

1 Pizza Margherita

50 g Parmaschinken

40 g (2 EL) grüne kernlose Oliven

1 kleine Chilischote (oder ½ TL Cayennepfeffer)

1 Handvoll Rucolablätter

Nährwerte für eine Pizza (525 g)

Kalorien: 260 kcal | Proteine: 18,5 g
Kohlenhydrate: 37,5 g | Fette: 14,5 g

Zubereitung:

Eine Pizza Margherita Ihres Vertrauens mit dem Parmaschinken, in Scheiben geschnittenen grünen Oliven und einer klein gehackten Chilischote belegen und bei 200 Grad im vorgeheizten Ofen je nach Packungsangabe ca. 12 Minuten backen. Die geputzten Rucolablätter auf der heißen Pizza verteilen, sofort servieren.

Tipp 1: Vegetariern empfehle ich Austernpilze statt Schinken.

Tipp 2: Wem die Portion nicht reicht, der nimmt eine kleine Schale mit schnell zuzubereitenden Blattsalaten wie Eisberg mit ein paar Tomaten dazu, das hält die Kalorien in Schach.

Zubereitungszeit: ca. 2 Minuten plus Backzeit je nach Pizza

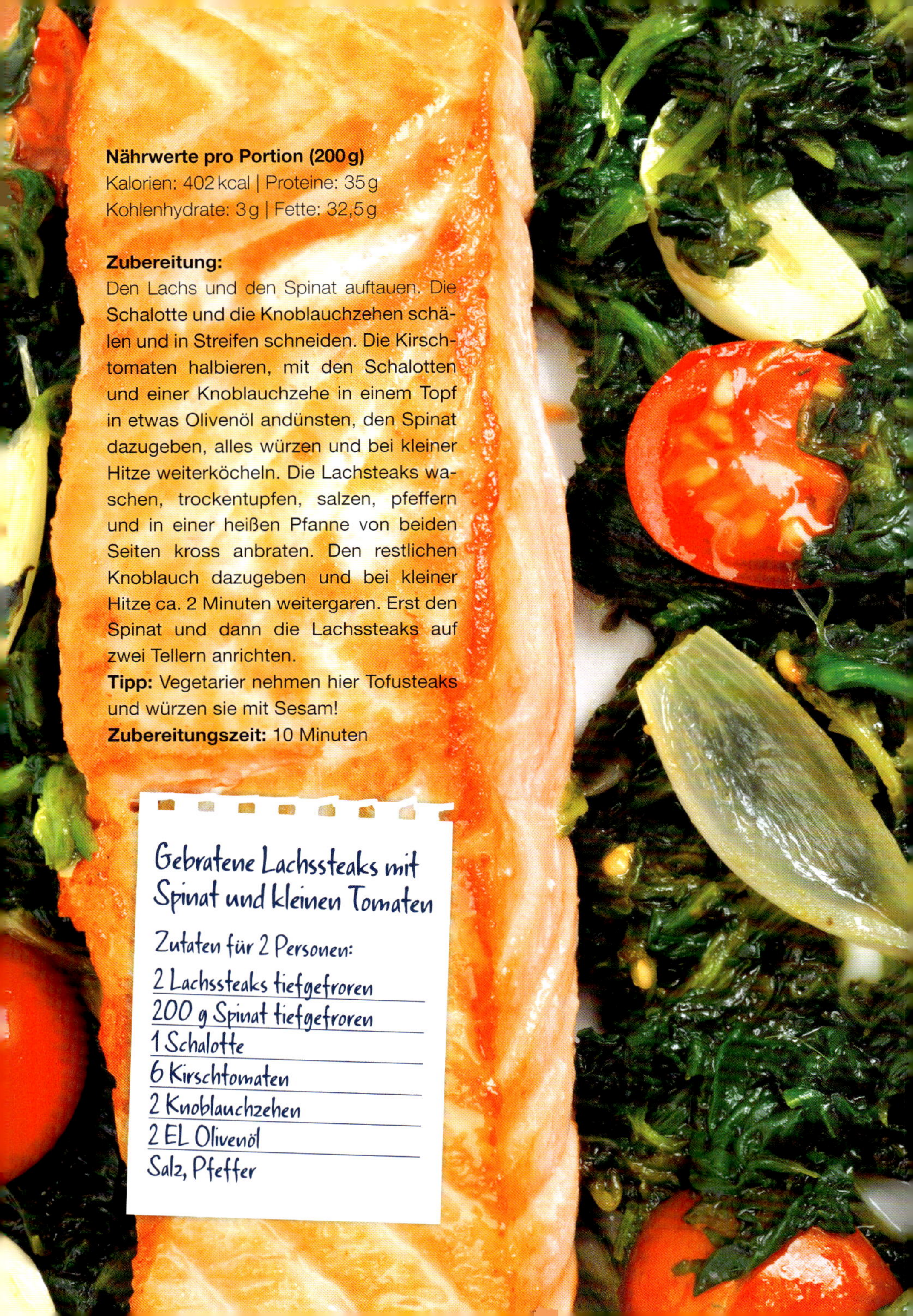

Nährwerte pro Portion (200 g)
Kalorien: 402 kcal | Proteine: 35 g
Kohlenhydrate: 3 g | Fette: 32,5 g

Zubereitung:
Den Lachs und den Spinat auftauen. Die
Schalotte und die Knoblauchzehen schälen und in Streifen schneiden. Die Kirschtomaten halbieren, mit den Schalotten
und einer Knoblauchzehe in einem Topf
in etwas Olivenöl andünsten, den Spinat
dazugeben, alles würzen und bei kleiner
Hitze weiterköcheln. Die Lachssteaks waschen, trockentupfen, salzen, pfeffern
und in einer heißen Pfanne von beiden
Seiten kross anbraten. Den restlichen
Knoblauch dazugeben und bei kleiner
Hitze ca. 2 Minuten weitergaren. Erst den
Spinat und dann die Lachssteaks auf
zwei Tellern anrichten.
Tipp: Vegetarier nehmen hier Tofusteaks
und würzen sie mit Sesam!
Zubereitungszeit: 10 Minuten

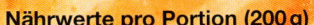

Gebratene Lachssteaks mit Spinat und kleinen Tomaten

Zutaten für 2 Personen:

2 Lachssteaks tiefgefroren

200 g Spinat tiefgefroren

1 Schalotte

6 Kirschtomaten

2 Knoblauchzehen

2 EL Olivenöl

Salz, Pfeffer

unter Null wird es schockgefrostet und so auf natürliche Weise bis zu zwölf Monate lang konserviert – am besten bei minus 18 Grad. Danach sind noch 85 Prozent der Vitamine drin. Hingegen wird vieles, das „frisch" über den Ladentisch geht, zu früh aus der Erde oder vom Baum geholt, damit es lange transportiert werden kann. Und landet mit vergleichsweise wenig Enzymen, Vitaminen, Spurenelementen oder anderen Vitalstoffen im Supermarkt.

Wer einen empfindlichen Magen hat, profitiert mehrfach vom coolen Essen:

✦ Durch den Schock des Tiefkühlens werden Eiweißverbindungen in Gemüse, Fleisch oder Fisch so verändert, dass sie leichter verdaut werden können.

✦ Fleisch aus der Frosttruhe ist schneller gar und kann wichtige Wirkstoffe dabei besser erhalten.

✦ Wer gerne Grünkohl oder Wirsing essen würde, wegen drohenden Magengrummelns aber darauf verzichtet, kommt mit Tiefkühlkohl häufig besser klar. Die Kälte knackt die harte Struktur des Kohls, ohne seinen inneren Wert zu beschädigen.

Figurwunder Fisch – bitte mit Rücksicht genießen

Fisch ist ein Spitzen-Eiweißlieferant. Wer viel davon isst, bekommt einen großen Anteil an guten, mehrfach ungesättigten Fettsäuren. Fisch ist leicht verderblich und lässt sich deshalb prima tiefgekühlt kaufen. So kann man sich damit gut bevorraten und spontan nach Lust und Laune zubereiten. Hier empfehlen wir vor allem Hering, Kabeljau, Forelle, Lachs, Zander. Leider sind immer mehr Arten überfischt

Kompromisse mit Frische-Pep

✦ Die Kinder mögen Fisch nur mit Panade? Okay, aber dann gibt's auch Gemüse dazu.

✦ Eine Packung gemischtes TK-Gemüse wird mit Gemüsebrühe oder -fond zu einer leckeren Suppe.

✦ Pimp your Pasta: Wer eine Portion TK-Gemüse (zum Beispiel grüne Bohnen) im Gefrierfach hat, kann den Vollkornnudeln schnell ein paar Vitamine unterjubeln.

✦ Fix und lecker: Risi-Bisi. Vollkornreis kochen oder Reisreste verwenden. TK-Gemüsemix nach Wunsch zubereiten. Unter den Reis mischen, etwas Parmesan unterhobeln, fertig.

und der Verzehr ist ökologisch kaum zu vertreten. Eine Liste der gefährdeten Bestände finden Sie auf Seite 167.

Trotz vieler Vorteile gilt das große Lob auf Tiefkühlkost nicht uneingeschränkt. Fix- und Fertiggerichte werden weder durch Schockfrosten noch durch Lagern bei eisigen Temperaturen wertvoller. Die sollten Sie ebenso meiden wie ihre Artgenossen aus dem normalen Kühlschrank und die, die so konserviert sind, dass sie sogar bei Zimmertemperatur haltbar bleiben. Werfen Sie einen kritischen Blick auf die Zutatenliste und wählen Sie immer die puren Varianten – ohne viel Fett, Farbstoffe, Zucker, Konservierungsmittel, Aromastoffe, Geschmacksverstärker, Verdickungsmittel und Emulgatoren. Hier gilt das Gleiche wie in anderen Abteilungen des Supermarktes: Je weniger Zusatzstoffe, desto besser. Ob Gemüse, Fisch oder Fleisch – naturrein und roh ist besser als mit Sahne, Soße oder Marinade.

Wie so oft zählt auch in der Gefrierzone das Leckerste zu den Fettfallen: Snacks wie Schlemmer-Baguettes, überbackene Nudel-Fleisch-Kombinationen, Aufläufe, Pommes & Co. mit viel Fett und Salz sollten unter Augen-zu-und-durch verbucht werden oder zumindest Ausnahmen bleiben. Auch von panierter Tiefkühlkost halten Sie besser Abstand. Fleisch und Fisch saugen sich beim Braten mit Fett voll und werden zu Kalorienbomben. Und Pizza? Wenn Sie nicht dran vorbeikommen, nehmen Sie eine simple Margherita mit Tomatensoße und Käse. Die können Sie mit frischen Zutaten belegen (siehe Seite 121).

Zu hart – Frost schützt vor spontanem Naschen

Und hier noch eine „harte" Lösung für alle, die zu gern naschen: Kaufen Sie Ihren Kuchen stückweise portioniert in der Tiefkühlabteilung. Nicht etwa, weil er gesünder ist, sondern weil er vor spontanen Ess-Attacken schützt. Wenn Sie sich zum Beispiel nach dem Mittagessen ein Stück genehmigen wollen, müssen Sie das schon ein paar Stunden vorher auftauen. Sie holen dafür natürlich nicht die ganze Torte heraus, sondern nur ein einziges Teil. Falls Sie sich dann doch nicht beherrschen können und zwischendurch dran wollen, ist das gute Stück noch zu hart. Sie müssen warten, um den vollen Genuss zu haben – und werden sich mittags darüber freuen.

Übrigens: Wer sein Süßbedürfnis mit Eis stillen will, ist ebenfalls kältebedingt zum Langsam-Essen verurteilt. Kalorienarme Modelle wie Fruchteis dürfen deshalb ruhig mal sein. Milcheis, das zu 70 Prozent aus Milch besteht, gilt ebenfalls noch als Schlankvariante. Vorsicht ist aber geboten, wenn zum Beispiel Erdbeeren auf der Verpackung sind. Das kann dann Sahne- oder Creme-Eis mit Fruchtzusatz sein. Faustregel: Ein Eis sollte nicht mehr als 200 Kalorien haben – sonst muss es gleich eine ganze Mahlzeit ersetzen.

NICHT VERGESSEN!

* Kaufen Sie Tiefgekühltes immer am Ende der Supermarkttour.

* Transportieren Sie TK-Ware in speziellen Isoliertüten. Vitamine und Co. bleiben nur erhalten, wenn die Kühlkette nicht unterbrochen wird.

* Besonders Fisch und Fleisch verderben, wenn sie antauen oder zu warm gelagert werden.

* Sind Pakete so gestapelt, dass sie über den Truhenrand hinausragen? Dann sind sie möglicherweise nicht mehr kalt genug. Liegenlassen.

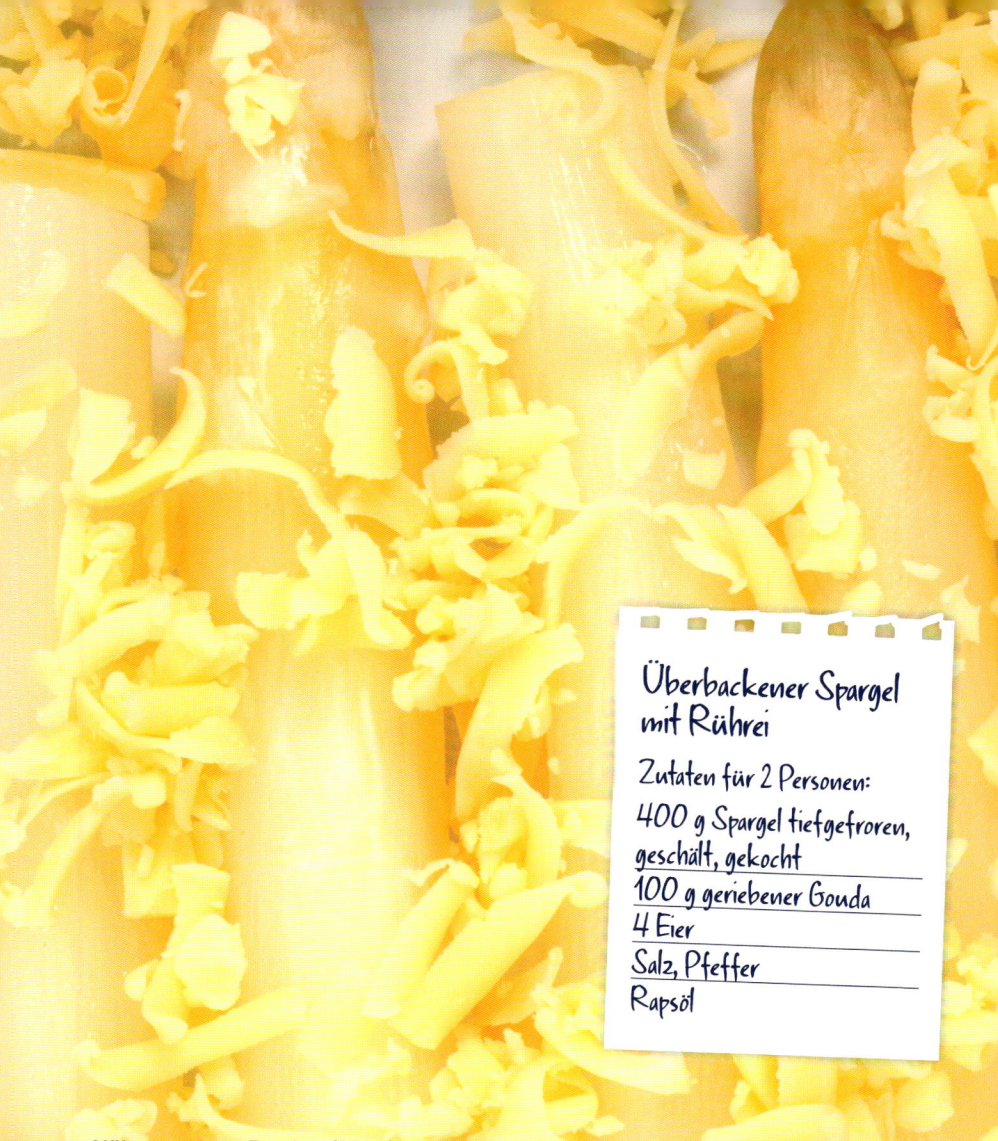

Überbackener Spargel mit Rührei

Zutaten für 2 Personen:

400 g Spargel tiefgefroren, geschält, gekocht

100 g geriebener Gouda

4 Eier

Salz, Pfeffer

Rapsöl

Nährwerte pro Portion (300 g)

Kalorien: 375 kcal | Proteine: 31,5 g
Kohlenhydrate: 5,5 g | Fette: 26 g

Zubereitung:

Den aufgetauten Spargel in eine Auflaufform legen, salzen, den Käse darüber streuen und im vorgeheizten Ofen bei 180 Grad backen, bis der Käse goldgelb und knusprig ist. In der Zwischenzeit die Eier in einer Pfanne in etwas Öl zu Rührei verquirlen und braten.

Tipp: Wer auf den Käse verzichten möchte, schneidet den Spargel in kleine Stücke und brät ihn in der Pfanne an. Dann das Ei in einer Schüssel verrühren und über den Spargel gießen.

Zubereitungszeit: 5 Min. plus Backzeit

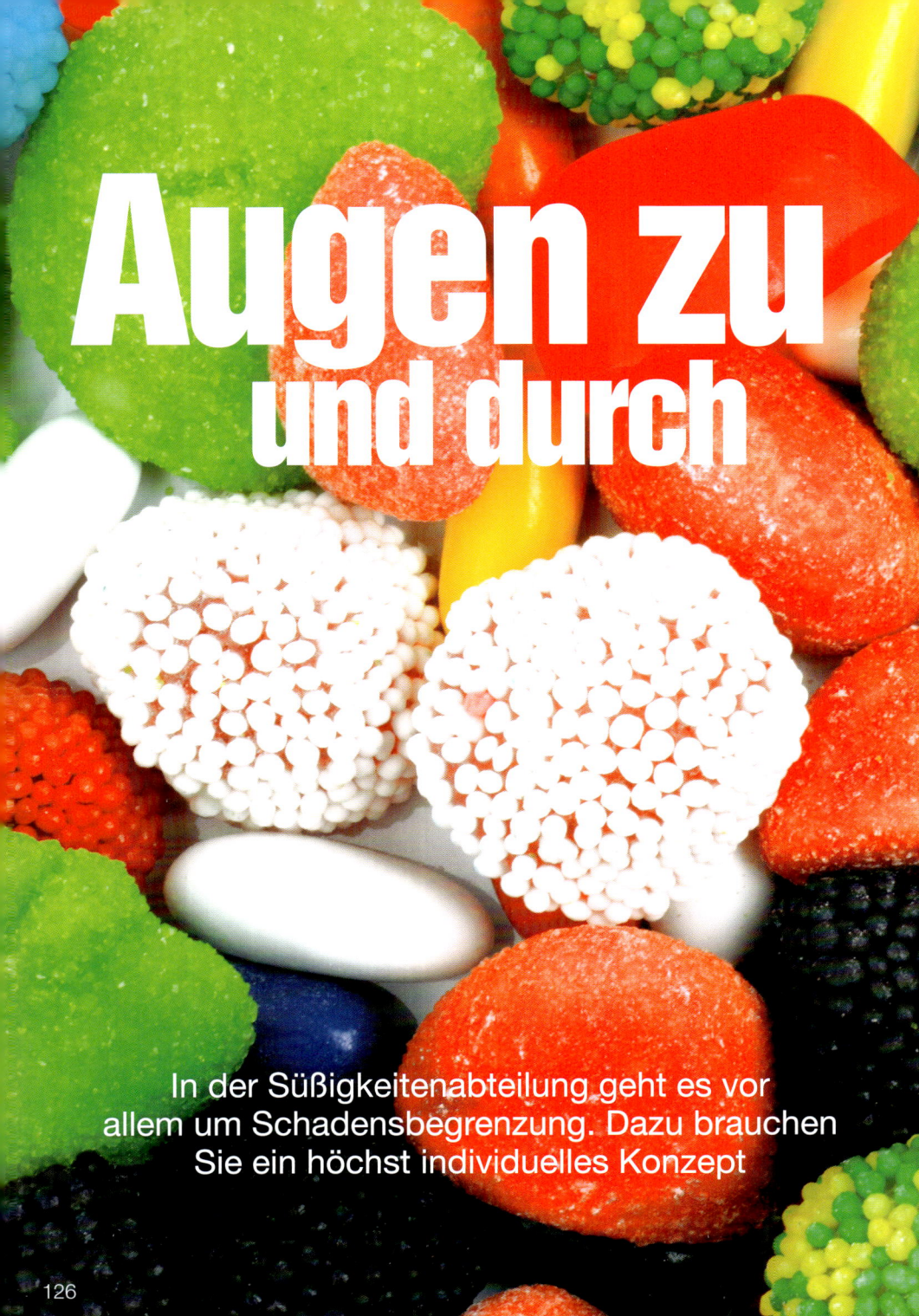

Augen zu
und durch

In der Süßigkeitenabteilung geht es vor allem um Schadensbegrenzung. Dazu brauchen Sie ein höchst individuelles Konzept

Natürlich wissen Sie es längst: Süßigkeiten sind schlecht für die Gesundheit, für die Zähne, für die Schönheit und für die Figur sowieso. Sie machen nicht richtig satt, sondern immer nur gierig auf mehr. Kaum vertilgt, belasten sie uns dann auch noch mit Magendrücken und Gewissensbissen. Am Ende der Tüte sind die süßen Sachen verschwunden, aber der Hunger ist immer noch da. Würde dieses Wissen allein uns vor dem Griff in die Bonbontüte oder in die Pralinenschachtel schützen, könnte der Supermarkt seine Süßigkeitenabteilung dichtmachen: Heute geschlossen wegen mangelnder Nachfrage. Reine Utopie!

Die Naschtypen-Analyse hilft beim soften Nasch-Entzug

Solange wir scharf darauf sind, wird es Süßigkeiten geben. Trotz bester Vorsätze schaffen die meisten es nicht, die klebrigen Knabbereien ganz aus dem Leben zu verbannen. Bunt, cremig, knusprig – um Süßes so hinzukriegen, dass es uns richtig gut schmeckt und appetitlich anstrahlt, werden Zusatzstoffe beigesetzt und dreiste Werbesprüche draufgedruckt: Das stärkt die Abwehrkräfte, versorgt mit Vitaminen und „dem Besten aus der Milch" – schließen Sie einfach kurz die Augen, wenn Sie daran vorbeigehen, und bedenken Sie: Gleichgültig, was draufsteht, drin stecken vor allem Fett und Zucker. Hin und wieder wollen Sie sich aber doch der süßen Sucht hingeben, weil Sie wissen, dass totaler Verzicht die Heißhunger-Attacken vervielfacht? Dann überlegen Sie: Welcher Naschtyp bin ich und welche Strategie passt am besten zu mir? Hier ein paar zur Auswahl, die sich gut mit der Ich-bin-dann-mal-schlank-Methode vereinbaren lassen. Aber bevor Sie jubeln: Das ist kein Freibrief zum Futtern. Es sind Übergangskonzepte, die helfen, langfristig mit wenig oder ganz ohne Süßes auszukommen.

✦ **Ich kann's einfach nicht lassen** Sie haben schon oft versucht, die Naschis aus Ihrem Leben zu verbannen, sind aber immer wieder schwach geworden? Dann könnte das Verschieben auf die erste Hälfte des Tages eine Lösung sein. Sie kaufen sich also genau dosiert das, was Sie brauchen (jeden Tag ein bisschen weniger), und vertilgen es nach dem Frühstück oder nach dem Mittagessen. Wenn die Lust Sie am Abend überkommt, vertrösten Sie Ihren Schweinehund auf morgen. Das akzeptiert er besser als einen Abschied für immer.

✦ **Der Zwischendurch- und Dauer-Kauer-Typ** Am liebsten schieben Sie sich mehr oder weniger regelmäßig eine Kleinigkeit zwischen die Zähne? „Ist ja nur ganz wenig", trösten Sie sich und verdrängen mit diesem Gedanken schnell, dass auch „Ganz wenig" in der Summe „Ganz viel" ergibt. Vor allem bewirkt jede Kleinigkeit eine Insulinausschüttung, die wiederum die Fettverbrennung ausbremst. Deshalb gilt für Dauer-Kauer: Besser einmal richtig als achtmal wenig. Auch für „Einmal richtig" ist nach dem Mittagessen die beste Zeit. Da ist man eh satt, kommt mit weniger aus.

✦ **Was ich sehe, muss ich haben** Ein bunter Teller auf dem Tisch? Schubladen mit Schokovorräten und immer was Salziges im Haus fürs TV-Knabbern – beim Einkaufen glauben Sie, alles im Griff zu haben, und bevorraten sich gut („Ist ja nur für die Kinder")? Zu Hause überkommt Sie dann aber doch die unbändige Lust: Wenn was da ist, muss es weg. Ab morgen mache ich ja Diät. Da kommt's auch nicht mehr drauf an. Deshalb sollten Sie Ihre Lager outsourcen. In den Keller damit oder in die Garage, ins hinterste Fach des höchsten Schranks. Sie werden feststellen: Faulheit siegt. Ganz sicher.

✦ **Ich bin ein gutes Eichhörnchen** Prima, wenn Sie es schaffen, sich Vorräte für harte Zeiten anzulegen, aber nicht vorzeitig dranzugehen. Mit dieser Übung können Sie einerseits Ihr Bewusstsein fürs Genießen schärfen, andererseits auf das Prinzip Belohnung setzen: Sie richten sich ein Vorratslager mit allen Schätzen ein und versuchen, das eine Woche lang nicht anzurühren. Hin und wieder werfen Sie einen stolzen Blick darauf und genießen, dass es noch da ist. Zur Belohnung dürfen Sie am Wochenende mit gutem Gewissen dran.

✦ **Ich könnte auch anders** Wenn Sie's genau nehmen, ist Ihnen das Naschen gar nicht so wichtig. Es ist nur

zur Gewohnheit geworden. Gehört eben dazu, wenn Stress im Job aufkommt oder auch, wenn er wieder nachlässt (abends relaxt vorm Fernseher etwas knabbern). Wenn es Ihnen in erster Linie nicht um die Schokoladentafel geht, werden Sie leicht mit Ersatz zufrieden sein. Kauen Sie auf zuckerfreiem Kaugummi. Knabbern Sie am Knäckebrot mit Frischkäse.

✦ **Schnelles ist mein Verhängnis** Wenn der Appetit erst mal da ist, sind Sie nicht mehr zu halten? Dann muss sofort was her – etwas ganz Schnelles. Warten geht nicht mehr. Die Schokokekse sind das erstbeste Opfer und sofort zu kriegen. Aus einem werden drei – und dann ist es auch wieder egal. Am Ende sind Sie so satt, dass die Bohnen, die sie eigentlich kochen wollten, im Kühlschrank bleiben können. Ist Ihr Appetit auf Pralinen nicht in Schach zu halten, empfehlen wir Süßes als vollwertige Mahlzeit oder als erlaubten Snack einzuplanen. Zum Beispiel? Einen Quark mit frischem Obst als Tortenersatz. Oder mit süßen Beeren gefüllte Crêpes zum Mittagessen. Das schützt vor Überfällen von Marzipan-Schweinchen.

Genuss statt Frust

Programmieren Sie sich auf Intensität statt Menge: Besser ein Stück Schokolade voller Hingabe, als ein Megatück Torte zu verschlingen. Eine Tüte Gummibärchen lockt? Lieber genüsslich einen Low-Carb-Riegel verdrücken. Und eine Salzstange nach der anderen runternagen macht das Rennen vor fettigen Chips.

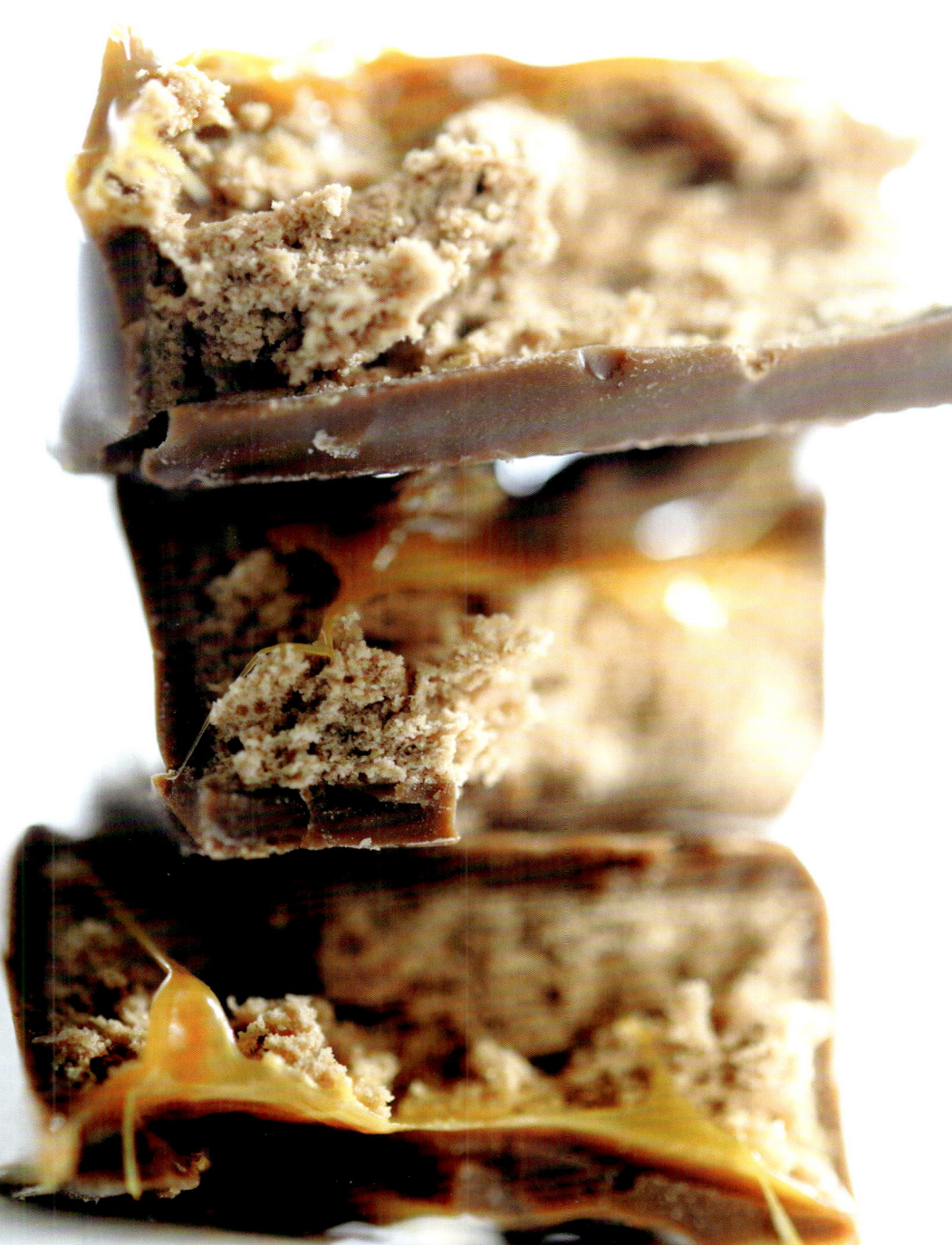

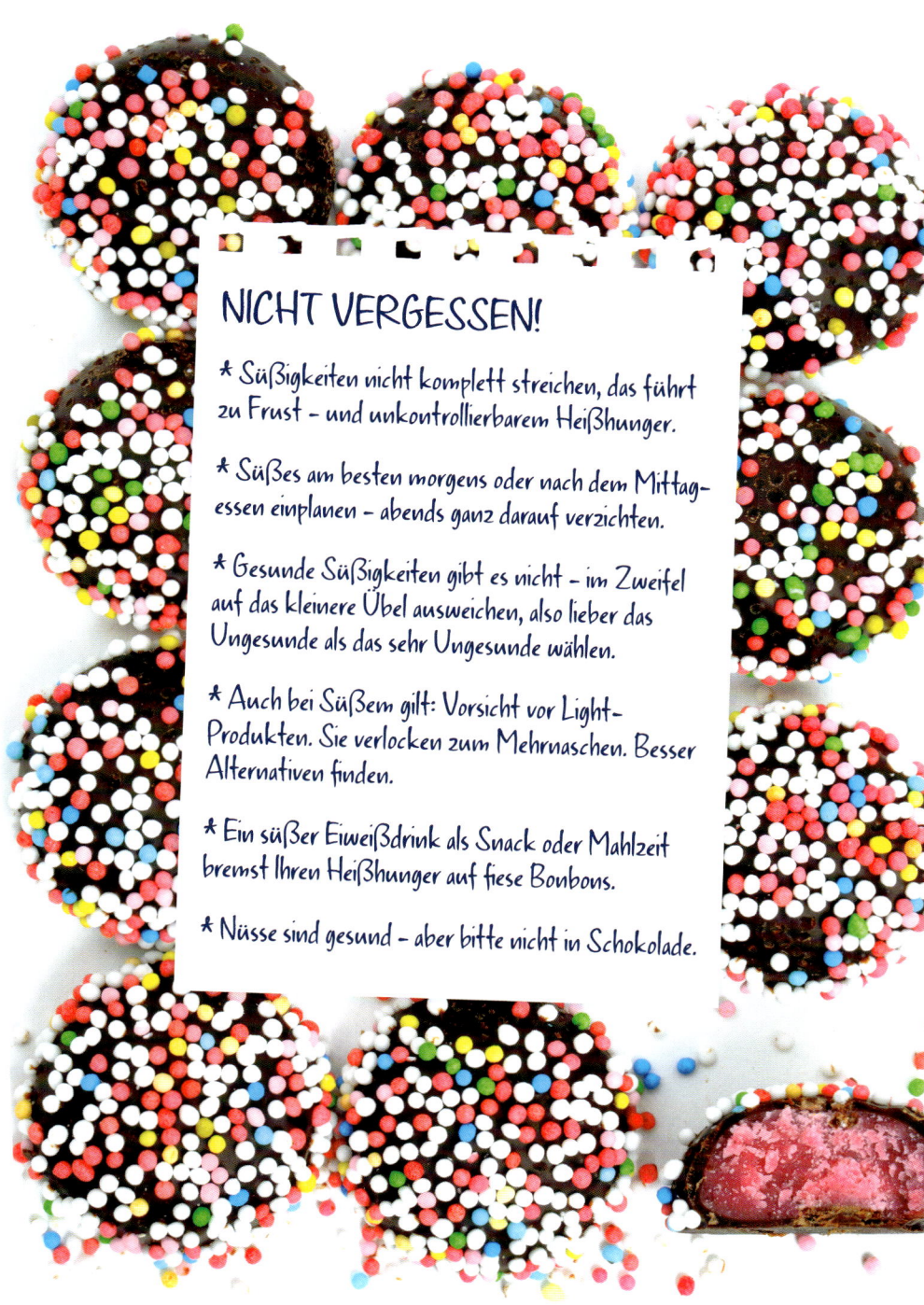

NICHT VERGESSEN!

* Süßigkeiten nicht komplett streichen, das führt zu Frust – und unkontrollierbarem Heißhunger.

* Süßes am besten morgens oder nach dem Mittagessen einplanen – abends ganz darauf verzichten.

* Gesunde Süßigkeiten gibt es nicht – im Zweifel auf das kleinere Übel ausweichen, also lieber das Ungesunde als das sehr Ungesunde wählen.

* Auch bei Süßem gilt: Vorsicht vor Light-Produkten. Sie verlocken zum Mehrnaschen. Besser Alternativen finden.

* Ein süßer Eiweißdrink als Snack oder Mahlzeit bremst Ihren Heißhunger auf fiese Bonbons.

* Nüsse sind gesund – aber bitte nicht in Schokolade.

Knackige kleine Kraftpakete

Nüsse & Co. sind zwar fett, machen aber nicht dick – wie kann das sein?

Sie greifen beherzt in einen Teller mit Nüssen, und sofort verkündet jemand lautstark: „Halt, Nüsse machen dick." Das ist in Anbetracht der Tatsache, dass Nüsse tatsächlich viel Fett enthalten, naheliegend. Sie sollten sich aber dennoch nicht davon abhalten lassen, die kleinen Kraftpakete in Maßen zu genießen. Studien belegen: Nüsse machen nicht dick. Das Fett, das aus der Nuss kommt, gehört zu den besten überhaupt. Es besteht zum größten Teil aus einfach und mehrfach ungesättigten Fettsäuren, die Gutes im Körper bewirken. In Nüssen stecken zudem massig Vitamine, Ballast- und Mineralstoffe sowie Spurenelemente wie Magnesium, Kalzium, Kalium und Zink. Und als i-Tüpfelchen gesundes Eiweiß.

Haltbarkeit und Frische: Augen auf beim Nusskauf

Die guten Nüsse (also die, die nicht kräftig gesalzen zwischen Erdnussflips und Paprikachips liegen und sich auch nicht in Nussschokolade verstecken) finden Sie gar nicht so leicht. Häufig stehen die mit Trockenobst irgendwo bei den Konserven, zwischen Fertigsoßen, in der Nähe der Backzutaten oder in Snack-Ständen.

Bei der Auswahl sollten Sie vor allem auf die Frische achten. Solange die kleinen Kugeln noch ganz sind, haben sie mehr Aroma als im zerhackten, geschälten, geraspelten oder geriebenen Zustand. Sind sie bereits fertig in Tüten verpackt, hilft ein Blick aufs Haltbarkeitsdatum. Bei loser Ware dürfen Sie ruhig nachfragen, wie alt beziehungsweise wie frisch die Nuss ist.

Auskunft gibt auch der sogenannte Schütteltest. Wenn die Nüsse beim Hin- und Herschütteln klappern, wissen Sie: Die sind alt und eingetrocknet. Die nehme ich lieber nicht. Achten Sie auf die Farbe: Essen Sie nur helle, saftige Nüsse. Wenn Sie schwarze Stellen entdecken, immer die ganze Nuss wegwerfen.

Nüsse verderben leicht. Sie sollten auf jeden Fall trocken gelagert werden – zum Beispiel in gut verschließbaren Dosen. Ist die Originalverpackung einmal geöffnet, muss der Inhalt bald verzehrt werden. Häufig kann man die Tüten, in denen beispielsweise Walnusskerne stecken, wieder verschließen und im Gemüsefach des Kühlschranks lagern. Übrigens: Nüsse lassen sich gut einfrieren. Sie bleiben dann bis zu zwölf Monate lang frisch.

Tipp: Gewöhnen Sie sich an, Ihre Nüsse in der Schale zu kaufen. Die Knabberkugeln kommen dann erstens frischer auf den Tisch und das Knacken und Auspacken macht außerdem ein bisschen Arbeit, die erstklassig vor zu fixem Nachlangen schützt.

Die heimlichen

Dick-
macher

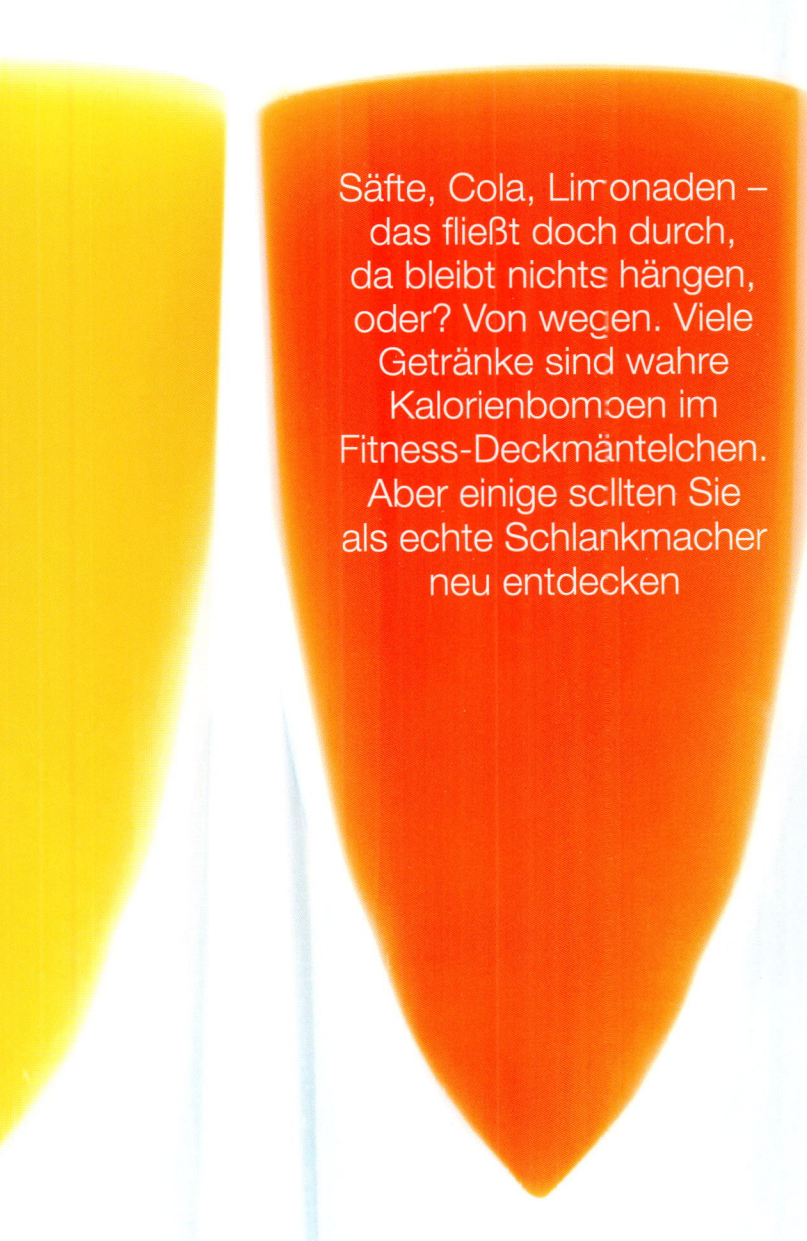

Säfte, Cola, Limonaden –
das fließt doch durch,
da bleibt nichts hängen,
oder? Von wegen. Viele
Getränke sind wahre
Kalorienbomben im
Fitness-Deckmäntelchen.
Aber einige sollten Sie
als echte Schlankmacher
neu entdecken

Rechts springen einem knackige Orangen ins Auge. Links strahlen knallgrüne Äpfel. Dazwischen leuchten exotische Früchte. Die Multimixpackung strotzt nur so vor Vitaminen aus Kiwis, Pfirsichen, Zitronen oder Trauben. Man könnte glatt meinen, mitten in der Obstabteilung zu sein. Fehlanzeige – hier sind die Getränke aufgereiht. All die angeblichen Gesund-Kracher gibt's nur auf den Etiketten. Gerne noch mit markigen Worten versehen: Sie heißen Fitness-Drink, versprechen Multipower oder werden als Wellness-Getränke angepriesen. Vor allem locken sie als einfache Lösungen: Wenn du mich trinkst, ist deine Tagesration an Vitamin C schon abgedeckt – Mit mir wirst du schneller schlank – Ich liefere dir die wertvollen Inhalte vom Obst, ohne dass du das mühsam zerschnippeln musst. Bei so schönen Aussichten gucken wir gar nicht mehr so genau hin – vor allem nicht auf die kleingedruckte Zutatenliste. Denn dort entpuppt sich so mancher angebliche Vital-Shake als wahre Zuckerbombe.

Ratespiel: In welcher Flasche schwimmt mehr Zucker?

Grundsätzlich sollten Sie vorsichtig sein, wenn Säfte Gesundheit suggerieren. Im Zweifelsfall löscht ein Glas Wasser besser den Durst, und echte Äpfel oder Apfelsinen liefern mehr Vitamine und Ballaststoffe. Greifen Sie deshalb möglichst zur frischen Variante aus der Obstabteilung.

Das Kleingedruckte auf der Verpackung gibt Orientierung. Faustregel: Wenn auf einem Getränk mehr als zwei Gramm Kohlenhydrate auf 100 Milliliter ausgewiesen

Kleine Suppe fürs Büro

Der Geheimtipp unter den Gemüsesäften ist übrigens Tomatensaft. Der eignet sich auch als kleiner Snack fürs Büro. Aufgewärmt und gewürzt mit Salz und Pfeffer ergibt er eine wohlig-warme Zwischenmahlzeit, die nicht dick, aber satt macht.

sind, haben Sie es mit einem Ausbremser in Sachen Fettverbrennung zu tun. Solche Flüssigkeiten sind für eine schlankmachende Ernährung nicht geeignet.

Klarer Beweis: Ein Glas Fruchtsaft enthält fast genauso viel Zucker wie ein Glas Cola. „Super, Papa", wird Ihr Kind jetzt sicher verzückt rufen, „dann trink ich doch besser Cola als Apfelsaft." Falsch gedacht. Denn natürlich bleibt der Saft im Hinblick auf seine Vitalstoffe immer noch die bessere Lösung. Im Übrigen ist Cola besonders für Kids nicht erste Wahl. Dass immer mehr junge Leute an Osteoporose (Knochenschwund) leiden, liegt möglicherweise an übermäßigem Konsum des braunen Zuckerwassers. Die darin enthaltene Phosphorsäure gilt als „Calciumräuber" und macht Knochen mürbe.

Trotzdem müssen Sie die Abteilung mit den vielen Tetrapaks und Flaschen nicht fluchtartig verlassen. Hier hocken nämlich ein paar Ladenhüter, die es wert sind, entdeckt zu werden. Dazu gehören die Gemüsesäfte. Die fristen meist ein wenig

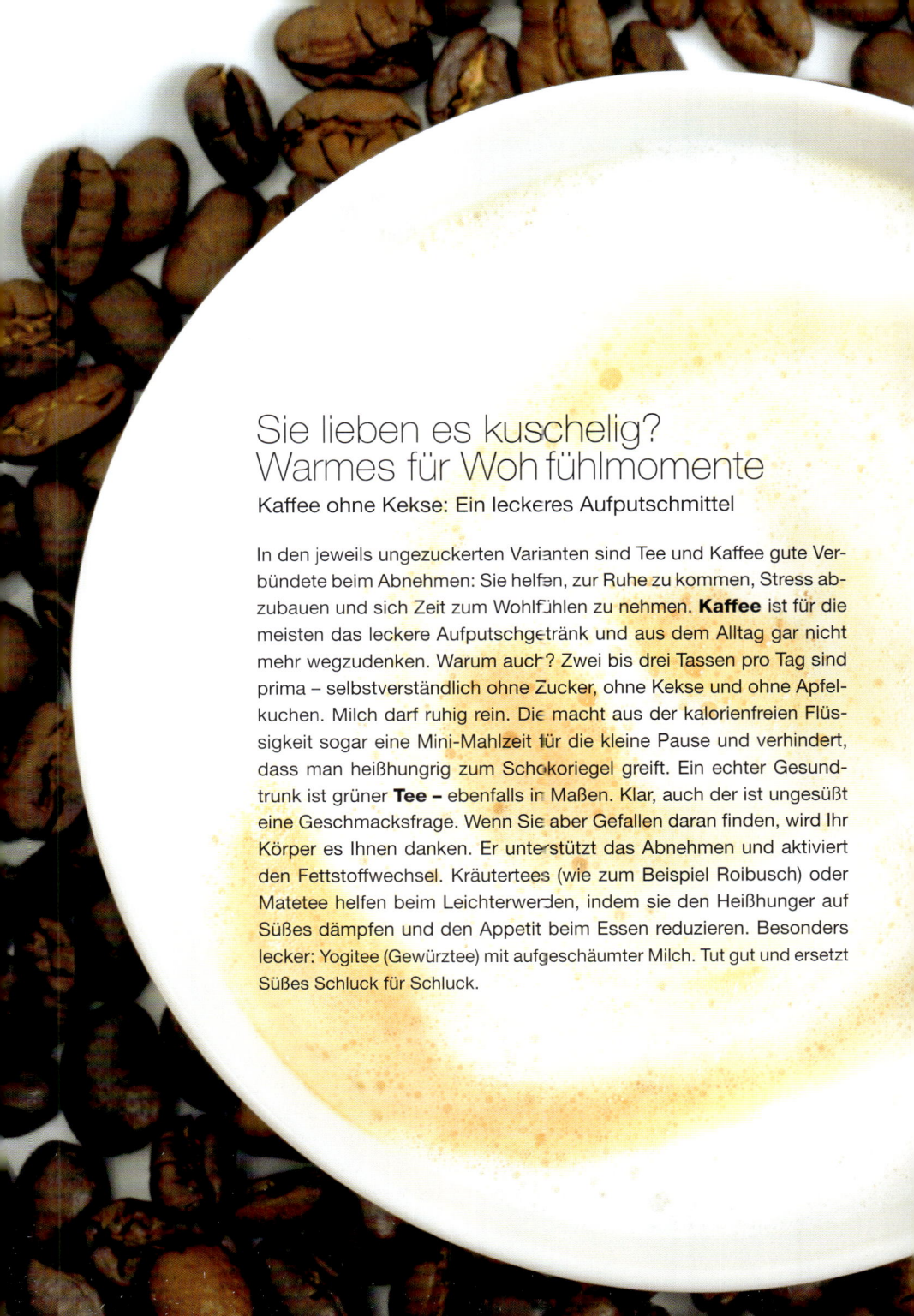

Sie lieben es kuschelig?
Warmes für Wohlfühlmomente

Kaffee ohne Kekse: Ein leckeres Aufputschmittel

In den jeweils ungezuckerten Varianten sind Tee und Kaffee gute Verbündete beim Abnehmen: Sie helfen, zur Ruhe zu kommen, Stress abzubauen und sich Zeit zum Wohlfühlen zu nehmen. **Kaffee** ist für die meisten das leckere Aufputschgetränk und aus dem Alltag gar nicht mehr wegzudenken. Warum auch? Zwei bis drei Tassen pro Tag sind prima – selbstverständlich ohne Zucker, ohne Kekse und ohne Apfelkuchen. Milch darf ruhig rein. Die macht aus der kalorienfreien Flüssigkeit sogar eine Mini-Mahlzeit für die kleine Pause und verhindert, dass man heißhungrig zum Schokoriegel greift. Ein echter Gesundtrunk ist grüner **Tee** – ebenfalls in Maßen. Klar, auch der ist ungesüßt eine Geschmacksfrage. Wenn Sie aber Gefallen daran finden, wird Ihr Körper es Ihnen danken. Er unterstützt das Abnehmen und aktiviert den Fettstoffwechsel. Kräutertees (wie zum Beispiel Roibusch) oder Matetee helfen beim Leichterwerden, indem sie den Heißhunger auf Süßes dämpfen und den Appetit beim Essen reduzieren. Besonders lecker: Yogitee (Gewürztee) mit aufgeschäumter Milch. Tut gut und ersetzt Süßes Schluck für Schluck.

Muntermacher

Apfelsaft-Schorle ist Ihre Leidenschaft? Auf jeden Fall enthält sie weniger Zucker als der pure Apfelsaft. Unser Tipp: Umsteigen auf Birnenschorle. Birnen enthalten mehr Kalium und Kalzium als Äpfel, bremsen Hunger, beruhigen die Nerven. Der hohe Vitamin-B-Gehalt macht munter.

Für einen dickflüssigen Smoothie wird Gemüse oder Obst in ganzen Stücken, aber ohne Schale und Kerne püriert und dann verlängert: mit frisch gepressten Säften, Joghurt, Milch oder Getreideflocken. Aber auch mit Verdickungsmitteln, Konservierungsstoffen, Zucker und Aromen. Vorschriften gibt es dafür nicht. Deshalb wählen Sie mit Blick auf die Zutatenliste – wenn überhaupt – Smoothies mit puren Früchten ohne Konservierungs-, Farb- oder Zusatzstoffe. Dabei nicht vergessen: Jedes Schälen, Erhitzen, Bearbeiten, Haltbarmachen oder Pressen zerstört wichtige Inhaltsstoffe. Egal was die Werbung verspricht: Frisches Obst ist das Beste. Die gesündesten Substanzen hocken unter der Schale und gelangen nur in den Magen, wenn man die mitisst – oder trinkt.

Smoothies sind auch keine Leicht-Getränke. Sie haben verhältnismäßig viele Kalorien und sättigen weniger als ein Apfel im Original. Als Durstlöscher sind sie nicht geeignet. Dennoch ist ein Smoothie gegenüber einer Cola die

beachtetes Dasein, weil sie nicht so gut schmecken wie ihre süßen Geschwister aus Obst. Im Vergleich zu denen sind sie aber tatsächlich Schlankmacher. Gemüsesäfte haben weniger Kalorien, weil weniger Fruchtzucker darin ist, stecken aber voll wertvoller Vitamine, Mineralstoffe und Ballaststoffe (auch dabei gilt: beim Kauf die Zutatenliste beachten, es sollten weder Aromen noch zusätzlicher Zucker drin sein, vor allem Karottensäften wird gerne mal Zucker beigesetzt).

Smoothies für den Notfall – Frisches für den Regelfall

In den letzten Jahren hat noch ein anderes Säftchen im Gesundgewand die Getränkeabteilungen für sich erobert: Der sogenannte Smoothie (kommt aus dem Englischen und bedeutet in der Übersetzung samtig, cremig oder weich). Das klingt geradezu schmusig und trinkt sich auch genauso weg.

Wasser mit Schuss

Wer durch ungesunde Ernährung seinen Säure-Basen-Haushalt durcheinandergebracht hat, kann das mit hydrocarbonatreichem, Säure neutralisierendem Wasser ausgleichen. Besser: Sich grundsätzlich gesund ernähren, statt die Folgen des falschen Essverhaltens zu dämpfen.

bessere Wahl. Und für Obstmuffel ein einfacher Weg, überhaupt ein paar Vitamine zu sich zu nehmen. Fix und fertig im Regal, sauber verpackt und schluckbar ohne Kleckerei – als schneller Frische-Ersatz für unterwegs oder fürs Büro ist die kleine Flasche nicht zu verachten. Auch wenn es nur darum geht, den Appetit in der Pause zu stillen, sind Sie mit einem Gemüse-Smoothie besser bedient als mit einem Schokoladenriegel. Es kommt also immer auf die Umstände an.

Alkohol: Ja, aber wenig und nicht zu häufig bechern

In der Abteilung mit den alkoholischen Getränken wird Ihnen kein Etikett verkünden: „Achtung, ich bin giftig, mache dich dick und – wenn du Pech hast – wirst du abhängig." Auch hier sehen Sie schöne Werbe-Menschen, die selbst dann eine Botschaft haben, wenn sie kein Gesundversprechen machen: Sie zeigen – natürlich ohne Bierbauch und rote Schnapsnase –, dass Alkohol trinken angeblich purer Genuss ist. Von Risiken und Nebenwirkungen keinerlei Spur.

Zwischen diesen Regalen halten Sie es am besten so wie in anderen Kleine-Sünden-Ecken: Sie müssen sie nicht meiden, sollten jedoch nur so viel kaufen, dass Sie zu Hause wohl dosiert und im Rahmen gele-

gentlicher Ausnahmen eine Portion davon zu sich nehmen können. Denn Alkohol ist ein schlimmer Fettverbrennungs-Blockierer – vor allem, weil wir ihn am liebsten abends gerne in Verbindung mit deftigem Essen trinken. Das soll jetzt aber natürlich nicht heißen, dass Sie sich deshalb lieber morgens ein Fläschchen

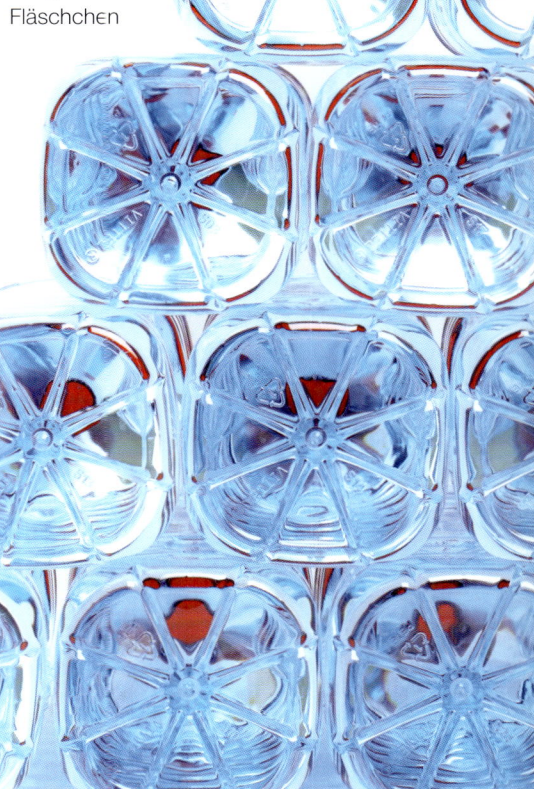

genehmigen sollen. Halten Sie sich am besten an Orientierungsregeln.

Wahrscheinlich haben Sie es schon gehört: Ein Gläschen Rotwein schadet nicht. Stimmt. Wein hat tatsächlich eine positive Wirkung auf die Gesundheit, in Sachen Herz-Kreislauf-System zum Beispiel. Dennoch sollten Sie beim Einkaufen überlegen, wie viel Sie nach Hause tragen. Wenn Sie Ihre Sünden gezielt einplanen, sollten Sie auch beim Wein dosieren, so dass es für die Kategorie „Hin und wieder ein Glas" ausreicht. Ein Glas, wohlgemerkt, nicht eine Glasflasche. Auch Bier muss man nicht grundsätzlich verteufeln. Da sind gute Mineralien drin. Doch im Zweifelsfall ist die alkoholfreie Variante die bessere. Mit Rücksicht auf die Fettverbrennung bleibt jedoch Verzicht das Beste.

Wenn Sie die Ich-bin-dann-mal-schlank-Methode gewählt haben, werden Sie bald ein Gefühl dafür bekommen, welche Lebensmittel unter „Süßigkeiten" fallen, obwohl sie nicht im Nasch-Regal stehen.

Schluss mit Süße: Machen Sie einen sanften Entzug

Cola, Limo, Fruchtsäfte, Nektar, Alkohol, Tee und Kaffee mit Zucker – all das gehört dazu. „Ich kann mir das Süße aber nicht abgewöhnen", sagen viele und begründen das mit den guten alten Gewohnheiten. „Ohne schmeckt doch nicht." In diesem Fall hilft ein sanfter Entzug: Tricksen Sie das Gewohnheitstier in sich einfach aus. So langsam, dass Sie's gar nicht richtig merken und deshalb langfristig nicht als schmerzlichen Verlust empfinden.

Zum Beispiel beim Kaffee. Waren Sie bisher davon überzeugt, dass man den braunen Trunk ohne Zucker nicht genießen kann, versuchen Sie es mit weniger Süße. Eineinhalb statt zwei Löffel Zucker pro Tasse. Eine ganze Woche. In der nächsten wird weiter reduziert auf einen Löffel. Sobald Sie das als normal empfinden, steigen Sie auf einen halben um. So funktioniert übrigens auch der Saft-Entzug. Wer der Figur zuliebe von zuckergetränkten Flüssigkeiten auf Mineralwasser umsteigen will, beginnt, Saft und Wasser zu mischen, statt puren Saft zu trinken. Anfangs halbe-halbe, später gibt's zwei Drittel Wasser auf ein Drittel Limo oder Nektar. Ein süßer Geschmacksspritzer im Wasserglas ist schließlich die Vorstufe zum reinen Wasser.

NICHT VERGESSEN!

* Wasser gehört dazu, wenn man sich gesund ernähren will - zwei bis drei Liter am Tag.

* Süße Getränke nach und nach mit Wasser strecken, bis sich der Süßgeschmack neutralisiert hat.

* Alkohol ist eine Fettverbrennungs- bremse - in Maßen genießen.

* Smoothies sind kein Getränk, sondern ein Snack. Ohne Zusatz- stoffe prima für Obstmuffel - sonst lieber zu frischen Früchten greifen.

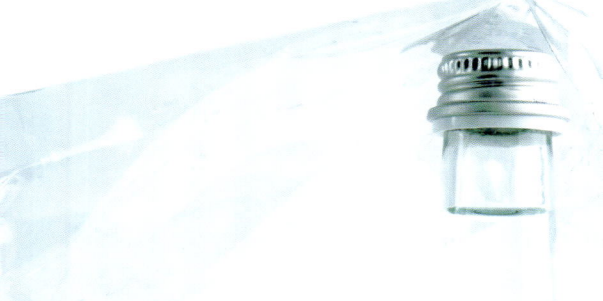

Wasser marsch! Trinken Sie Klares

Kalorienfreie Flüssigkeit unterstützt das Abnehmen. Deshalb trinken Sie grundsätzlich zwei bis drei Liter Wasser am Tag

Plastik oder Glas?

„Wasser schleppen an sich ist schon schwer genug – warum sollte ich da noch Glasflaschen die Treppen hochwuchten?', fragen sich viele. Die Entscheidung zugunsten der Plastikflasche ist schnell getroffen. Doch meist greift man mit ungutem Gefühl zu. Hat nicht kürzlich jemand erzählt, dass Plastik ein gesundheitsschädliches Gift absondert und man deshalb kein Wasser aus Plastikgefäßen trinken sollte? Solche Bedenken sind nicht ganz unberechtigt, aber auch kein Grund zur Sorge. Gemeint ist hier der Stoff Acetaldehyd, der beim Herstellen und Lagern von sogenannten PET-Flaschen entsteht. Das macht sich – selbst bei kleinen Mengen – im süßlichen Geschmack bemerkbar. Die sind aber wegen der geringen Dosis nicht giftig. Eine EU-Vorschrift regelt, dass höchsten 6 mg Acetaldehyd auf ein Kilo Lebensmittel übergehen dürfen. Wer sein Wasser ganz frei von Chemikalien trinken möchte, sollte es in Glasflaschen nach Hause tragen.

Wasser aus der Leitung

✦ Alle, die gerne Leitungswasser trinken, es aber nicht ohne Kohlensäure mögen, sind mit einem Wassersprudler in der Küche gut bedient. Die Geräte versetzen das Wasser aus dem Wasserhahn mit Kohlensäure.

✦ Stilles Wasser hat beim Abnehmen einen Vorteil: Weil es nicht so sprudelt und keine überflüssigen Kohlensäurebläschen mitliefert, kann man davon deutlich mehr trinken und den Magen entsprechend füllen.

✦ Wasser aus der Leitung schmeckt Ihnen nicht so recht? Und der Gedanke „Was da wohl alles drin ist" hält Sie ab? Wegen der Qualität des Trinkwassers braucht Ihnen nicht mulmig zu sein. In Deutschland gilt eine Trinkwasserverordnung, deren Grenzwerte eingehalten werden müssen. Wer dem nicht traut, kann sein Wasser mit einem hochwertigen Wasserfilter aufbessern.

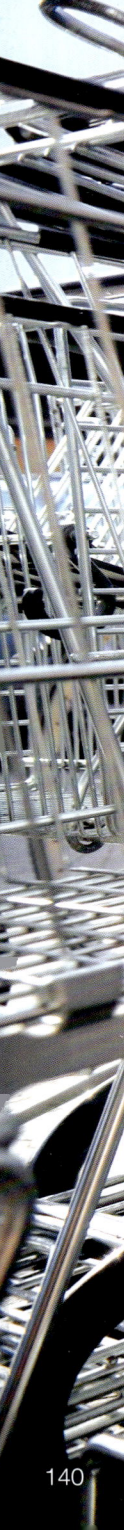
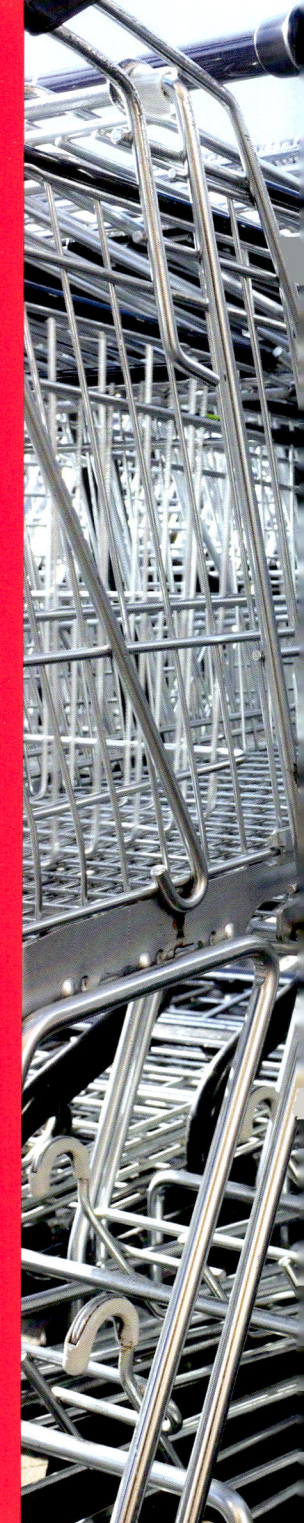

AB
nach Hause

Nach dem Gang durch den Supermarkt ist Ihnen ein wenig schwindelig von den vielen Infos? Keine Sorge – mit diesen Tipps haben Sie schnell den Über- und Durchblick

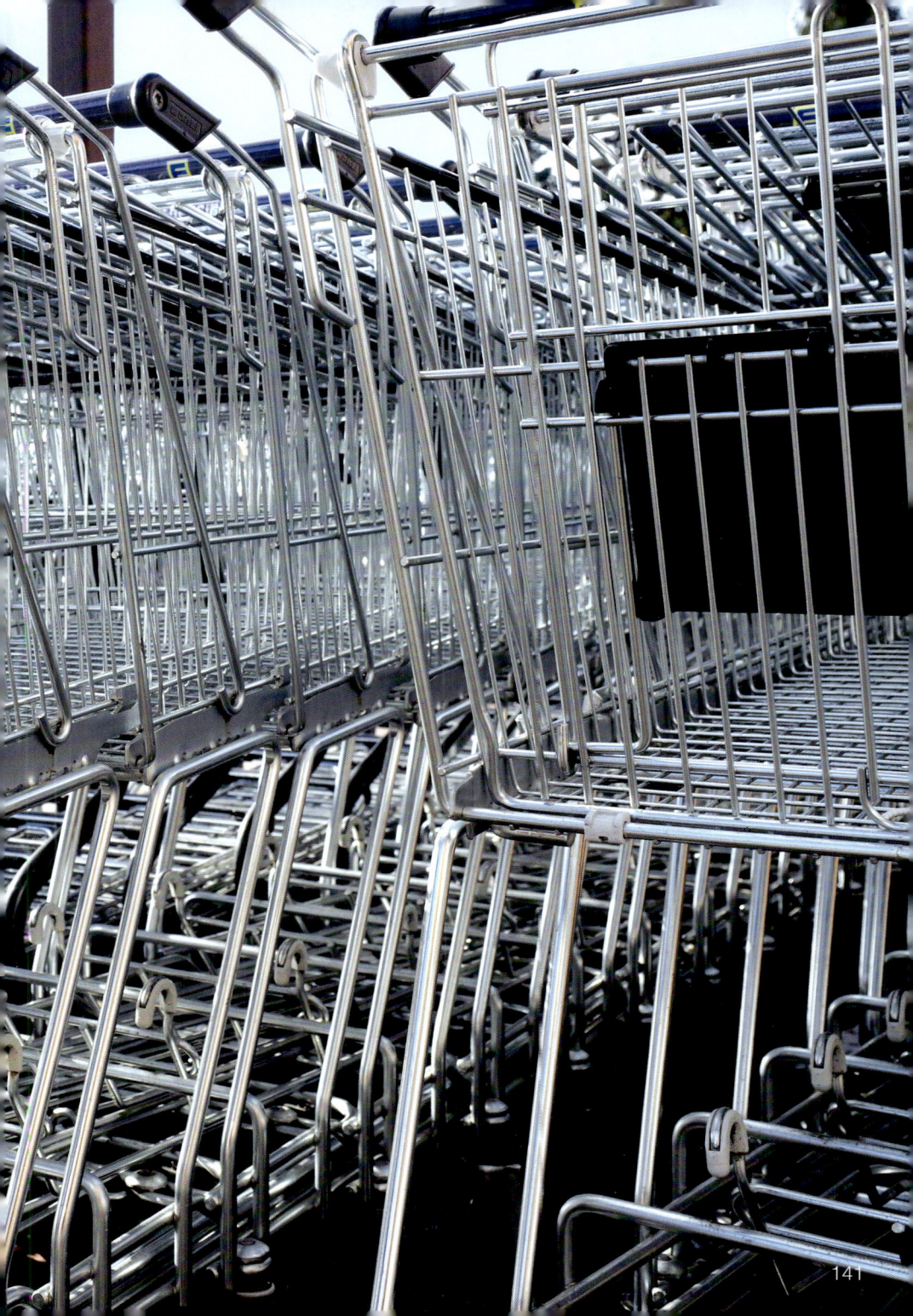

Kaufen mit Konzept ist reine Übungssache

Mit Training ans Ziel

Uups, so ein Buch kann ich doch nicht auswendig lernen, denken Sie jetzt?
Keine Sorge – um die Theorie in Ihrem Alltag umzusetzen, stellen Sie Ihre
Einkaufsgewohnheiten in kleinen Schritten um. Und nehmen Sie sich für jeden so
viel Zeit, wie Sie brauchen. Vielleicht eine Woche. Einen Monat. Oder auch zwei.
Wichtig ist, dass Sie das Tempo wählen, das zu Ihnen passt

SCHRITT **1** Als Erstes inspizieren Sie zu Hause Ihre Schränke. Jeder von uns hat seine Einkaufsgewohnheiten und geschmacklichen Vorlieben, die sich glasklar in den Lieblingsprodukten spiegeln. Überlegen Sie: Was kann ich übernehmen, wenn ich meine Ernährung umstellen möchte? Wo bin ich in Fallen getappt – und sollte den Krempel besser entsorgen? Nehmen Sie sich Zeit, die Zutatenlisten zu lesen und auszumisten. Alles Gute darf auch in Zukunft auf der Einkaufsliste stehen. Das Schlechtere ersetzen Sie von nun an durch gesündere Alternativen.

SCHRITT **2** Ist der erste Teil erledigt? Dann hilft es, alles, was Sie jetzt noch im Haus haben, in Gedanken und im Kühlschrank in die verschiedenen Gruppen der Heizmann-Uhr (Umschlag innen) einzuteilen. Die Gewichtung sollte dabei genauso sein, wie Sie später einkaufen und essen wollen: Mindestens die Hälfte Ihrer Vorräte (und Einkäufe) besteht aus Obst, Gemüse und eiweißhaltigen Produkten. Gute Kohlenhydrate machen etwa ein Viertel aus. Zum Rest gehört alles andere – auch Süßigkeiten und kleine Sünden, die Sie reduzieren, aber (noch) nicht ganz verbannen wollen. Am einfachsten ist das im Kühlschrank zu realisieren. Hier kann künftig mindestens ein Drittel der Fächer mit Obst und Gemüse belegt werden. Schaut man ab jetzt hinein, führt Sie kein verführerischer Sahnepudding in Versuchung, seinen Platz nehmen nun Naturjoghurt, Quark und frisches Obst ein.

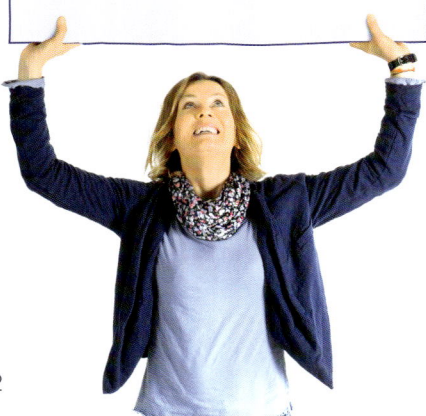

SCHRITT **3**

Starten Sie jetzt entspannt einen Probelauf durch den Supermarkt und beobachten sich selbst dabei. Sie werden schnell merken, dass Sie vor allem nach Ihren Gewohnheiten vorgehen. Machen Sie sich bewusst, welche okay sind und welche Sie ablegen wollen. Gewöhnen Sie sich an, einen Blick auf die Zutatenlisten zu werfen – und Alternativen zu prüfen. Schmecken die nicht, probieren Sie weitere Sorten.

SCHRITT **4**

Bis hierhin geschafft? Alle Achtung! Gewohnheiten ändern sich nun mal nicht über Nacht, sondern durch Üben. Es ist wie beim Einmaleins lernen: Geben Sie sich etwas Zeit für die Umstellung, und bitte werden Sie nicht ungeduldig, wenn Sie an der Kasse feststellen, dass sich doch noch eine Chipstüte, Schokoriegel, Zuckerflakes oder der Lieblingswein (oder gleich alles auf einmal) in den Korb geschummelt hat. Nehmen Sie sich dann beim nächsten Einkauf erst einmal kleinere Veränderungen vor. Zum Beispiel: Heute kaufe ich nur zwei Packungen Süßigkeiten, eine Flasche Alkohol und einen halben Liter von meinem Lieblingssaft. Beim nächsten Mal reduzieren Sie das weiter – beim übernächsten Mal kaufen Sie probeweise komplett zuckerfrei ein. Das Ziel: Sie shoppen routinemäßig und ohne Ausnahme mit dem **Ich-bin-dann-mal-schlank**-Einkaufszettel.

SCHRITT **5**

Die Basis ist nun perfekt, Sie sind mit dem neuen Schlanksortiment zufrieden – und schon hat sich die Routine beim Einkauf wieder eingeschliffen. Sie greifen mit schlafwandlerischer Sicherheit nach den gesünderen, ebenso leckeren Lebensmitteln. Werden Sie jetzt ruhig mutiger – und probieren auch neue Dinge aus: unbekannte Obst- und Gemüsesorten, Biogetreide fürs Müsli, Couscous statt Reis, Bratkäse statt Bratwurst. Warum? Weil mit Routine schnell Langeweile einkehrt und die Verlockungen der Werbung wieder fies zum spontanen Griff in alte Gewohnheitsschubladen verleiten können. Bieten Sie sich selbst stattdessen immer mal neue kulinarische Herausforderungen.

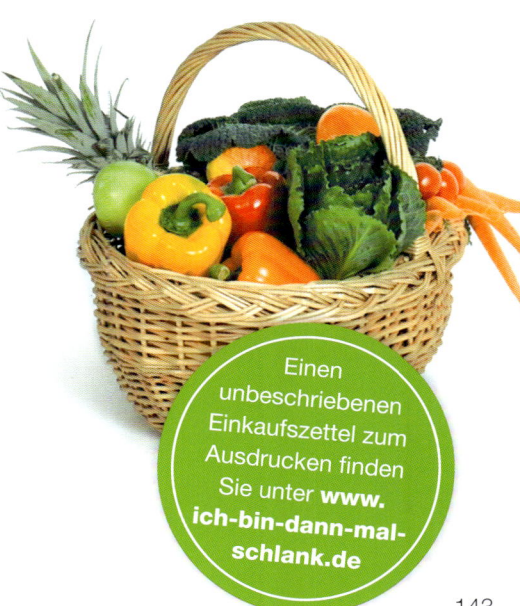

Einen unbeschriebenen Einkaufszettel zum Ausdrucken finden Sie unter **www. ich-bin-dann-mal-schlank.de**

DAS HAB' ICH AUF DEM ZETTEL

1 kg Äpfel
4 Orangen
1 Bund Karotten
Brokkoli
Bataviasalat
Rucola
1 Gurke
Tomaten
TK-Himbeeren

6 Liter Halbfett-Milch
1 Becher Magerquark
Irische Butter
150 g Naturjoghurt
10 Bio-Eier
Gorgonzola
1 Hüftsteak
2 Stück TK-Lachs
1 Tüte Walnüsse

Vollkorn-Spaghetti
1 Paket Couscous

Bitterschokolade
Bonbons für die Kids
Fruchtaufstrich

5 Liter stilles Wasser
Kräutertee
Kaffeepads

Gut geplant ist halb erledigt

Ein Einkaufszettel trickst Fallen und Schwächen aus

Auch, wenn Sie es vielleicht zuletzt als Kind getan haben – wer mit einer Einkaufsliste in den Supermarkt marschiert und sich dann an seine Aufzeichnungen hält, hat einige Vorteile: Zum einen ist er gut vor teuren und figurunfreundlichen Spontankäufen geschützt. Andererseits kann so ein kleiner Merkzettel ihm aber sogar wirksam beim Abnehmen helfen. Der Ich-bin-dann-mal-schlank-Einkaufszettel zeigt nämlich mit unterschiedlichen Farben und Spalten, wie Sie künftig Ihren Einkaufswagen oder Korb füllen sollten.

Für die gesunden Lebensmittel ist auf dem Papierstreifen der größte Platz vorgesehen, denn von denen sollen schließlich auch die meisten im Korb landen.

In unserem Muster haben wir ein paar Beispiele aufgeführt. Oben ist der Obst- und Gemüse-Teil, darunter finden Milchprodukte und andere besonders eiweißreiche Lebensmittel Berücksichtigung. Für Beilagen ist ein eher bescheidener Part gedacht, auch schlechte Kohlenhydrate müssen sich mit einer kleinen Spalte begnügen. Nutzen Sie die Farben für die unterschiedlichen Gruppen und tragen Sie Ihre persönlichen Vorlieben ein. Die Rückseite ist für alles andere – auch kleine Extrawünsche finden hier Platz.

Sie brauchen gleich mehrere Zettel? Kein Problem: Diesen Einkaufszettel gibt es zum Download unter **Ich-bin-dann-mal-schlank**-de.

Rückseite

1 Fl. Olivenöl
Chilipulver
Müllbeutel
Toilettenpapier
Waschpulver
Ketchup
TK-Torte für Omis Geburtstag

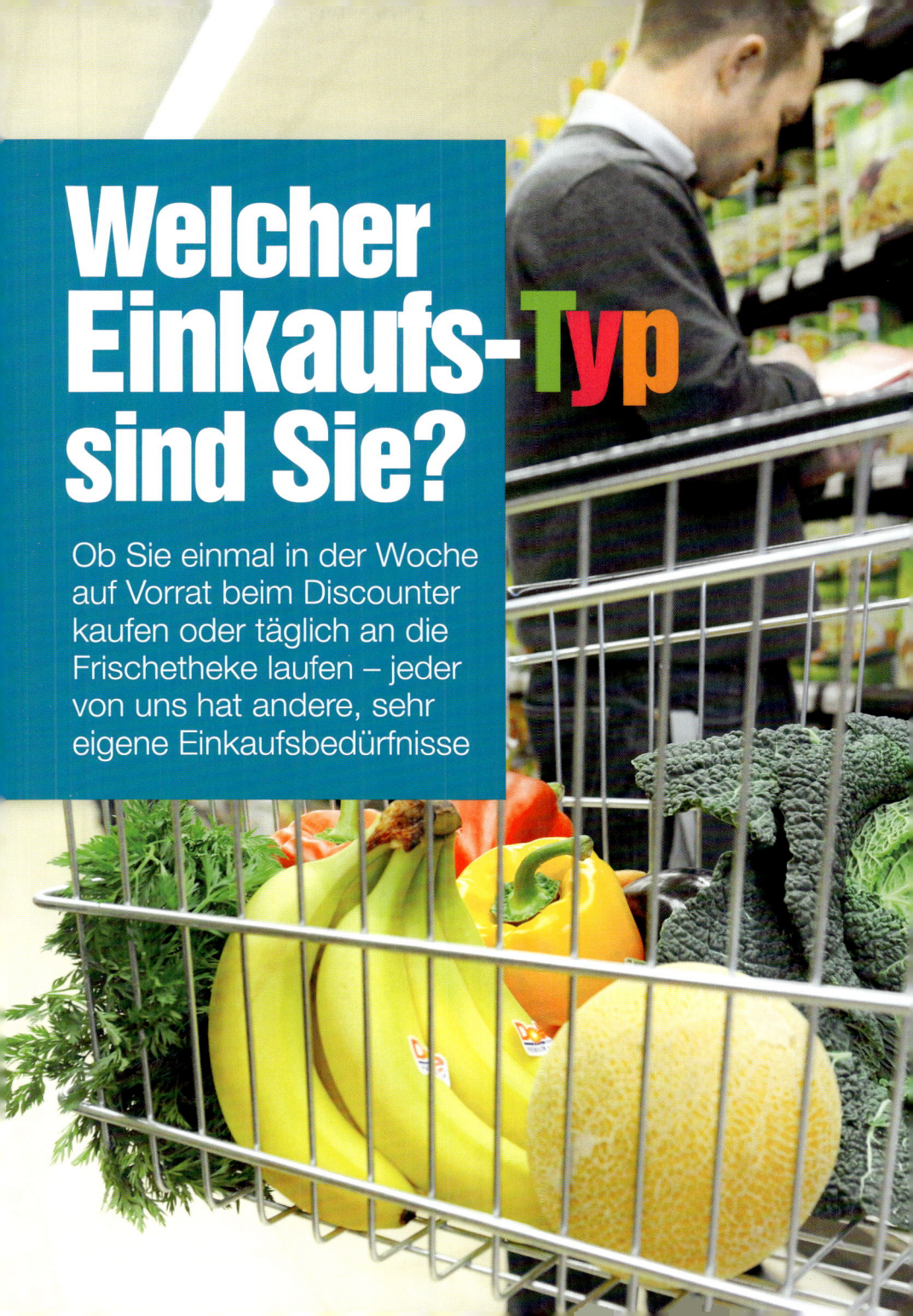

Welcher Einkaufs-Typ sind Sie?

Ob Sie einmal in der Woche auf Vorrat beim Discounter kaufen oder täglich an die Frischetheke laufen – jeder von uns hat andere, sehr eigene Einkaufsbedürfnisse

Der Spontankäufer

Hat keinen Plan und lässt sich im Supermarkt inspirieren wie
Frauen beim Klamottenkaufen. Wenn er Zeit hat, zieht er los. Munter nach
dem Motto: Mal gucken, was ich so finde. Irgendwas geht immer

PROBLEM Der Spontankäufer shoppt meist gefühlsgesteuert und fällt leicht auf falsche Glücksversprechen herein. Die Plastiktüte, die er sich an der Kasse kauft, ist voll mit dem schnellen Vergnügen. Eine Fertigpizza für den Abend, eine Flasche Rotwein dazu. Die edle Schokolade danach. Die Weintrauben und das Olivenöl erinnern ihn an den Italien-Urlaub und die Tüte Gummibärchen an die Kindheit. So würfelt er alles zusammen, was ihm gefällt, und kauft, was er tragen kann. Meist ist das nicht viel. Denn danach geht er noch in den Buchladen und spaziert dann gemütlich nach Hause. Schwere Lasten stören nur. Und das Gesunde? Das kann er ja morgen kaufen.

RETTUNG Weil er nicht zu viel kauft, muss er nur umdenken und sich daran gewöhnen, dass lecker und gesund auch zusammen geht. Nach der Obst- und Gemüseabteilung sollte sein Korb schon halb voll sein, dann kommt noch Käse und Joghurt dazu – das Schlank-Programm wäre im Haus.

SO KANN'S KLAPPEN Nur mit Einkaufsliste losziehen – und auch nicht davon abweichen. So kann man auch schlemmen, aber geplant, statt spontan das Falsche abzugreifen. Statt Fertigpizza, die an Italien erinnert, entweder eine

gesund aufmöbeln (wie auf Seite 121 vorgemacht) oder zu anderen Spezialitäten mit Urlaubsflair greifen – zum Beispiel zu Scampi. Oder Antpasti. Auch mit edlen Zutaten kann der Spontankäufer ganz nach Ich-bin-dann-mal-schlank leben – und es sich gut gehen lassen. Dieses Rezept würde zu ihm passen!

Garnelen und Tilapiafilet
mit Austernpilzen und
Zuckerschoten in Sojasauce

Zutaten für 2 Personen:
200 g Garnelen tiefgefroren
200 g Tilapiafilet tiefgefroren
10 g Ingwer
1 Frühlingszwiebel
100 g Austernpilze
100 g Zuckerschoten
2 EL Rapsöl
100 ml Sojasauce
1 Chilischote
(oder ½ TL Cayennepfeffer)

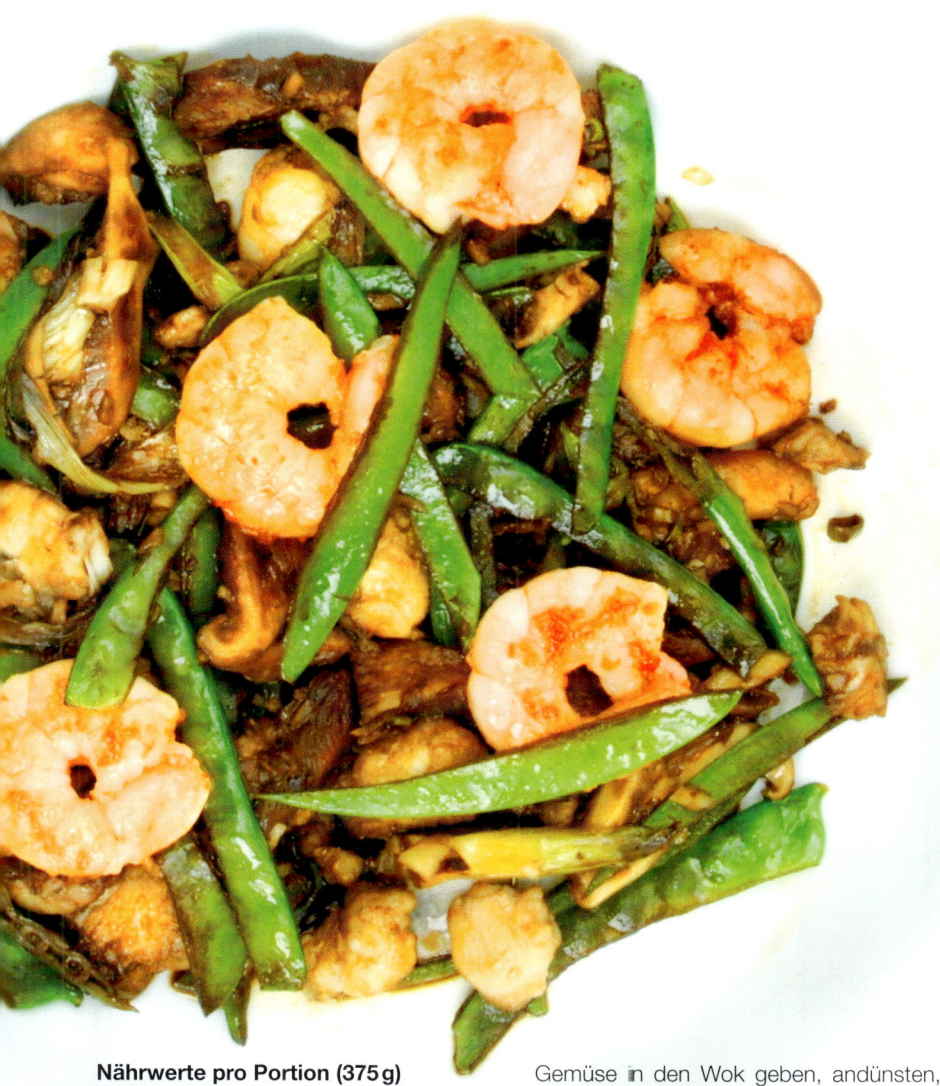

Nährwerte pro Portion (375 g)
Kalorien: 351 kcal | Proteine: 44 g
Kohlenhydrate: 11 g | Fette: 13,5 g

Zubereitung:

Die Garnelen und das Tilapiafilet auftauen, das Filet in Würfel schneiden. Das Gemüse in Streifen schnippeln. Die Garnelen und den Fisch in dem Öl in einem Wok anbraten, wieder herausnehmen. Nun das Gemüse in den Wok geben, andünsten, ca. 2 Minuten garen. Mit der Sojasoße ablöschen, kurz aufkochen. Den Fisch und die Garnelen wieder dazugeben, kurz mitgaren und servieren.

Tipp 1: Als Beilage bieten sich Basmatireis oder Glasnudeln an.

Tipp 2: Wer ihn mag (und bekommt), nimmt etwas frischen Koriander dazu!

Zubereitungszeit: 10 Minuten

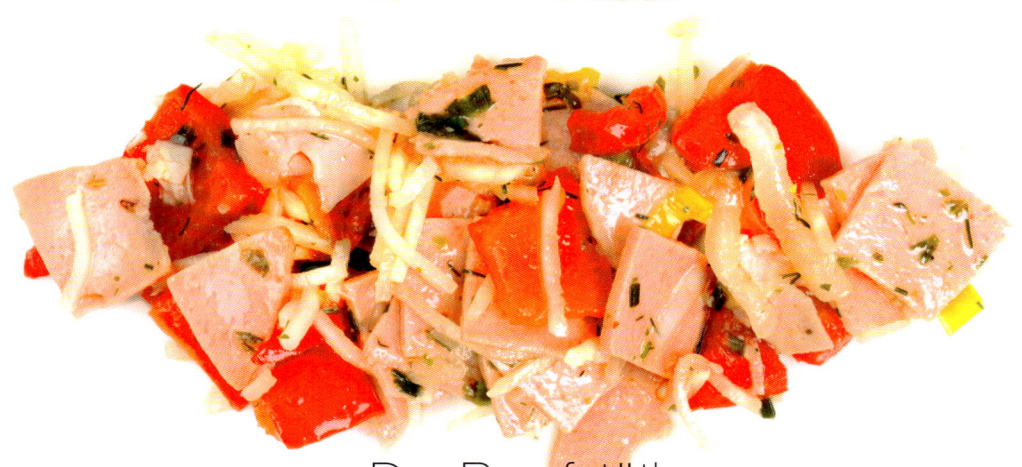

Der Berufstätige

Kauft am Samstag die Basics für die Woche. Ein bisschen zu wenig Frisches, weil das ja nicht lange genug hält, und weil er abends keine Lust zum Kochen hat. Tagsüber gibt's mal Imbissbude, mal nichts, mal 'ne Salatmischung, die vorm PC geschlachtet wird

PROBLEM Er ist Feierabend-Genießer, hält tagsüber oft viele Stunden ohne Essen aus – wenn irgendwo etwas steht, greift er zu. Ein Keks hier, ein Schnittchen zum Betriebsjubiläum da. Richtig satt macht das nicht, aber man nimmt halt mit, was kommt. Dafür lässt er es sich abends doppelt gut gehen. Leider oft nur mit schnellen Fertig-Gerichten. Danach versinkt er samt Belohnungsbier im gemütlichen Sofa.

RETTUNG Punkt 13 Uhr – ab in die Kantine. Nur wenig Hunger? Macht nix, lieber weniger essen als gar nichts. Oder die Mittagspause mit einer flotten, aber nahrhaften Mahlzeit aus dem Supermarkt aufwerten, dann fällt der sündenfreie Abend leichter. Was er zu Hause braucht, sollte er gezielt am Wochenende kaufen und sich die Zeit zum Zubereiten nehmen.

Oder TK-Gemüse in die Truhe packen, denn das braucht nur noch in den Topf geworfen zu werden. Das klappt, wenn er mittags satt wird und nicht heißhungrig nach Hause stürmt.

SO KANN'S KLAPPEN Wenn schon Kantine, immer Fett von Kohlenhydraten trennen – im Nu ist das Mahl gesünder. Alternativen für die schnelle, leckere, aber gesunde Mahlzeit in der Firma:
✦ An der Supermarkt-Frischetheke hausgemachte **Frikadellen** kaufen. Dazu das **Mangopüree mit Chili** (S. 73) in einer Tupperdose mit ins Büro bringen. Klappt sogar ohne Mikrowelle in der Büroküche.
✦ An der Fleischtheke frischen **Wurstsalat** wählen, der mit Essig und Öl (also ohne Mayonnaise) angemacht ist. Dazu einen kleinen **Eisbergsalat.** Von dem die

äußeren Blätter entfernen, von den darunterliegenden einige kleinzupfen und unter den Wustsalat heben. Beilage: eine Laugenbrezel. ✦ **Frischkäse-Gurkenscheiben** sind ebenfalls lecker. Dazu eine Schlangengurke halbieren, eine Hälfte in 1–2 cm schmale Scheiben schneiden, die mit **Frischkäse** bestreichen und, würzen. Dazu passt **Hähnchenbrust** als Aufschnitt von der Fleischtheke. ✦ Im Büro gibt es nichts als einen Wasserkocher? Ein Glas mit **Geflügelwürstchen** abgießen, mit heißem Wasser aufgießen, eine Minute warten – fertig.

Dazu ein Vollkornbrötchen, Senf, guten Appetit. ✦ Sie haben eine Mikrowelle zur Verfügung: eine Dose **Linsensuppe** (wenn möglich ohne Hefeextrakt oder Glutamat) aufwärmen. ✦ Oder **TK-Gemüse** auf niedriger Stufe auftauen und mit **Halbfettkäse** auf hoher Stufe zwei Minuten überbacken. In Minutenschnelle fertig. ✦ In der Büroküche steht ein Mixer? Kalte **Buttermilch** mit frischen **Früchten der Saison** zum erfrischenden Shake mischen. Werden Sie kreativ – der Supermarkt versorgt Sie mit vielen Überraschungen.

Nährwerte je 3 Frikadellen (305 g)
Kalorien: 856 kcal | Proteine: 49 g
Kohlenhydrate: 15 g | Fette: 68 g

Zubereitung:
Schalotten fein würfeln. Petersilie in Streifen schneiden und mit den Schalotten, Paniermehl, Ei und Hack verkneten, gut durchwürzen. Sechs Frikadellen formen, mit Rapsöl von beiden Seite anbraten. Auf ein Backblech legen und bei 170 Grad im vorgeheizten Ofen ca. 3 Minuten garen. In der Zwischenzeit die Avocado halbieren, das Fruchtfleisch aus einer Hälfte herausschneiden, in einer Schüssel grob zerkleinern. Den Frischkäse, die Chilischote, den Zitronensaft und Salz dazugeben, gut duchpürie-

ren. Die Tomate vierteln, von dem Kerngehäuse befreien, in feine Würfel schneiden und unter die Avocadocreme heben. Beides am nächsten Tag in Plastikdosen ins Büro mitnehmen.

Zubereitungszeit: 10 Minuten

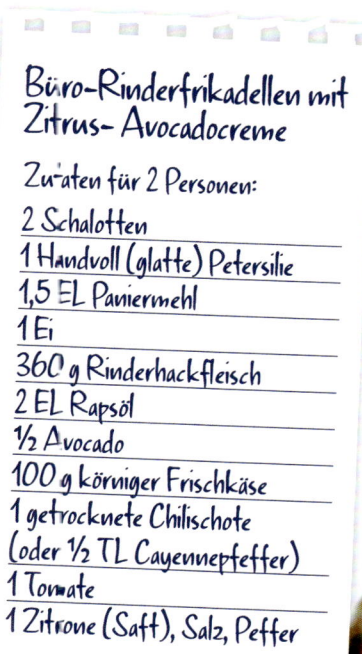

Büro-Rinderfrikadellen mit Zitrus-Avocadocreme

Zutaten für 2 Personen:
2 Schalotten
1 Handvoll (glatte) Petersilie
1,5 EL Paniermehl
1 Ei
360 g Rinderhackfleisch
2 EL Rapsöl
½ Avocado
100 g körniger Frischkäse
1 getrocknete Chilischote
(oder ½ TL Cayennepfeffer)
1 Tomate
1 Zitrone (Saft), Salz, Pfeffer

Der Geschäftsreisende

Dreimal am Tag muss er ins Restaurant, die Spesen verbraten. Dazwischen schlingt er im Auto weg, was die Tankstelle anbietet. Er kauft im Zug in der Snackbar, isst im Flieger, was die Alufolie hergibt. Einkaufen lohnt sich selten

PROBLEM Was soll er unterwegs essen – ohne Küche, Kühlschrank, Geschirr und Besteck? Weil er weiß, dass er um Mitternacht nur noch das Chipstütchen aus der Minibar holen kann, nutzt er ausgiebig das Restaurant. Das gehört zur Pflicht, wenn der Kunde oder der Chef ruft. Und dabei darf es auch gerne mal ein bisschen mehr sein. Leider hat sich das bisschen mehr längst im Bauchbereich festgesetzt und wächst und wächst und wächst.

RETTUNG Er braucht klare Regeln. Frühstück und ein Restaurantessen (mit Trennkost) pro Tag reicht. Der Spaziergang bringt Bewegung und führt den Handlungsreisenden zum Supermarkt. Dort kauft er sich eine appetitliche Kombination aus Salat, Milchprodukten, fettarmem Aufschnitt und Nüssen und isst die dritte Mahlzeit des Tages gemütlich im Hotelzimmer.

SO KANN'S KLAPPEN Hier ein paar Vorschläge, alle Zutaten aus dem Supermarkt: ✦ **Käse- bzw. Putenwursträllchen mit Hüttenkäse:** Den Hüttenkäse und eine beliebige Salat-Würzmischung mit der Gabel vermischen. Die Putenbrust- oder Käsescheiben auf einen Teller legen, mit der Gabel die Mischung auf der einen Hälfte verteilen, dann einrollen. ✦ **Gemüse mit Kräuterquark:** Gemüse (z. B. Paprika, Tomate, Zucchini) mit Ser-

viette sauber reiben, dann in kleine Sticks schneiden und in den Quark dippen. Aufgrund des besonders geringen Kohlenhydratgehalts kann auch der fettreiche Kräuterquark verwendet werden! ✦ Eine Handvoll **Nüsse** ungesalzen nach Wahl. ✦ **Fertigsalat und Feta-Käse:** Feta in kleine Würfel schneiden, dann in den Fertigsalat (Blattsalate und gemischte Blattsalate fertig abgepackt in der Tüte) geben. Zum Schluss noch eine Balsamico-Öl-Mischung darüber, und gut. ✦ **Anti-Pasti:** Eingelegtes Gemüse wie Auberginen, Zucchini, Tomaten, Pilze, Oliven mit oder ohne Frischkäse. In Öl eingelegte Anti-Pasti abtropfen lassen. Dann direkt aus der Verpackung genießen. ✦ **Dosenfisch mit Tomatensoße** (nicht in Öl) – einfach aus der Konserve gabeln.

Erste-Hilfe-Köfferchen

Wer viel unterwegs ist, sollte ein Survival-Kit dabei haben: Messer, Gabel, Löffel, Servietten, verschließbare Schüssel, (Papp-) Teller, Mülltüten, Dosenöffner, Gewürze, Erfrischungstücher zum Hände reinigen, Mini-Flasche für eine Balsamico-Öl-Mischung. So ein Kit gibt es komplett bei **ich-bin-dann-mal-schlank.de.**

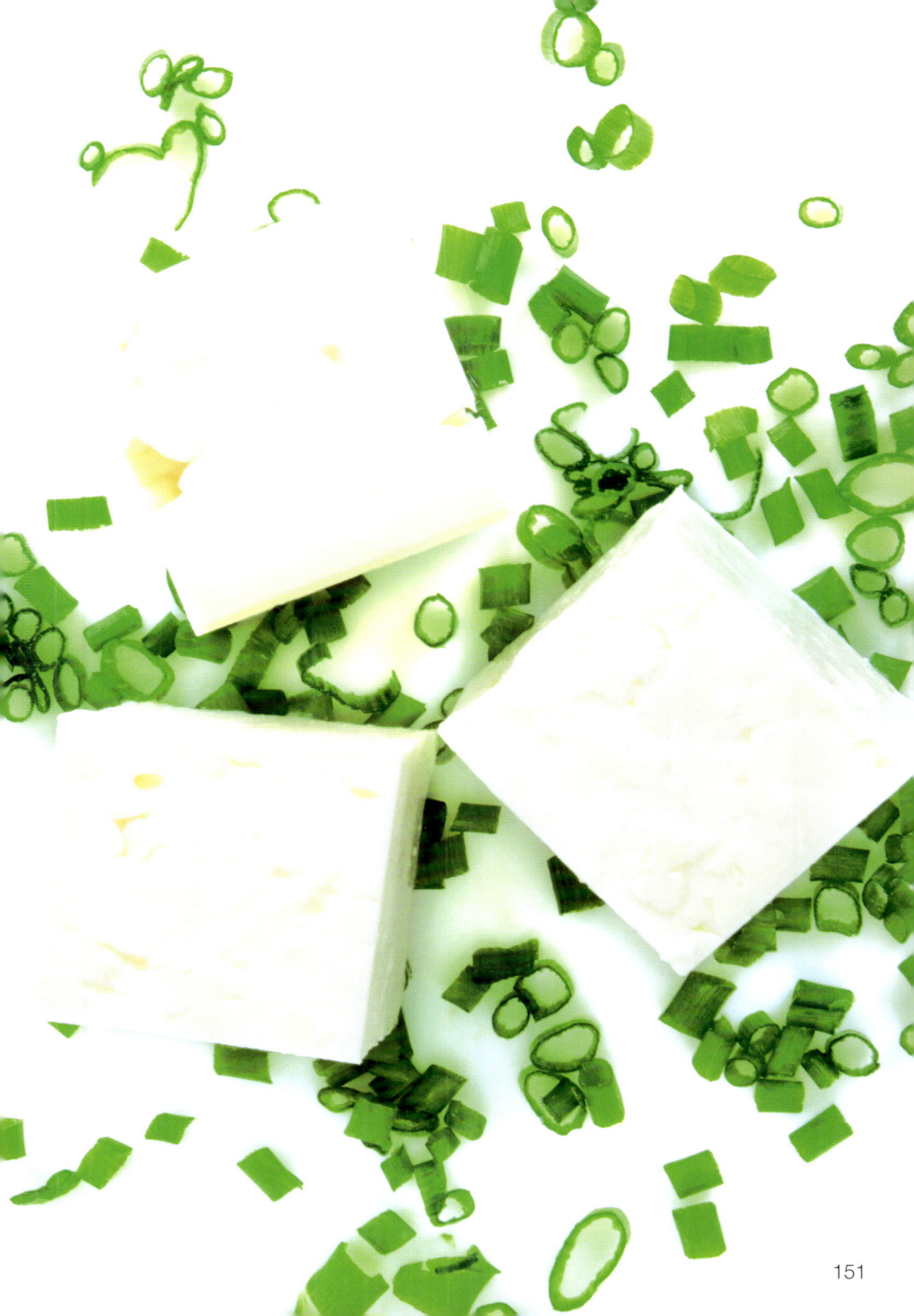

Der Familienversorger

Ist immer in Eile und muss in wenig Zeit ganz viel nach Hause wuchten.
Schließlich wartet dort eine hungrige Horde. Ohne Konzept nutzt er jeden
Weg, der ohnehin am Supermarkt vorbeiführt, auch zum Einkaufen

PROBLEM Einkaufen? Schon der Gedanke daran versetzt ihn in Stress. Besorgungen zu machen, ist für ihn wie ein Fass ohne Boden. Was auch immer er anschleppt, es ist zu schnell wieder weg. Um allen Bedürfnissen gerecht zu werden, kauft und kocht er gleich mehrfach, hat aber nie das Gefühl, erfolgreich gewesen zu sein. Einer mag das nicht, der andere will davon umso mehr.

RETTUNG Kochen und Kaufen muss mit Kompromissen stattfinden. Einmal in der Woche tragen alle zusammen die schweren Basics – von der Milch im Zehnerpack bis zum Kartoffelsack – und Frisches für die halbe Woche.

Danach wird das Frischefach im Kühlschrank nur noch nach Bedarf aufgefüllt. Wenn die Erwachsenen nach den Ich-bin-dann-mal-schlank-Regeln Gemüse und Fleisch essen, gibt's für die Kinder noch ihre Lieblingsnudeln dazu.

SO KANN'S KLAPPEN Der Partner mag keine Milchprodukte, die Kinder kein Gemüse. Oder umgekehrt. Alle Vorlieben in einen Topf zu bekommen, ist fast immer das Hauptproblem. Manchmal hilft dann eben nur eins: maskieren, täuschen, schummeln, unterjubeln.

Milchmuffel im Haus?

Heißt es bei Ihnen immer wieder „Milch, bääh" und „Käse, nein danke"? So können Sie Verweigerern den weißen Powerdrink in allen Formen trotzdem unterjubeln:
◆ **Verändern Sie die Temperatur** – wer kalte Milch nicht mag, findet sie vielleicht heiß mit Honig am Abend einfach köstlich. Auch im Kaffee oder geschäumt obendrauf kann sie punkten.
◆ **In Kartoffelbrei,** Soßen oder Pudding bleibt Milch oft unerkannt, in sommerlich-frischen Obstshakes wird sie akzeptiert. Auch in Form von Käse wird die Kalzium-

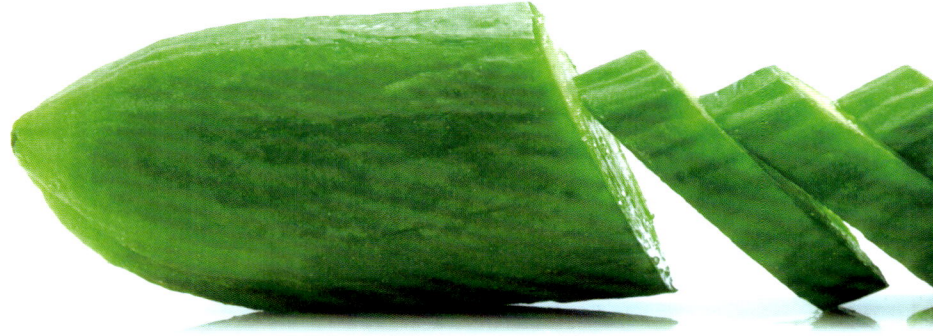

zufuhr angekurbelt – überbacken auf Pizza oder Auflauf, relativ geschmacksneutral im Salat oder in Pasta (Mozzarella, Ricotta).

◆ **Cremiger Frischkäse** veredelt inkognito Suppen oder versteckt sich auf dem Frühstücksbrot unter dem Aufschnitt.

◆ **Für hartnäckige Verweigerer** gibt es neuerdings Fleischersatz aus Milch, der ein echtes Schnitzel perfekt kopiert.

Gemüsehasser am Tisch?

◆ **Gemüse als Stick:** Während viele Kinder gekochtes Gemüse ablehnen, beißen sie gerne in knackige kleine Stücke. Ob Gurke oder Paprika – Rohkost kann man vor allem in der Heißhunger-Phase kurz vorm Mittagessen fertig auf den Tisch stellen und das „Naschen" davon erlauben. Übrigens: Rote Paprika ist die süßeste.

◆ **Der Mix macht's:** Mit einer Kombination aus rohem Gemüse und Obst lassen Kinder sich Karotten & Co. leichter unterjubeln. Zum Beispiel Feldsalat mit kernlosen Weintrauben vermischt oder Möhrenrohkost mit Apfelstücken – das kommt an.

◆ **Der Püree-Trick:** Tomaten, nein danke? Blumenkohl, bloß nicht? Wenn kleine und große Kinder das behaupten, haben sie in der Regel trotzdem nichts gegen eine Nudelsoße aus pürierten Tomaten und Karotten, akzeptieren geraspelte Zucchini oder pürierten Blumenkohl, getarnt in weißer Soße. Spaghetti mit Tomatensoße sind der Hit? Wird frisches Gemüse – wie Zucchini oder Brokkoli – hineinpüriert, schmeckt die Soße genauso lecker und macht sogar gleich viel länger satt.

◆ **Knackiger Fluch der Karibik –** Schnitzt man den Kids lange Schwerter aus Möhren und steckt Gurkenscheiben als Handschutz drauf, wird Gemüse mit leckerem Kräuterquark zum ultimativen Piratenfutter.

Funktioniert überraschenderweise auch bei erwachsenen Kinofreaks.

◆ **Für Prinzessinnen –** ein Traum in Rosa: Gemüse, am besten süßliches wie Möhren, Pastinaken und Rote Beete, mit etwas Zwiebel andünsten, pürieren und mit einem Schuss Sahne rosa färben. Mit Nudeln servieren.

◆ **Dabei sein ist alles:** Wenn Kinder beim Gemüse schnippeln mithelfen, landen jede Menge Schnitze im Mund, so bekommen sie schon mal die erste Fuhre Rohkost. Und die Lasagne mit den übrigen Tomaten, Paprika, Brokkoli, Zucchini & Co. schmeckt ihnen garantiert auch, schließlich weiß Kind ja nun, was drinsteckt.

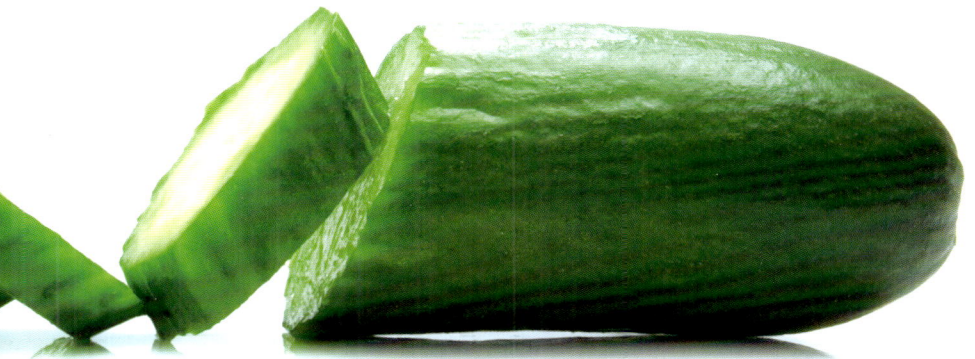

153

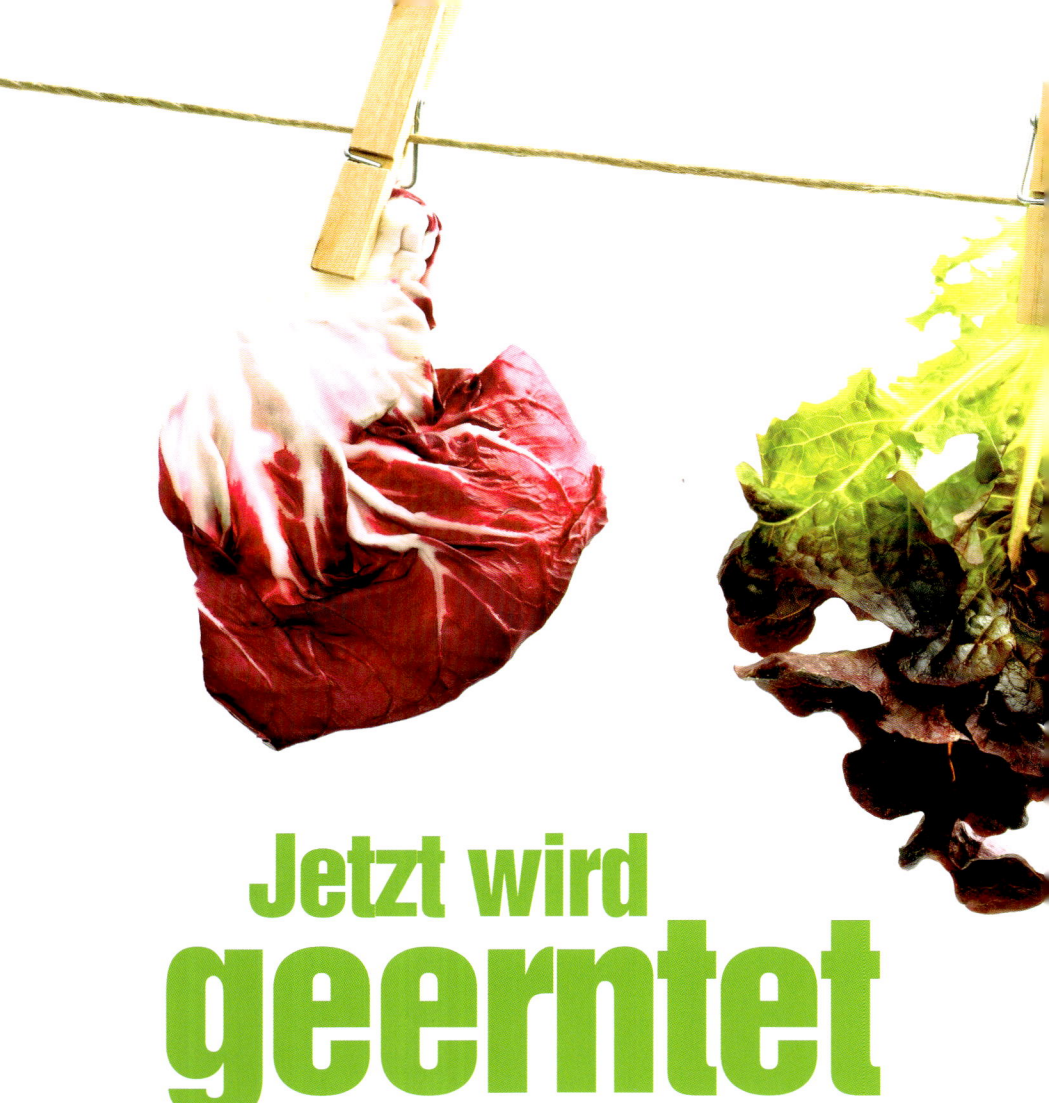

Jetzt wird
geerntet

Regionales Obst und Gemüse dann zu
kaufen, wenn es reif ist, hat viele Vorteile. Es schmeckt
besser, ist preiswerter und wurde nicht unnötig
lange gelagert. Doch wann ist Zeit für was?
Fitness-Koch Sebastian Benthe serviert seine
persönlichen Highlights des Jahres

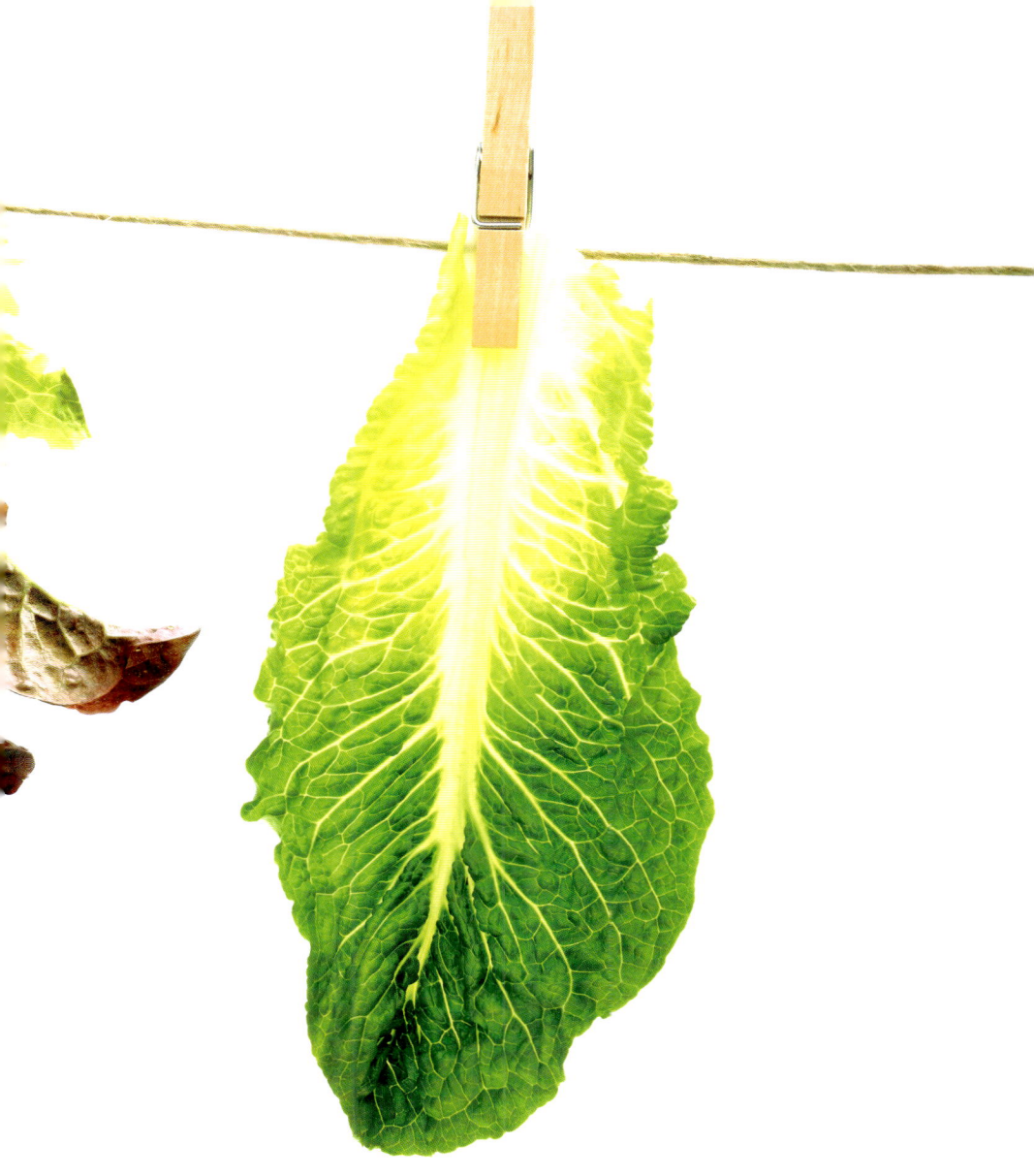

Frühling

Im Mai Spargel genießen und Erdbeeren – was für eine herrliche Jahreszeit.
Haben Sie die Beeren schon einmal mit Balsamico oder schwarzem
Pfeffer probiert? Ein toller Kontrast von süß-aromatisch und würzig.
Viel Obst ist ansonsten im Frühling nicht reif. Aber Kräuter und Gemüse
geben wieder Gas

Nährwerte pro Portion (285 g)
Kalorien: 390 kcal | Proteine: 22,5 g
Kohlenhydrate: 5 g | Fette: 26 g

Zubereitung:
Vom Spargel die holzigen Enden abbrechen, die
Stangen längs halbieren und schräg in gleich
große Stücke schneiden. Die Schalotte und
den Knoblauch in Scheiben schneiden
und mit den Spargelstücken im Olivenöl
in einer beschichteten Pfanne unter
ständigem Schwenken 6 Minuten
dünsten, bis der Spargel bißfest
ist. Salzen und pfeffern, mit dem
Balsamico ablöschen. Auf zwei
Teller aufteilen, den Mozzarella
in Scheiben schneiden und mit
dem Parmaschinken auf dem
Spargel anrichten.
Tipp 1: Grüner Spargel muss
nicht geschält werden.
Tipp 2: Wer keinen Schinken möchte, kann auch
5 Kirschtomaten die letzten
2 Minuten mitschmoren, das
bringt Frische und Farbe auf
Ihren Teller.
Zubereitungszeit: 8 Minuten

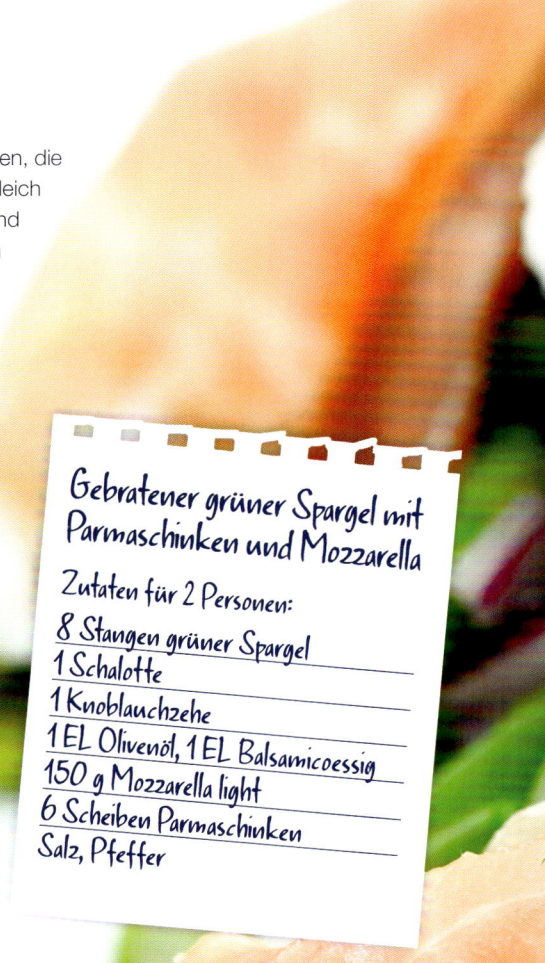

Gebratener grüner Spargel mit
Parmaschinken und Mozzarella

Zutaten für 2 Personen:
8 Stangen grüner Spargel
1 Schalotte
1 Knoblauchzehe
1 EL Olivenöl, 1 EL Balsamicoessig
150 g Mozzarella light
6 Scheiben Parmaschinken
Salz, Pfeffer

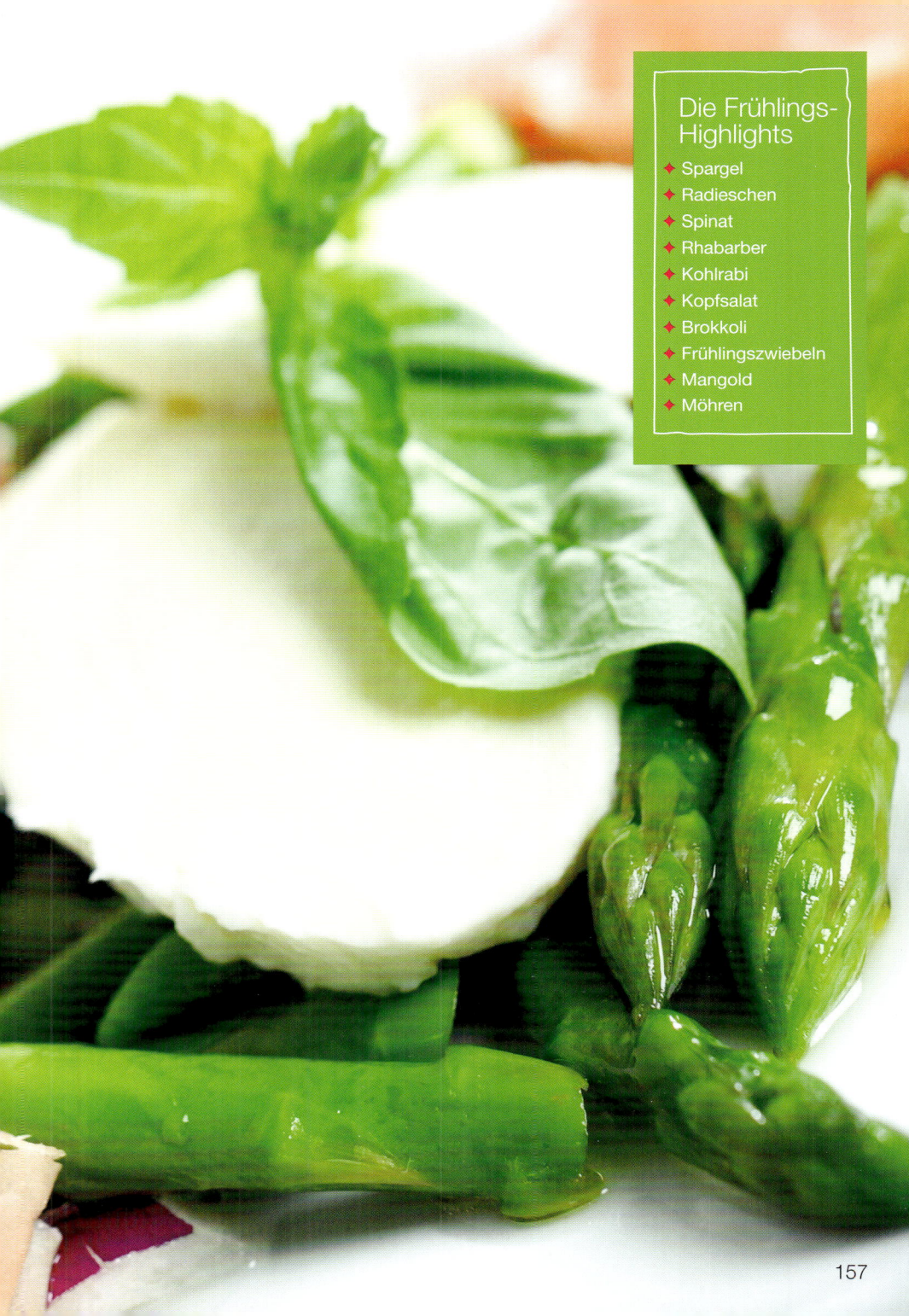

Die Frühlings-Highlights

- ◆ Spargel
- ◆ Radieschen
- ◆ Spinat
- ◆ Rhabarber
- ◆ Kohlrabi
- ◆ Kopfsalat
- ◆ Brokkoli
- ◆ Frühlingszwiebeln
- ◆ Mangold
- ◆ Möhren

Nährwerte pro Portion (250 g)

Kalorien: 329 kcal | Proteine: 30 g
Kohlenhydrate: 30 g | Fette: 9 g

Zubereitung:

Die Schalotte schälen, klein schneiden. Die Butter in einer Pfanne zerlassen, erst den Agavendicksaft, dann die Schalotte und 2/3 der Brombeeren hineingeben und mit dem Rotwein ablöschen. Würzen und den Rotwein köcheln, bis eine sämige Soße entstanden ist. Die Zanderfilets waschen, salzen und pfeffern. In einer zweiten Pfanne in dem Olivenöl bei großer Hitze auf der Hautseite scharf anbraten, bis die Haut kross ist. Dann wenden, auf der Unterseite 1 bis 2 Minuten braten. Die restlichen Brombeeren in die Soße geben, kurz mitschmoren, auf zwei Tellern anrichten. Die beiden Zanderfilets auf die warme Brombeersoße setzen.

Zubereitungszeit: 17 Minuten

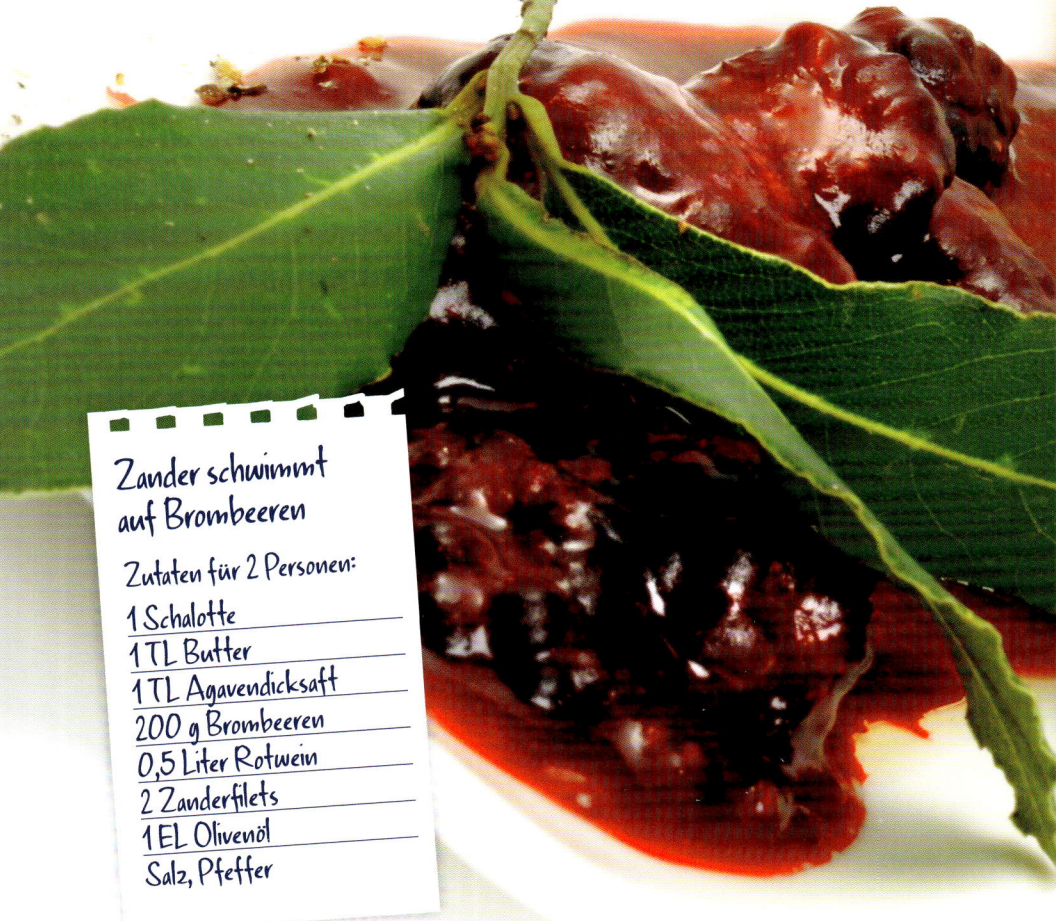

Zander schwimmt
auf Brombeeren

Zutaten für 2 Personen:

1 Schalotte
1 TL Butter
1 TL Agavendicksaft
200 g Brombeeren
0,5 Liter Rotwein
2 Zanderfilets
1 EL Olivenöl
Salz, Pfeffer

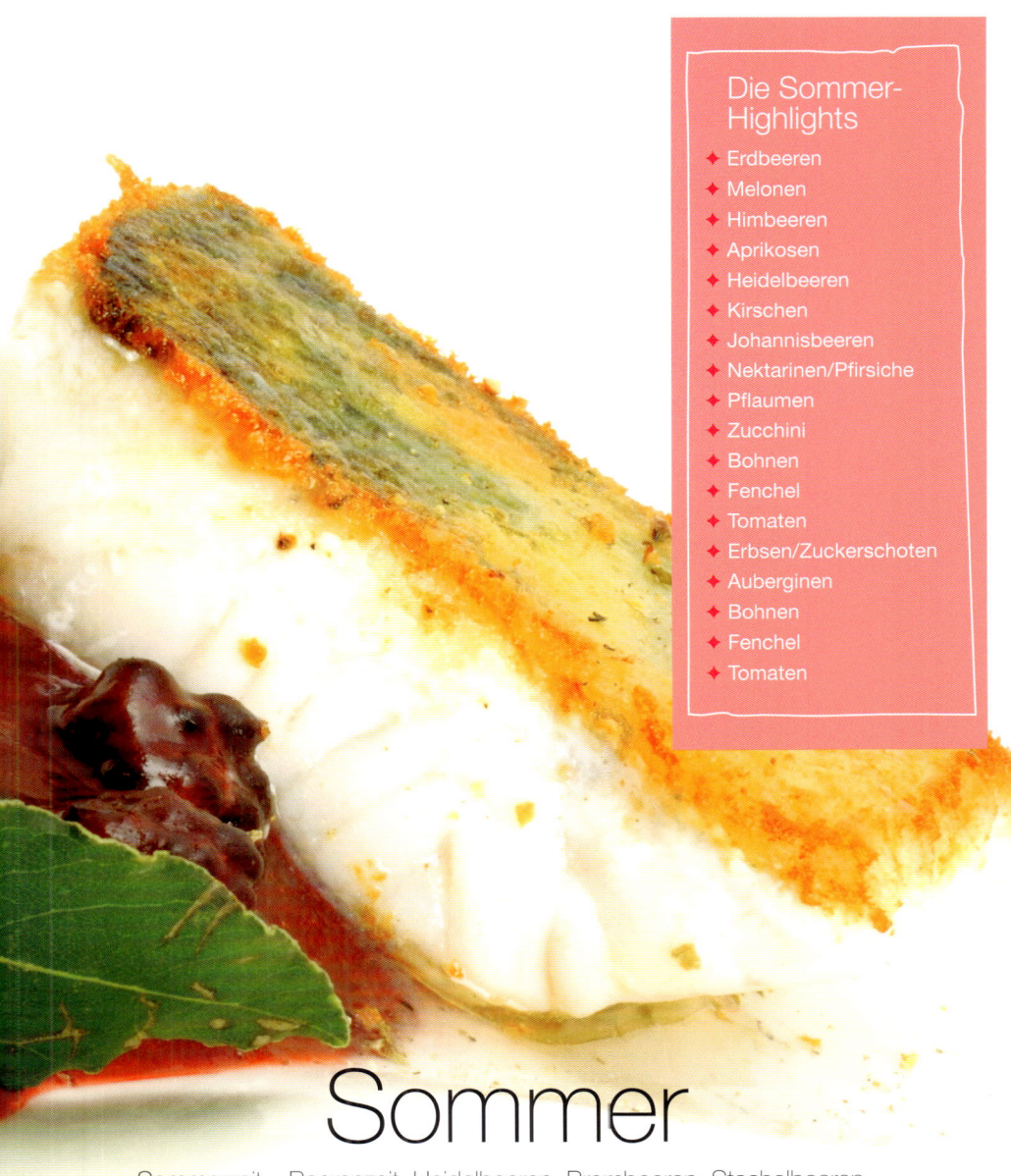

Sommer

Sommerzeit – Beerenzeit. Heidelbeeren, Brombeeren, Stachelbeeren, Himbeeren, Johannisbeeren, die Auswahl ist riesig und das Müsli ruck, zuck ein Sommerfest. Aber auch Melonen sind da, Pfirsiche, Pflaumen, Trauben und Kirschen. Eben alles, was bei warmen Temperaturen Salate und andere Gerichte erfrischend aufpeppt

Herbst

Jetzt sind Zwetschen, Mirabellen, Birnen und vor allem die einheimischen Äpfel reif. Die sind super im Rohkostsalat, geraspelt im Müsli und in Kompott. Avocado und Ananas sind wieder da. Auch erste Südfrüchte trudeln ein und machen früh Lust auf die Adventszeit. Aber erst ist Halloween – und mit dem Gruselfest ist auch der köstliche Kürbis zu neuen Ehren gelangt

Kürbis- Selleriesuppe mit Muskat

Zutaten für 2 Personen:
½ Hokkaido- Kürbis
½ Sellerie
1 kleine Möhre
1 Zwiebel
1 EL Rapsöl
1 Liter Orangensaft
1 kleiner TL Muskat
Salz, Pfeffer

Nährwerte pro Portion (300 g)
Kalorien: 137,5 kcal | Proteine:12,4 g
Kohlenhydrate: 57,6 g | Fette: 5,7 g

Zubereitung:
Den Kürbis halbieren, von Kernen befreien, schälen. Sellerie, Möhren und Zwiebel schälen, alle in gleich große Stücke schneiden und in etwas Rapsöl in einem kleinen Topf dünsten, bis die Zwiebeln glasig sind. Mit Muskat und Salz würzen und mit dem Orangensaft ablöschen. Alles ca. 15 Minuten bei mittlerer Hitze köcheln lassen, bis das Gemüse weich ist. Alles fein durchpürieren, nachwürzen und anrichten.

Tipp 1: Wer es würziger mag, schwitzt etwas Ingwer an.

Tipp 2: Sollte der Obstsaft zu wenig Flüssigkeit sein, geben Sie noch etwas Wasser dazu.

Tipp 3: Kleingeschnittene Scheiben von geräucherter Entenbrust sind eine perfekte Einlage für die Suppe.

Zubereitungszeit: 20 Minuten

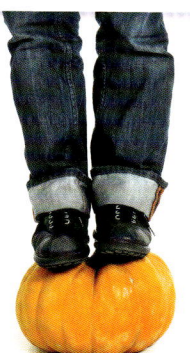

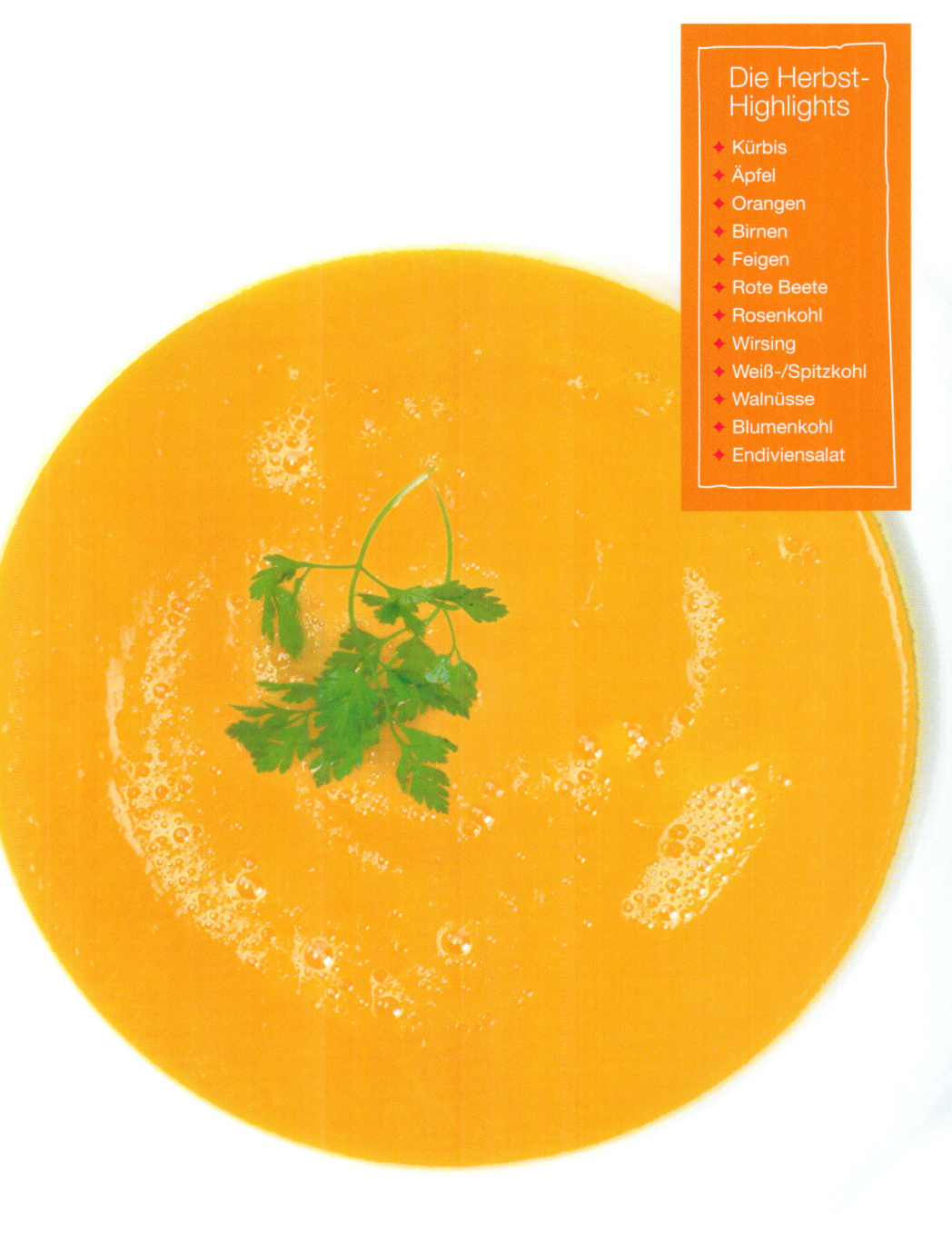

Die Herbst-Highlights

- Kürbis
- Äpfel
- Orangen
- Birnen
- Feigen
- Rote Beete
- Rosenkohl
- Wirsing
- Weiß-/Spitzkohl
- Walnüsse
- Blumenkohl
- Endiviensalat

Winter

Endlich wieder Zeit für sonnige Südfrüchte – Ananas, Grapefruits, Mandarinen, Mangos, Orangen, Papaya, Kiwi & Co. peppen nun Joghurt, Quark und Salate auf. Und liefern jede Menge Vitamin C fürs Immunsystem. Auch frische Feigen sind eine süße Sünde wert. Doch was macht die Winterküche erst perfekt? Na klar, alle Kohlsorten

Nährwerte pro Portion (480 g)

Kalorien: 786 kcal | Proteine: 53,5 g
Kohlenhydrate: 14,5 g | Fette: 68 g

Zubereitung:

Den Rosenkohl von welken Blättern befreien, Köpfchen halbieren und in kochendem Salzwasser bissfest kochen. Die Zwiebel und die Möhren schälen und in Scheiben oder Streifen schneiden. Die Walnüsse in kleine Stücke zerdrücken und zusammen mit Zwiebel, Möhren und den Schinkenwürfeln in einer Pfanne bei mittlerer Hitze in Olivenöl ca. 2 Minuten dünsten. Den Rosenkohl dazugeben, durchschwenken und nachwürzen. Alles in eine Auflaufform geben, mit dem zerbröselten Schafskäse im vorgeheizten Ofen bei 180 Grad ca. 5 Minuten überbacken.

Tipp 1: Ein Zitronen-Joghurtdip mit etwas Knoblauch passt wunderbar hierzu.

Tipp 2: Anstelle des Rosenkohls macht sich auch Wirsing gut zu diesem Gericht. Den vorher in Streifen schneiden und so verarbeiten wie den Rosenkohl.

Zubereitungszeit:

15 Minuten plus Backzeit

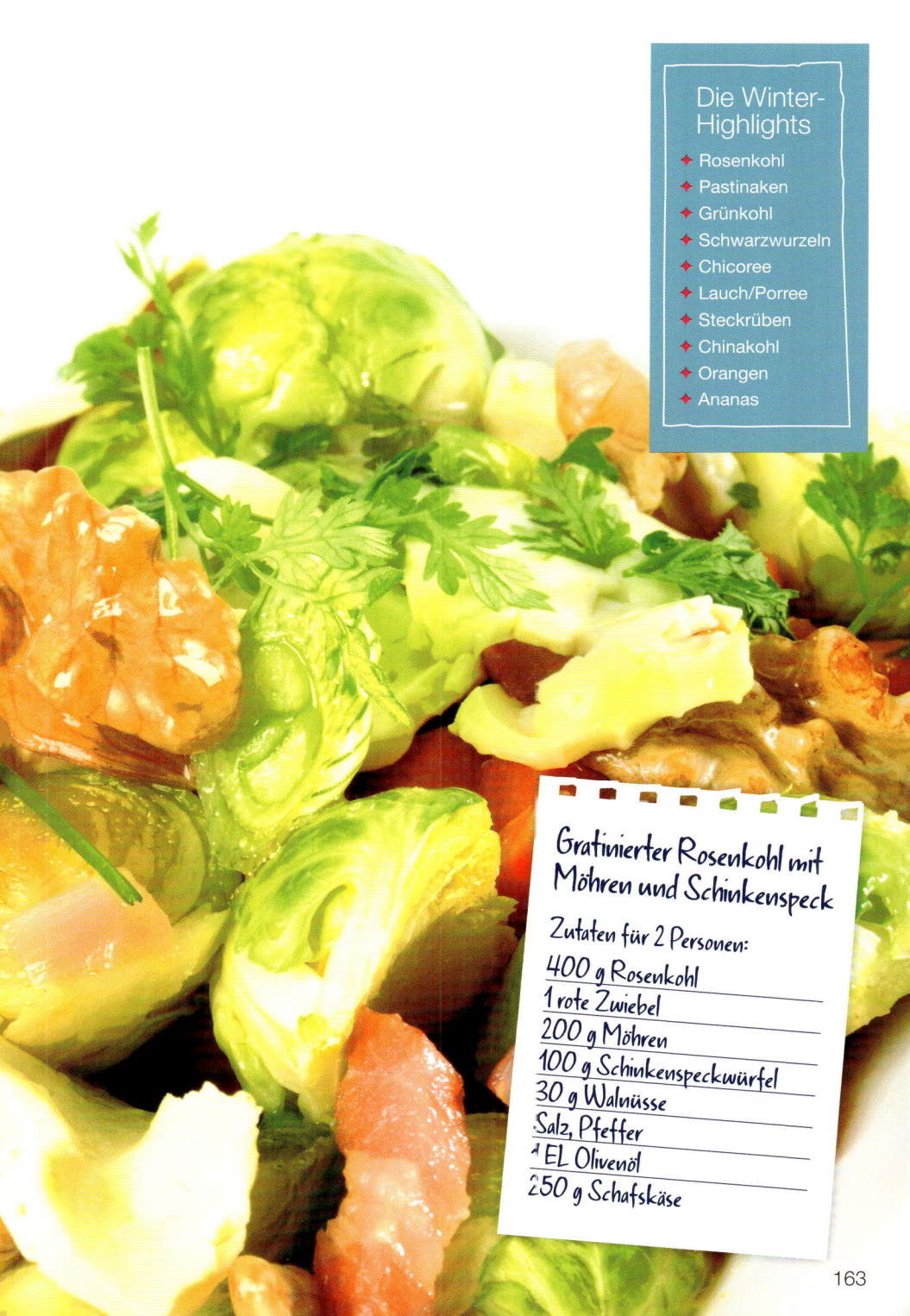

Die Winter-Highlights

- ◆ Rosenkohl
- ◆ Pastinaken
- ◆ Grünkohl
- ◆ Schwarzwurzeln
- ◆ Chicoree
- ◆ Lauch/Porree
- ◆ Steckrüben
- ◆ Chinakohl
- ◆ Orangen
- ◆ Ananas

Gratinierter Rosenkohl mit Möhren und Schinkenspeck

Zutaten für 2 Personen:

400 g Rosenkohl
1 rote Zwiebel
200 g Möhren
100 g Schinkenspeckwürfel
30 g Walnüsse
Salz, Pfeffer
1 EL Olivenöl
250 g Schafskäse

Klopfen, schnuppern, zupfen
Frische-ABC

So können Sie knackige Gemüsesorten und perfekte Früchtchen von ihren faulen Kameraden unterscheiden

✦ **Ananas** riechen am Boden süß und die Blätter lassen sich leicht herauszupfen. Auch wenn es viele glauben – die Farbe sagt nichts über den Reifegrad aus.

✦ **Äpfel** duften aromatisch, haben eine feste Schale und klingen, wenn Sie mit dem Finger nah am Stiel klopfen, dumpf. Ein eher heller Ton signalisiert: überreif! Die Farbe ist dabei völlig egal.

✦ **Artischocken** haben grüne Blätter, die eng anliegen und nicht bräunlich verfärbt sind.

✦ **Auberginen** sehen glänzend und glatt aus. Drückt man sie vorsichtig mit dem Finger, geben sie nach und behalten eine kleine Delle.

✦ **Birnen** sollen fest sein – nicht hart. Weiche sind überreif und dann oft rund um den Stielansatz verschrumpelt.

✦ **Blumenkohl** darf keine welken, schlaffen Blätter haben. Weiße oder leicht gelbliche Köpfe sind gleich gut, nur dunkle Flecken und Verfärbungen ein Zeichen für zu lange Lagerung oder langen Transport.

✦ **Brokkoli** hat fast blaugrüne Röschen, wenn er tipptopp ist. Verfärbt er sich gelblich, ab in die Tonne damit bzw. im Regal liegen lassen.

✦ **Champignons** sind fest, nicht fleckig oder beschädigt, die Lamellen sind noch geschlossen.

✦ **Erdbeeren** haben frische grüne Kelchblätter und sind makellos (beschädigte Früchte schimmeln schnell). Helle Spitzen sind ein Zeichen für zu frühe Ernte, überreif werden sie matschig.

✦ **Himbeeren** sind prall und glänzen. Dicht verpackte Beeren meiden, da sie schnell schimmeln.

✦ **Kirschen** werden reif geerntet und verderben schnell. Nur feste, pralle Früchte intensiver Farbe nehmen (Ausnahme:

Süßkirsche, die bleibt hell). Kirschen ohne Stiel sind meist überreif.

✦ **Kiwis** fühlen sich elastisch an, wenn man leicht drückt, bilden aber keine Dellen.

✦ **Kohlrabi** hat grüne frische Blätter und ist nicht beschädigt. Kleine Köpfe sind gut, große eher holzig.

✦ **Knoblauch** ist fleckenlos, unbeschädigt und hat elastische Zehen.

✦ **Lauch** hat sehr lange weiße Enden ohne Verdickungen. Sind die Blätter gelblich, gehört er auf den Kompost.

✦ **Mangos** duften süß und geben auf Druck leicht nach. Sie sind gelblich rot. Haben sie einige schwarze Flecken, sind sie schon sehr reif.

✦ **Melonen** klingen hohl, wenn Sie dagegen klopfen, und duften intensiv. Die Seite, die dem Stiel gegenüber liegt, gibt auf Druck leicht nach.

✦ **Möhren** müssen fest, knackig und intensiv orange sein. Sind sie biegsam – sind sie alt. Kraut abmachen, dann bleiben sie länger frisch.

✦ **Orangen** sind schwer und somit frisch und saftig. Ältere Früchte werden dann immer leichter.

✦ **Paprika** ist glatt und prall, der grüne Stiel ein Hinweis auf Frische.

✦ **Rosenkohl** hat walnussgroße, geschlossene Röschen und keine welken oder gelblichen äußeren Blätter.

✦ **Weißer Spargel** ist gerade, fest und hat eine noch geschlossene Spitze. Die Schnittkante unten ist nicht trocken (Fingernagel-Probe). Tipp: Frischer Spargel „quietscht", wenn man die Stangen aneinander reibt.

✦ **Tomaten** muss man riechen können – sind sie frisch, duften sie richtig tomatig.

✦ **Zitrusfrüchte** dürfen ruhig Schalen haben die nicht perfekt aussehen – das ist egal. Ist die Schale aber so „lose", dass Sie die ein wenig verschieben können (besonders bei Mandarinen), sind die Früchte im Eimer. Noch ein Trick: Orangen im Netz ruhig vor dem Kauf wiegen. Sind die leichter als angegeben, können Sie davon ausgehen, dass schon einiges Wasser verdunstet ist und die Früchte im Seniorenalter sind.

✦ **Zucchini** ist definitiv alt, wenn sie weich ist. Also feste und grüne nehmen – am besten kleine, die schmecken in der Regel besser als große.

Eine große
Saisontabelle
finden Sie auf
www.ich-bin-dann-mal-schlank.de

Alles BIO?

Muss das denn tatsächlich sein? Lebensmittelskandale nerven die Verbraucher. Ob im Discounter, Supermarkt oder beim Bauern – jeder fünfte Deutsche greift regelmäßig zu Bio

Die Gründe für den Griff ins Bio-Regal sind vielfältig: Gesund soll die Ernährung sein, mit einer möglichst geringen Schadstoffbelastung, denn der Frust nach ständig neuen Lebensmittelskandalen ist groß. Zu Recht! Aber auch die artgerechte Tierhaltung, klimafreundliche Verarbeitung und kurze Transportwege veranlassen immer mehr Menschen, etwas tiefer in die Tasche zu greifen, um das zu honorieren. Denn auch der Umweltschutz spricht für ökologisch angebaute Produkte.

Dafür stehen die laut Stiftung Warentest gerne mal mit der Haltbarkeitsfrist auf Kriegsfuß. Weitestgehend ohne Konservierungsstoffe, können sie schneller verderben als konventionelle Produkte. Auch geschmacklich können saisonale Produkte aus der Region mit den Kollegen vom Öko-Acker mithalten.

Ein klares Plus für Bio gibt es allerdings bei Fleisch, Fisch und Tierprodukten. Bio-Milch, Bio-Eier und Bio-Fleisch haben meist eine bessere Fettsäure-Zusammensetzung. Doch auch hier gilt: Viel Fleisch zu essen, schadet nicht nur der Umwelt, sondern auch der eigenen Gesundheit. Bio hin, Bio her – es reicht, an drei Tagen der Woche Fleisch auf den Tisch zu bringen.

Auch in den Supermärktem und Discountern werden die Bio-Regale länger und länger. Bereits zwei Drittel des Umsatzes der Biobranche kommt hierzulande aus ihren Regalen. Wichtig ist es aber zu wissen, dass Bio nicht mit dem Aufdruck des Öko-Stempels zwangsläufig auch generell gesünder ist. Schokolade oder Sahne-Frucht-Joghurt aus dem ökologischen Landbau macht genauso dick wie herkömmliche Produkte. Pseudo-Bio-Lebensmittel mit Fantasie-Siegeln („kontrolliert", „naturnah"), ländlichen Namen oder Fitness-Versprechungen erst recht.

Diese Siegel sind echt Bio!

Bioland steht für organisch-biologischen Landbau und garantiert hundert Prozent Bio. Die über 5.000 angeschlossenen Bauern wirtschaften mit dem gesamten Betrieb ökologisch und verwenden nur Saatgut aus ökologischem Anbau. Chemie in der Düngung und Pestizide sind tabu.

Naturland steht für internationalen Öko-landbau und Fairtrade-Produkte. Orientiert sich an Bioland-Regeln, zeichnet aber auch Fisch aus Öko-Aquakulturen oder Honig und Bier aus, die nach strengen ökologischen Regeln produziert werden.

Demeter Ein Biosiegel nach dem ganzheitlichen „biologisch-dynamischen Prinzip". Alles was für die Erzeugung von Produkten benötigt wird, muss vom eigenen Hof stammen, auch das Saatgut. Tiere werden art- und wesensgerecht gehalten.

Neues EU-Biosiegel Das neue EU-Bio-siegel – ein Blatt mit Sternen – prangt seit 2010 auf verpackten Lebensmitteln, wenn die der EU-Öko-Verordnung entsprechen. Mindestens 95 Prozent der Inhaltsstoffe landwirtschaftlicher Herkunft müssen biologisch produziert worden sein.

Bisheriges deutsches Biosiegel

Das freiwillige staatliche Bio-Siegel nach EG-Öko-Verordnung gibt es seit 2001. Damit kann man zumindest sicher sein, dass das Produkt zu 95 Prozent biologisch ist. Trotzdem sind auch 47 Zusatzstoffe wie Carrageen oder Pökelsalz zugelassen.

Wichtige Siegel für Fisch

MSC-Siegel MSC steht für „Marine Stewardship Council". Das blaue Siegel der gemeinnützigen, internationalen Organisation erhalten nur Wildfische, die nachhaltig und umweltgerecht gefangen wurden.

ASC-Siegel ASC steht für „Aquaculture Stewardship Council". Ein Siegel, das auch Produkte aus Aquakulturen kontrolliert.

Naturland Aquakultur Der führende Bio-Anbauverband von Biofisch aus Aquakulturen. Verzicht auf Gentechnik und Hormone sind Vorschrift.

Bioland-Siegel Nur Fischarten, die sich vegetarisch ernähren, also ohne Fischmehl auskommen, erhalten das Bioland-Siegel mit strengen Richtlinien für ökologische Aquakulturen.

Welcher Fisch ist unbedenklich?

Sorten mit den genannten Siegeln immer bevorzugen. Fehlen die, nehmen Sie Karpfen, Regenbogenforelle, Hering, Makrele, Zander, Eismeergarnele, Kaltwassershrimps. Mit Einschränkungen: Dorade, Lachs, Heilbutt, Pangasius, Kabeljau, Seelachs, weißer Thunfisch. Finger weg von: Aal, Hai, Schwertfisch, Rotbarsch, Scholle, Seezunge, Steinbeißer, rotem Thunfisch.
Listen von Greenpeace und dem WWF werden immer aktualisiert, es lohnt, auf dem Laufenden zu bleiben. Die Adressen finden Sie auf Seite 175.

Inhalts**stoffe**

Wer das Kleingedruckte auf der Verpackung liest,
ist oft von den Socken, was für schräge
Bezeichnungen er dort findet. Für die fixe Übersicht hier
Antje Kleins No-Gos

Genau 315 Zusatzstoffe sind durch die EFSA, die **Europä-ische Behörde für Lebens-mittelsicherheit,** zugelassen. Vom Schaumverhinderer bis zum Farbstoff, von Emulgatoren bis zum Konservierungsstoff ist alles, was die Produkte optisch und geschmacklich hübscht, querbeet dabei. Diese Stoffe sind laut EFSA gesundheitlich unbedenklich sowie technologisch notwendig und sollen den Verbraucher nicht täuschen. Bei einigen Stoffen trifft das auch tatsächlich zu, bei anderen ist diese Aussage schon gewagter, weil viele Menschen bei einigen Inhaltsstoffen allergische Reaktionen zeigen.

Am besten sind demnach Produkte, die am wenigsten verarbeitet, also am reinsten und natürlichsten sind, sprich, deren Zutatenliste am kürzesten ist – am besten nur bis zu fünf Bestandteile hat.

Da das beim Alltagseinkauf nur schwer umzusetzen ist, finden Sie hier Antje Kleins persönliche fünf No-Gos unter den E-Nummern. Produkte, die sie auf der Zutatenliste aufführen, am besten gleich im Supermarktregal stehen lassen.

Diese **E-Nummern** meiden

E 102 (stellvertretend) Tartrazin ist ein synthetischer Azofarbstoff, der Lebensmittel zitronengelb färbt. Wie Tartrazin können auch die Farbstoffe E 104, E 110, E 122, E 124, E 129 zu Hautausschlag, Atemwegsbeschwerden oder verschwommenem Sehvermögen führen – besonders fies für Allergiker. Der Hinweis „Kann sich nachteilig auf die Aktivität und Konzentration von Kindern auswirken" auf der Packung ist Pflicht. Da vergeht einem doch gleich gründlich der Appetit!

E 150 Ammoniak-Zuckerkulör ist ein brauner bis schwarzer Farbstoff, der entsteht, wenn man Zucker unter Einwirken von Ammoniumverbindungen erhitzt.

E 150 steckt unter anderem in Cola, Süßwaren, Frühstücksgetreideprodukten und Malzbrot. Im Tierversuch löste es sogar eine Senkung der Leukozytenzahl (Zahl der weißen Blutkörperchen) aus. Deshalb gibt es für den Einsatz von E 150 gesetzliche Grenzwerte und von hohem Verzehr wird abgeraten.

E 620 Glutaminsäure kann durch den Einsatz von Mikroorganismen oder synthetisch gewonnen werden. E 620 ist als Geschmacksverstärker zugelassen und unter anderem in Suppen, Soßen, Fertiggerichten, Fleischprodukten, Gemüseerzeugnissen und Knabberartikeln zu finden. Häufig tritt nach reichlichem Verzehr das „China-Restaurant-Syndrom" auf: Kopf- und Gliederschmerzen, Übelkeit, Taubheit im Nacken.

E 407 Carrageen sind langkettige Kohlenhydrate, die in der Lebensmittelindustrie wegen ihrer gelbildenden Wirkung als Verdickungs- und Geliermittel eingesetzt werden. Carrageen wird durch den Körper nicht aufgenommen, sondern unverdaut ausgeschieden, kann aber Allergien auslösen und die Aufnahme anderer Lebensmittelinhaltsstoffe vermindern. Im Tierversuch wurden durch Carrageen Immunzellen beeinflusst, entsprechende Studien beim Menschen fehlen bislang.

E 210 Benzoesäure (auch E 211 – Natriumbenzoat) wird als Lebensmittelzusatzstoff immer chemisch synthetisiert und eingesetzt, um das Wachstum von Hefen und Bakterien zu hemmen. Benzoesäure kann bei empfindlichen Personen zu Pseudoallergien in Form von Haut-

ausschlag, Atemwegsbeschwerden oder verschwommenem Sehvermögen führen. Häufig bei Personen, die bereits allergisch auf Aspirin reagieren und/oder unter Asthma leiden. Von einem häufigen Verzehr wird abgeraten.

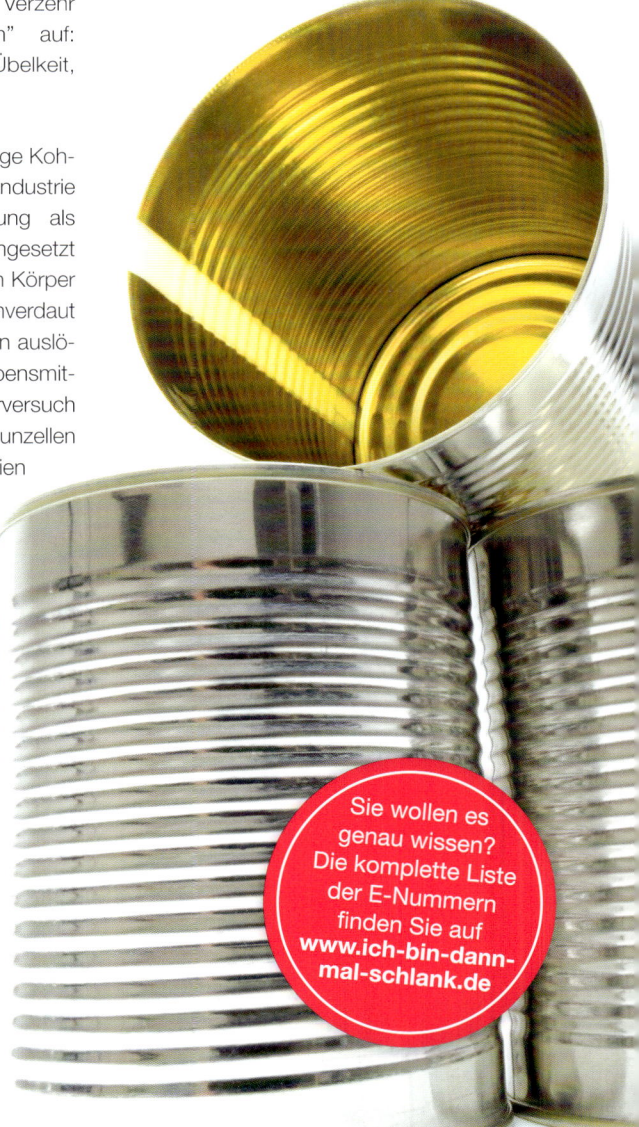

Sie wollen es genau wissen? Die komplette Liste der E-Nummern finden Sie auf **www.ich-bin-dann-mal-schlank.de**

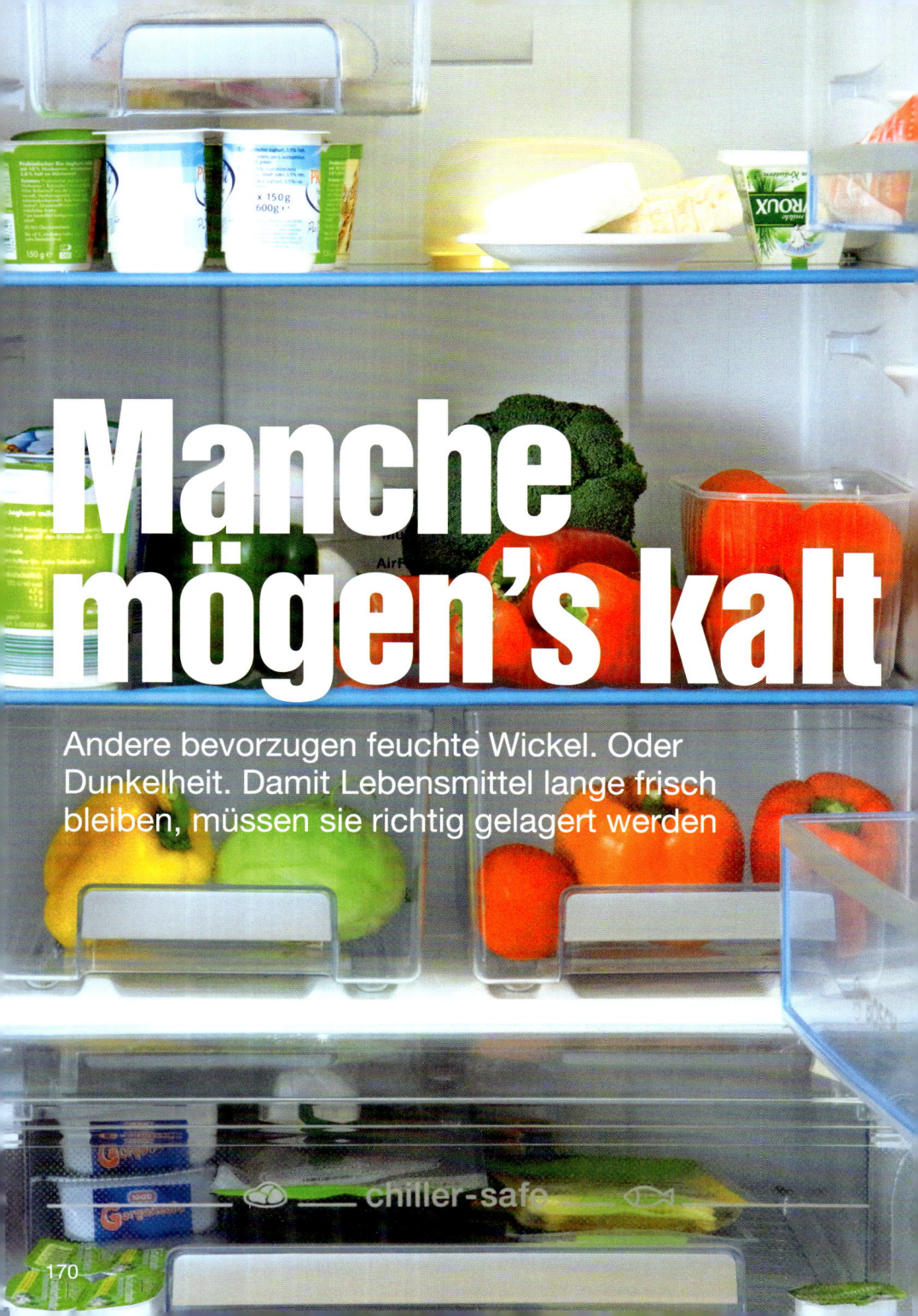

Manche mögen's kalt

Andere bevorzugen feuchte Wickel. Oder Dunkelheit. Damit Lebensmittel lange frisch bleiben, müssen sie richtig gelagert werden

chiller-safe

S obald Sie und Ihre Einkäufe die Kasse und den Supermarkt hinter sich gelassen haben, beginnt sofort auf dem Heimweg das große Schmelzen, Warmwerden, Lüften.

Nun muss jedes Produkt ruck, zuck seinen Platz in der Wohnung finden, an dem es sich wieder rundum wohl fühlt. Damit es möglichst lange hält, knackig oder cremig und vor allem frisch bleibt. Da sind schnelle Reaktion und einiges an Organisationstalent gefragt.

Am schnellsten geht das Verstauen der gesammelten Leckerbissen, wenn Sie all die Packungen, Dosen und Becher, die schon im Laden nicht gekühlt waren, erst einmal glatt links liegen lassen. Denen ist es nämlich eh völlig wurscht, wann sie in der gemütlichen Speisekammer, im kühlen Keller oder dem mummelig dunklen Vorratsschrank verschwinden.

Also stürzen Sie sich zuerst auf die Tiefkühl-Kollektion. Damit die Kühlkette nicht unterbrochen wird, die Lebensmittel ansehnlich, frisch und haltbar bleiben, ab in den Gefrierschrank mit den Eispackungen.

Weiter geht es mit allem, das sofort in den Kühlschrank muss. Also den Dingen, die am kürzesten haltbar sind: Fleisch, Wurst und Fisch. Die drei gehören an die kälteste Stelle, die der Kühlschrank zu bieten hat – meist ist es die Glasplatte direkt über dem Obst- und Gemüsefach.

Haben Sie das Fleisch an der Frischetheke gekauft und gerade kein Haltbarkeitsdatum parat, gilt: Hack sollte nur einen kurzen Stopp einlegen und noch am Einkaufstag in der Pfanne landen, Geschnetzeltes, Gulasch & Co. meist einen Tag später. Braten und Schnitzel fühlen sich zwei bis drei Tage gekühlt wohl. Zeitgewinn-Tipp: Fleisch braten und abgedeckt weitere zwei Tage im Kühlschrank aufbewahren.

Obst und Gemüse sollte im Kalten nicht kuscheln

Obst und Gemüse bleibt im Kühlschrank länger frisch, sollte aber nicht nebeneinander liegen. Grund: Bei beiden gibt es Kandidaten, die das Gas Ethylen ausscheiden und ahnungslos daneben parkende Nach-

Tiefkühlfach – Kleine Sternerkunde

★ Hier werden minus 6 Grad erreicht. Frostiges hält eine Woche. ★★ Bei minus 12 Grad kann Tiefkühlkost drei Wochen lagern. ★★★ Temperatur minus 18 Grad: Mehrere Monate Frische. ★★★★ Minus 18 Grad und weniger – Lagerung bis zu einem Jahr möglich.

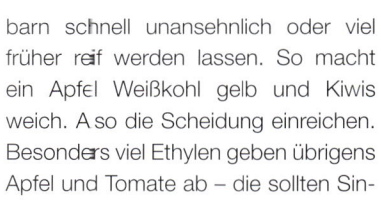

barn schnell unansehnlich oder viel früher reif werden lassen. So macht ein Apfel Weißkohl gelb und Kiwis weich. Also die Scheidung einreichen. Besonders viel Ethylen geben übrigens Apfel und Tomate ab – die sollten Singles bleiben. Besonders empfindlich auf Ethylen reagieren Kiwis, Honigmelonen, Blumenkohl, Brokkoli, Gurken, Kartoffeln, Lauch, Peperoni, Rosenkohl und Spinat.

Frisch gewickelt rein ins Fach – und Licht aus!

Salate und Blattgemüse werden am besten in ein feuchtes Tuch gewickelt. Für Gemüse gibt es in modernen Kühlschränken meist ein eigenes Fach.

Aber nicht alle Obst- und Gemüse-Sorten mögen es überhaupt kalt. Südfrüchte wie Ananas, Avocados, Bananen, Papayas, Mangos oder Melonen frieren schnell, werden braun und unansehnlich. Beim Gemüse lieben es Auberginen, Gurken, Kürbis, Kartoffeln, Paprika, Zucchini grüne Bohnen oder Tomaten kuschelig – die sollten Sie ebenfalls außerhalb des Kühlschranks an einem dunklen, nicht zu warmem Ort lagern – Keller oder Speisekammer sind dafür optimal.

Milchprodukte (bis auf H-Milch) gehören immer in die Kühlung. Ebenso frische Eier, die meist in der Tür in Haltern ihr Plätzchen finden. Auch angebrochene Marmelade, Gelees und Brotaufstriche

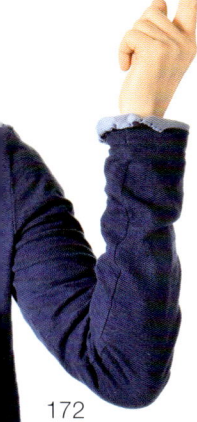

Eier müssen Kopfstand machen

Eier sollten mit dem Kopf nach unten und der stumpfen Seite in die Höhe gelagert werden. So liegt die Luftkammer oben, und kann nicht hochdrängen. Das schützt Eihaut und Dotter.

sollten im Kühlschrank stehen. Aber auch außerhalb des Kühlschranks ist es gut zu wissen, wo sich die Lebensmittel am wohlsten fühlen – denn so ist eine möglichst lange Haltbarkeit gewährleistet.

Brot beispielsweise mag es trocken, luftig und nicht zu kalt. Mit der Schnittkante nach untem im Brotkasten hält es am längsten – je höher der Roggenanteil, desto länger. Toastbrot hingegen bleibt am liebsten in der eigenen Verpackung, die wieder gut verschlossen werden sollte.

An Reis, Nudeln und anderen Trocken-Beilagen haben Sie bei richtiger Unterbringung jahrelang Ihre Freude: Ob weiß oder braun – Reis liebt es dunkel, kühl und trocken im Vorratsschrank oder in der Speisekammer. Am besten füllen Sie ihn nach dem Einkaufen zu Hause um: Raus aus der Plastiktüte oder dem Pappkarton, rein in ein dicht verschlossenes Gefäß. Darin kann der weiße Reis bis zu einem Jahr verbringen. Naturreis sollte innerhalb von sechs Monaten verbraucht werden.

Geballte Dauerpower – diese Sorten bleiben Jahre fit

Pasta am besten nicht im Glas auf dem Regal stehen lassen, sondern ebenfalls ein dunkles Plätzchen bei Zimmertemperatur suchen. Denn durch Lichteinflüsse verdünnisieren sich Vitamingehalt, Farbe und Geschmack. Sonst halten die Trockennudeln bis zu drei Jahre.

Auch um Hülsenfrüchte wie Linsen müssen Sie sich nicht sorgen. Getrocknet bleibt die geballte Eiweißpower in kühler und trockener Lage ebenfalls mehrere Jahre genießbar.

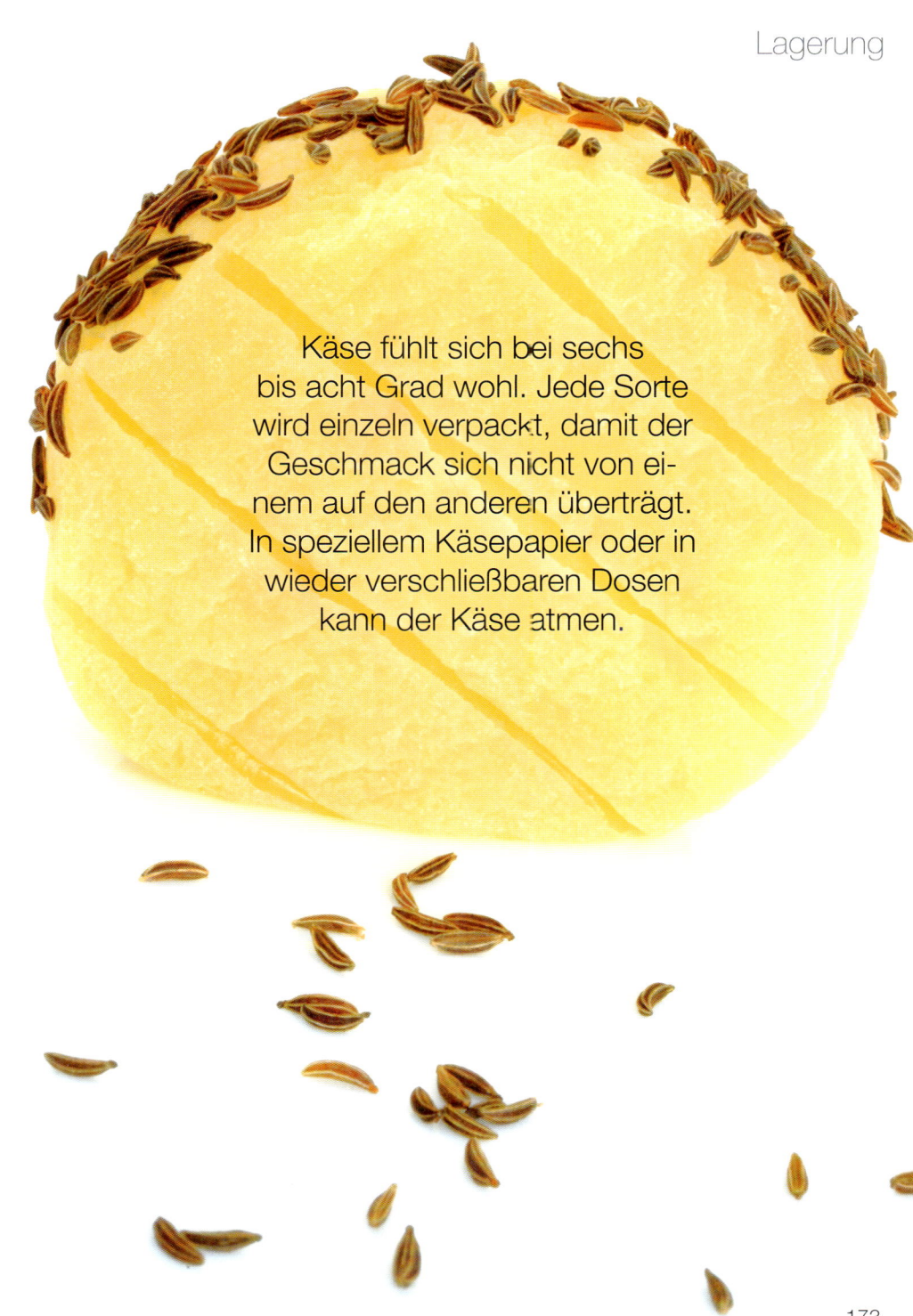

Käse fühlt sich bei sechs
bis acht Grad wohl. Jede Sorte
wird einzeln verpackt, damit der
Geschmack sich nicht von einem auf den anderen überträgt.
In speziellem Käsepapier oder in
wieder verschließbaren Dosen
kann der Käse atmen.

Wussten Sie schon …

Wissenswertes rund um die Lebensmittel – zum Staunen, Schmunzeln, Besserwissen

✦ Achtung, Täuschung Aufgedruckte Aussagen wie „Kein Fett" auf Weingummi sind genauso blödsinnig wie „alkoholfrei" auf einer Gurke.

✦ Angeberei Fallen Sie nicht auf Werbesprüche herein, die mit Selbstverständlichkeiten prahlen. „Jetzt neu" oder „Mit ausgewählten Zutaten" geht immer. „Unter regelmäßiger Kontrolle" ist eine wertlose Aussage, da alle Lebensmittel regelmäßig kontrolliert werden müssen.

✦ Billigheimer Lebensmittel werden immer billiger – auch wenn wir im Supermarkt öfters mal das Gefühl haben „Das ist ja schon wieder teurer geworden." Während die Deutschen 1960 noch 40 Prozent ihres Gehaltes fürs Essen ausgaben, zahlen wir heute nur noch 14 Prozent.

✦ Oben hui, unten pfui Verpacktes Obst oder Gemüse sieht man nur von der Schokoladenseite. Prüfen Sie bei Pappschalen, ob der Boden feucht ist. Dann ist die Ware von unten matschig oder angeschlagen.

✦ Hochschalten Wer einen Gang zulegt und sich als Vorspeise einen Salat gönnt oder ein Gemüsesüppchen löffelt, füllt den Magen kalorienarm und ist schneller satt – so dass eine kleine Hauptmahlzeit ausreicht.

✦ Ohne Bares 67 Prozent der größeren Einkäufe (dazu zählt alles, was 50 bis 99 Euro kostet) werden in Deutschland bargeldlos gezahlt; beim Großeinkauf (100 bis 199 Euro) zücken schon 80 Prozent die bequeme Zahlkarte. Das ermittelte die Gesellschaft für Konsumforschung. Leider steigen mit dem Kartenshoppen die Spontankäufe.

✦ Besser nicht probieren Wenn im Supermarkt eine strahlende Blondine mit einem Tablett voller Leckereien dasteht und flötet: „Möchten Sie mal probieren?", sollten Sie sofort grimmig ablehnen und das Häppchen mit dem brandneuen Supersuper-Produkt nicht vertilgen. Sonst haben Sie es so gut wie gekauft. Merke: Wer kostet, fühlt sich schnell verpflichtet. Diese Händlerstrategie geht in den meisten Fällen auf.

✦ **Knolle** Die Kartoffel enthält verhältnismäßig viele Kohlenhydrate, so dass sie – vor allem sehr weich gekocht – wie Nudeln und Reis einzuordnen ist. Das gilt erst recht für Pommes und Co.

✦ **Experimente wagen** Schon mal 'ne Wassermelone auf den Grill gelegt? Na, dann wird es Zeit: Melonenspalten dazu von beiden Seiten grillen und mit einer Salz-Currymischung bestreut servieren.

✦ **Stiellos** Fehlt beim Apfel der Stiel, ist sein Aroma schlechter.

✦ **Sportlich** Sojajoghurt oder -drinks vor dem Sport liefern eine Eiweiß-Kohlenhydrate-Mischung, die blitzschnell in die Muskeln gelangt.

✦ **Holzbrett** Als Unterlage für Käse taugt ein Brett nicht – das nimmt das Holzaroma an. Also auf normalen Tellern servieren.

✦ **Eiszeit-Geheimwaffe** Wenn Obst und Gemüse Winterschlaf hält und Ihre Vitamin-C-Versorgung kritisch scheint, ist Weißkohl mit 47 mg Vitamin C auf 100 Gramm die Rettung – er ist der Fitmacher der Eiszeit.

✦ **Gans schön fett** Bei Geflügel mit Haut hat Gans 31 Prozent Fett – Huhn nur 9,6. Ohne Knusperhaut sind Huhn und Pute mit einem Prozent geradezu magersüchtig.

✦ **Diabetes-Killer** Eine Studie der Harvard Medical School belegt, dass, wer zweimal die Woche Vollkornreis isst, sein Risiko, an Diabetes zu erkranken, um 11 Prozent verringert.

✦ **Glücks-Fett** Fett manipuliert unser Gehirn so raffiniert, dass wir immer mehr davon wollen, weil wir dabei Glücksgefühle bekommen. Um das herauszufinden, fütterten britische Forscher hungrige Leute mit langweiligem, aber fettreichem Essen und maßen dabei die Gehirnaktivitäten. Obwohl sie nur einen Brei aus Zellulose, Wasser, Maisöl, Sirup und Pflanzenöl essen durften, brachte das Fett im Mund die Glückshormone in Wallung. Wir brauchen also nicht einmal etwas richtig Leckeres, sondern sind schon happy, wenn etwas nur fett ist. Kein Wunder, dass das Nein-Sagen bei fettigem Essen schwerfällt.

Nettes aus dem Internet

✦ **www.ich-bin-dann-mal-schlank.de** Hier finden Sie viele, viele weitere Infos, Tipps und Rezepte des Patric-Heizmann-Teams. Außerdem den Heizmann-Online-Coach! ✦ **www.foodwatch.de** Fiesen Fallen auf der Spur – ein Portal für alle, die sich von Herstellern nicht reinlegen lassen wollen ✦ **www.fruitlife.de** Geballtes Wissen zu exotischen Früchten ✦ **www.wwf.de** und ✦ **www.greenpeace.de** Einkaufsratgeber: Welche Fische kann ich bedenkenlos essen? Immer die aktuellen Infos zu nachhaltigen, gesunden Lebensmitteln und vieles mehr ✦ **www.hanuko.de** Viele Eiweißprodukte, wie das **Koch- und Backeiweiß** (gibt es auch in Apotheken). ✦ **www.stiftungwarentest.de** Aktuelle Produkttests rund ums Thema Essen & Trinken.

Immer schön
dranbleiben

Der **Ich-bin-dann-mal-schlank**-Online-Coach
kommt zu Ihnen auf den Bildschirm

Sie kennen die Ernährungs-Regeln der Ich-bin-dann-mal-schlank-Methode, absolvieren gelegentlich Ihre Fitness-Einheiten, haben in diesem Buch erfahren, wie Sie dazu passend einkaufen – und doch fällt Ihnen das Durchhalten schwer? Vielleicht, weil Sie sich nur ungern von den alten Gewohnheiten verabschieden? Oder weil jemand fehlt, der Sie mitzieht, der Fragen zwischendurch beantwortet und neue Ideen liefert? Der Ihre Motivation in Schwung bringt und Übungen zeigt, die Ihnen mehr liegen als die, die Sie schon kennen?

Dann ist der neue Ich-bin-dann-mal-schlank-Online-Coach „Mein Tag" sicher genau das Richtige für Sie. Hier bündelt das Experten-Team rund um Patric

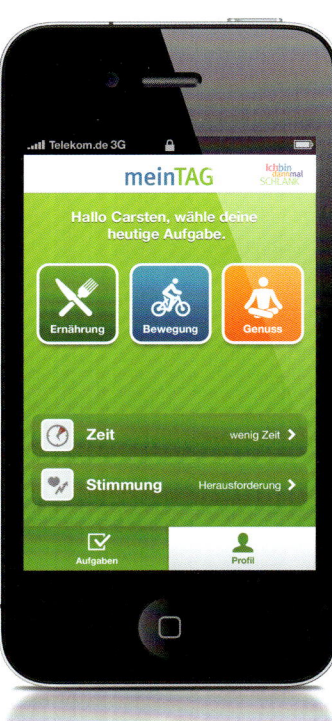

Heizmann Wissenswertes und leicht Umsetzbares zu einem Begleitprogramm für ein gesünderes Leben.

Eventuell sind Sie auch auf der Suche nach Gleichgesinnten, mit denen Sie sich austauschen können? Mit dem Online-Coach unter www.ich-bin-dann-mal-schlank.de entsteht ebenfalls ein neues Forum, das mehr Funktionen haben wird und übersichtlicher ist als sein Vorgänger. Wie viel Bewegung muss sein, damit ich schnell Pfunde verliere? Ist mein Essensplan eigentlich okay? Was kann ich tun, wenn der Heißhunger auf Schokolade kommt? Wer hat schon erfolgreich abgenommen und kann davon berichten? Darf ich abends noch ein Brot essen? Zu welcher Tageszeit passen Nüsse am besten? Was kann ich tun, wenn mein Partner nicht mitzieht? Welcher Tipp war bei welchem Problem besonders hilfreich? Das Forum ist ein Ort für alle, die nach der Ich-bin-dann-mal-schlank-Methode leben und sich gegenseitig unterstützen wollen.

Zu welchem Lerntyp gehören Sie? Was motiviert Sie, schlechte Gewohnheiten erfolgreich abzulegen? Welche Strategie passt am besten zu Ihrem ganz persönlichen Lebensstil, damit Sie gute Vorsätze umsetzen? Solche Überlegungen sind die Basis für „Mein Tag".

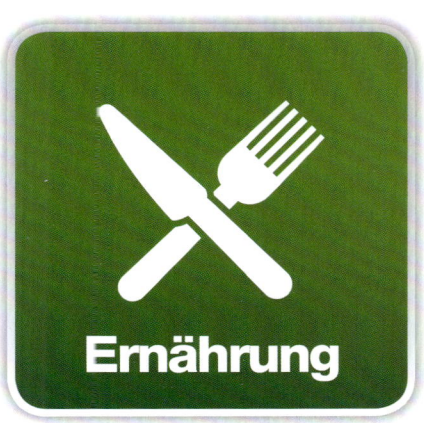

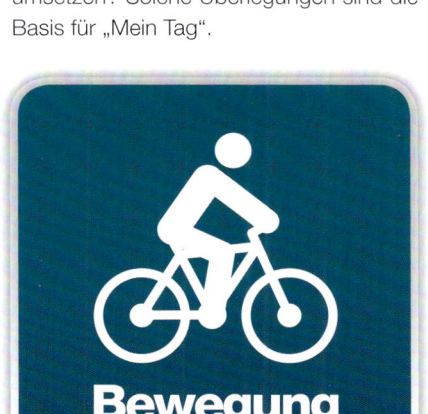

ten Sie Ihr persönliches Programm über die Website, per Mail oder Smartphone-App (iPhone und Android). Der Online-Begleiter ist einfach aufgebaut und leicht zu bedienen. In der Community können Sie sich mit anderen austauschen. Dafür müssen Sie zunächst nur Ihre E-Mail-Adresse und Ihren Namen eingeben. Aus Ihrem Feedback und aus dem, was Sie umsetzen, ermittelt „Mein Tag" dann die optimale Strategie für Sie.

Mehr erfahren Sie unter:
www.ich-bin-dann-mal-schlank.de

Antje Klein, Ökotrophologin und Autorin dieses Ratgebers, informiert über Ernährung, der Personal Trainer Timo Krüger steht Ihnen mit Rat und Tat in Sachen Bewegung zur Seite. Sebastian Benthe, ebenfalls Autor von „Ich bin dann mal einkaufen", liefert Rezepte und gibt neue Anregungen für die Küche. Patric Heizmann übernimmt den Part des Motivators.

Die Strategie basiert dabei ganz auf Ihrem individuellen Feedback:

Wenn Sie „Mein Tag" buchen, erhal-

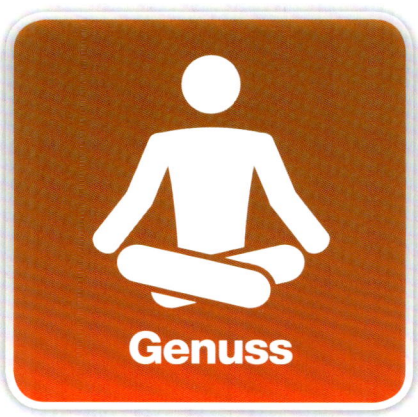

Alle Rezepte auf einen Blick ...

Bibliografische Information der Deutschen Nationalbibliothek

Die Deutsche Nationalbibliothek verzeichnet diese Publikation in der Deutschen Nationalbibliografie. Detaillierte bibliografische Daten sind im Internet abrufbar: *http://dnb.ddb.de*

Klein, A. & Benthe, S. (2011) *Ich bin dann mal einkaufen. Der Schlankführer durch den Supermarkt.* Leipzig: Draksal Fachverlag. ISBN 978-3-86243-014-7

Draksal Fachverlag GmbH
Postfach 10 04 51
D-04004 Leipzig
www.draksal-verlag.de

Fotos: Udo Bojahr
www.photobojahr.de
Art Director:
Katharina Osterwald
Redaktion, Realisation:
Journalistenbüro Hamburg
www.journalistenbuero-hamburg.de
Schlussredaktion: Carina Heinrich
Rezepte: Sebastian Benthe
Fotoassistenz: Roland Herzog
Foodstyling: Christoph Hoefs
Litho: Alexia Nendza
Gesamtherstellung: Appl GmbH
Verantwortlich für den Inhalt:
Draksal Fachverlag GmbH

Wir danken den Mitarbeitern der Böge Handels KG in Halstenbek.

Das Werk einschließlich all seiner Teile ist urheberrechtlich geschützt. Jede Verwertung ohne Zustimmung des Draksal Fachverlages ist unzulässig und strafbar. Dies gilt insbesondere für die Vervielfältigung, Übersetzung, Mikroverfilmung, Einspeicherung und Verarbeitung in elektronischen Systemen. Die Methoden, Gedanken, Tipps, Empfehlungen und Anregungen in diesem Werk stellen die Meinung bzw. Erfahrung der Autoren dar. Sie wurden nach bestem Wissen und Gewissen der Autoren und mit größtmöglicher Sorgfalt erstellt. Sie bieten jedoch keinen Ersatz für einen ärztlichen Rat und/oder eine kompetente Betreuung durch einen erfahrenen Trainer/Ernährungsberater. Jeder ist weiterhin selbst verantwortlich für sein Tun und Lassen. Somit erfolgen die Angaben in diesem Buch ohne jegliche Gewährleistung oder Garantie der Autoren, des Verlages oder seiner Beauftragten für Personen-, Sach- und Vermögensschäden. Eine Haftung für eventuelle Nachteile oder Schäden ist ausgeschlossen.

© 2011 Draksal Fachverlag GmbH

SUMME

GURKE SALAT FRENCH

BACON-STREIF

PAPRIKA